临床技能学
基础护理操作手册

主　编　张立颖　李亚洁
副主编　郑维扬　李　华

编　者（以姓氏笔画为序）

邓秋花（南方医科大学南方医院）　　陈　媛（南方医科大学南方医院）
左　翼（南方医科大学南方医院）　　周君桂（南方医科大学南方医院）
朱顺芳（南方医科大学南方医院）　　周望梅（南方医科大学南方医院）
任玉琼（南方医科大学南方医院）　　郑维扬（南方医科大学南方医院）
江　汕（南方医科大学南方医院）　　徐　恒（南方医科大学南方医院）
杜艳丽（深圳职业技术学院）　　　　徐慧颖（南方医科大学南方医院）
杜娟花（南方医科大学南方医院）　　郭云华（南方医科大学南方医院）
李　华（广东省人民医院）　　　　　黄　榕（南方医科大学南方医院）
李　梅（南方医科大学南方医院）　　董　文（南方医科大学南方医院）
李亚洁（南方医科大学南方医院）　　谢翠华（南方医科大学南方医院）
张立颖（南方医科大学南方医院）　　廖晓艳（南方医科大学南方医院）
张军花（南方医科大学南方医院）

人民卫生出版社

图书在版编目（CIP）数据

临床技能学. 基础护理操作手册 / 张立颖，李亚洁
主编. —北京：人民卫生出版社，2020
ISBN 978-7-117-29396-9

Ⅰ. ①临… Ⅱ. ①张… ②李… Ⅲ. ①临床医学②护
理学 Ⅳ. ①R4

中国版本图书馆 CIP 数据核字（2019）第 281758 号

人卫智网	www.ipmph.com	医学教育、学术、考试、健康，购书智慧智能综合服务平台
人卫官网	www.pmph.com	人卫官方资讯发布平台

临床技能学
基础护理操作手册

主　　编：张立颖　李亚洁
出版发行：人民卫生出版社（中继线 010-59780011）
地　　址：北京市朝阳区潘家园南里 19 号
邮　　编：100021
E - mail：pmph @ pmph.com
购书热线：010-59787592　010-59787584　010-65264830
印　　刷：中农印务有限公司
经　　销：新华书店
开　　本：787×1092　1/16　印张：14
字　　数：349 千字
版　　次：2020 年 1 月第 1 版　2020 年 1 月第 1 版第 1 次印刷
标准书号：ISBN 978-7-117-29396-9
定　　价：68.00 元
打击盗版举报电话：010-59787491　E-mail：WQ @ pmph.com
质量问题联系电话：010-59787234　E-mail：zhiliang @ pmph.com

前　言

　　按照国家执业医师执照考试临床技能考核要求，医学本科生需要掌握临床技能及其相关知识的要求以及岗位胜任力培养目标，《临床技能学》为近几年我国本科医学人才培养改革开设的一门必修课。除了医学技能，医学本科生《临床技能学》还需要掌握基础护理技能及其相关知识。医学生的基础护理技能培训要求高于护理学生，而学生基础护理技能培训时间少，临床见习及实习过程中几乎没有护理技能实践机会，在学习过程中重视程度不够，从而影响其掌握护理技能要领。临床执业医师资格考试以及医学本科生临床技能要求掌握的基础护理技能包括氧气吸入法、导尿术、胃插管术、三腔二囊管压迫止血术、注射法、静脉采血法、静脉输液、吸痰术、穿脱隔离衣等。基础护理技能特点包括备物繁杂，操作步骤繁琐，容易遗漏物品及操作步骤，因此，在教学过程中，应特别注重临床案例分析、多媒体及示范教学法相结合，务求使学生提高学习质量及效率。应用图片媒体进行操作物品种类及摆放方法的介绍，使用视频媒体实施操作步骤的反复研习，教师规范带教，对操作难点、共性问题及个性问题加以总结。每一章节后附临床案例，通过临床案例分析法使学生熟悉各种临床常见情境，理论与实践相结合，提高个案诊疗综合分析及应变能力。此外，结合历年临床技能培训经验制定实用的基础护理操作评分标准，为护理操作技能评价提供基础。

　　随着临床诊疗护理新技术层出不穷以及护理操作物品的不断更新，本书结合临床实践增加新进展内容，拓展学生眼界，培养创新思维。希望我们的医护团队培养模式有助于推动学生整体思维与习惯的养成，由于护理人的参与，学生更加注重个人仪表形象规范，如着装、帽子及口罩佩戴、配饰、鞋、发型、指甲整洁；工作中注意节力、职业防护、无菌原则，加强物品及垃圾分类管理等，以期培养出更多更优秀的医学人才，更好地为病人服务。

张立颖　李亚洁

2019 年 10 月

目　录

氧气吸入法

【概述】

（一）概念

氧气吸入法（oxygen therapy）/ 吸氧术是通过给病人吸入高于空气中氧浓度的氧气，提高病人肺泡内氧分压，达到改善组织缺氧为目的的治疗方法。氧疗和氧保健通常可采用普通吸氧、常压饱和吸氧和高压氧 3 种补氧方式。普通吸氧是最常用给氧方法，多采用鼻塞、鼻导管或面罩吸氧，实际吸入氧浓度最高可达 45%～50%。

呼吸衰竭是各种原因引起的肺通气和 / 或换气功能严重障碍，以致不能进行有效的气体交换，导致缺氧伴（或不伴）二氧化碳潴留，从而引起一系列生理功能和代谢紊乱的临床综合征。在海平面大气压下，于静息条件下呼吸室内空气，并排除心内解剖分流和原发于心排血量降低等情况后，动脉血氧分压（PaO_2）低于 60mmHg，或伴有二氧化碳分压（$PaCO_2$）高于 50mmHg，即为呼吸衰竭（简称呼衰）。

（二）缺氧的临床表现

见表 1-1。

表 1-1　缺氧的临床表现

缺氧程度	症状和体征			血气分析检查 PaO_2
	发绀	呼吸困难	神志	
轻度	无	轻度	清楚	60～90mmHg（8.0～12.0kPa）
中度	明显	有	正常或烦躁不安	30～60mmHg（4.0～8.0kPa）
重度	显著	三凹征明显（胸骨上、锁骨上和肋间隙凹陷）	失去正常活动能力，呈昏迷或半昏迷状态	<30mmHg（4.0kPa）

【发展史及研究进展】

1661 年，英国化学家波义耳（Robert Boyle）发现物质燃烧离不开空气，即使有些物质可以在真空中燃烧，也是因为这些物质内含有与空气类似的"活化蒸汽"，即氧气。

1771～1772 年，瑞典药剂师舍勒（Karl Scheele）通过加热氧化汞和硝酸钾获得一种气体，其能使蜡烛燃烧得更旺，他便将该气体称为"火气"。

1774 年，英国化学家普利斯特里（Joseph Priestley）通过加热氧化汞也发现了一种他称为"脱燃素气"的气体。根据燃素学说，物质燃烧时向空气中释放一种易燃元素——燃素，因而空气中含有大量燃素。普利斯特里认为，氧化汞便是液态汞在空气中燃烧释放燃素后剩下的残渣，将氧化汞放在密闭容器中加热时，氧化汞会吸收容器内残存空气中的燃素，从而使得其中的空气得到纯化，试验完毕收集到的"脱燃素气"便是经过纯化的空气。同时经过亲自呼吸，他认为这种洁净的空气可以作为药物医治有肺部疾病的病人。

1778 年，法国科学家拉瓦锡（Antoine Lavoisier）在加热汞灰获得能维持呼吸的"纯粹空气"后，将希腊文中的 oxus（酸）和 geinomai（源）组合为一个新词"oxygen（氧气）"。氧气中文名称由我国近代化学家徐寿命名，他认为人的生存离不开氧气，所以就命名为"养气"即"养气之质"，后来统一用"氧"代替"养"字。

1783 年，法国医生 Caillens 首次为一位患有肺结核的年轻妇女进行吸氧治疗，效果良好。为了验证并丰富普利斯特里的思想，1798 年，英国布里斯托尔的医师、哲学家贝多斯（Thomas Beddoes）组建了"气体吸入治疗研究所"，并聘用了许多才华横溢的年轻学者，包括发明了蒸汽机的詹姆斯·瓦特（James Watt）以及发明了矿工安全灯的汉弗莱·戴维（Humphry Davy）等。他们让普通疗法无法治愈的肺结核、哮喘、瘫痪、积水病人免费吸入高浓度或低浓度氧气，尽管试验临床效果不确定，但获得了许多副产品，如发明了氧气面罩、螺纹管、口含嘴以及大量制造气体的方法，发现了氧化亚氮（即"笑气"）的麻醉性。1802 年，该机构作为一家普通医院，为了控制 1800 年秋天暴发于布里斯托尔的斑疹伤寒，不得不停止氧疗研究。

此后，一些学者认为氧气缺乏对人体非常不利，而氧能增加身体能量，使人变得更加灵敏，于是人们想尽各种办法为身体补充氧气。19 世纪，到处都是宣传复合氧能包治百病的广告，氧气被当作商品通过特快专递邮寄到家中，或者在氧气消费店供人们购买使用。而事实上，绝大多数人用到的只是为了看起来更真实、混合着氯酸钾等物质以添加颜色、被稀释的氧化亚氮，几乎没有人得到真正的氧疗。

1869 年，Birch 博士甚至倡导人们食用氧合面包和氧合水来提高身体中氧的储备量，当然，他也建议病人通过吸入法来获得氧气，但所给的氧气量非常小。同一时代，许多医生也在探索选用不同途径为人体输送氧气，以满足不同治疗需求，如经胃给氧以促进病人复苏，经肠道给氧以治疗胆石症，经尿道给氧以治疗炎症性疾病。

1890 年，Albert Blodgett 博士报道，为了缓解 46 岁肺炎病人窒息症状，他为该妇女进行持续氧气吸入，使病情好转。在此之后，随着自然科学与医学的发展以及第一次世界大战期间治疗气体中毒过程中积累的丰富经验，大大加快氧疗发展速度。

20 世纪早期，两位生理学家——德国人 Adolph Fick 以及法国人 Paul Ben 通过对氧分压的描述使人们进一步了解氧气的基本生理特性。霍尔丹（John Scott Haldane）在第一次世界大战中开创了现代理性、科学的氧疗研究。最早，氧气用来治疗被光气（一种比空气重的毒气）袭击的士兵，获得了极大成功。霍尔丹还设计了一个由加压氧气筒、压力调节器和附着于其上的储气袋以及一个面罩组成的给氧设备。他强调持续给氧的重要性，只要缺氧症状存在氧疗就必须持续进行，氧气可以用来治疗肺水肿、急性化脓性支气管炎、严重出血以及各种外伤。

1917 年，霍尔丹发表的《有效的氧气疗法》标志着理性应用氧气的开始，为科学用氧奠定坚实基础。从这以后,氧气治疗原则及方法也几乎没有改变,吸氧逐渐成为医院和家庭对各种疾病尤其是对肺部疾病的常规治疗手段。

【目的】

提高病人血氧含量及动脉血氧饱和度(SpO_2),纠正缺氧。

【适应证】

1. 呼吸系统疾病而影响肺活量者,如支气管哮喘、肺气肿、肺不张等。
2. 心功能不全,使肺部充血而致呼吸困难者,如心力衰竭时出现的呼吸困难。
3. 各种中毒引起的呼吸困难,使氧不能由毛细血管渗入组织而产生缺氧,如巴比妥类药物中毒、一氧化碳中毒病人等。
4. 昏迷病人如脑血管意外或颅脑损伤病人。
5. 某些外科手术后、大出血休克、分娩产程过长导致胎心音异常等病人。

【用物】

(一) 氧气装置
氧气装置包括氧气筒、中心供氧、氧气枕装置等,按需配置。

1. 氧气筒装置 氧气筒为柱形无缝筒,筒内可耐高温达 15.5MPa,容纳氧约 6 000L。将氧气筒置于架上(图1-1~图1-3)。

总开关:置于筒顶部,可控制氧气放出。使用时,将总开关向逆时针方向旋转 1/4 周,即可放出足够氧气,不用时可顺时针方向将总开关旋紧。

气门:在氧气筒颈部侧面,有一个气门与氧气表相连,是氧气自筒中输出的通道。

家用便携氧瓶见图1-4。

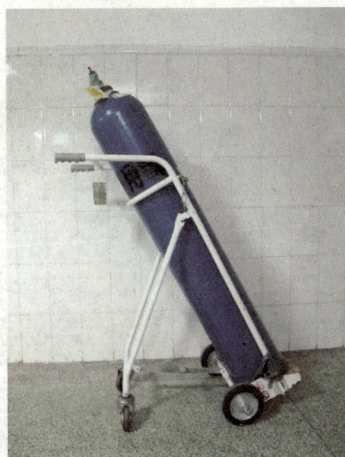

图1-1 氧气筒装置

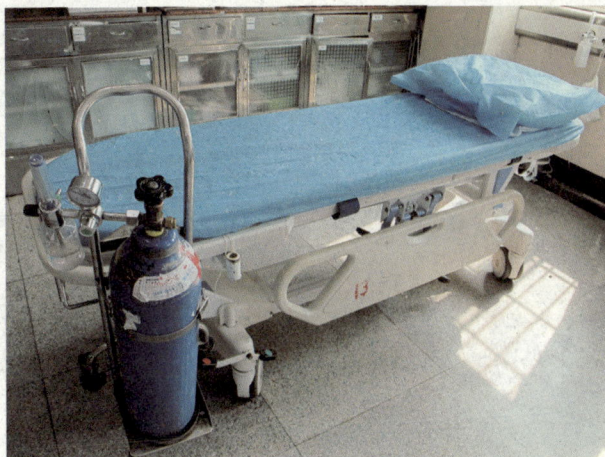

图1-2 平车转运途中氧气筒装置

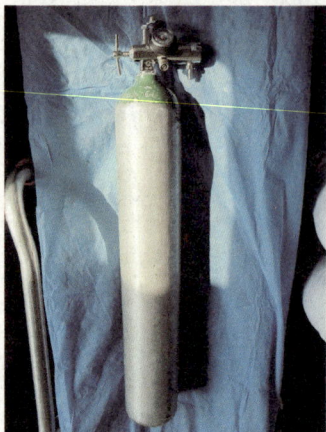

图 1-3　急救车中配备现场转运途中氧气筒装置

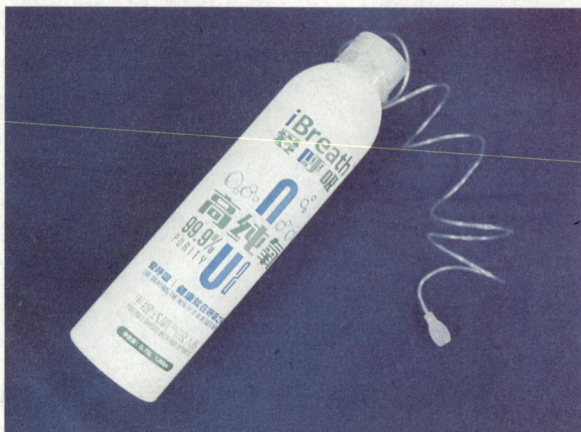

图 1-4　家用便携氧气瓶 750ml

2. 中心供氧装置　中心供氧系统用于病房、急救室和手术室等处的氧气供给。由气源、控制装置、供氧管道、用氧终端和报警装置等部分组成。用氧终端设在病房、手术室等用氧部门，安装有快速插拔式密封插座，使用时只需将供氧设备氧气流量表的接头插入插孔内即可供氧（图 1-5）。

3. 氧气枕装置　氧气枕法可用于家庭氧疗、危重病人抢救或转运途中氧疗，以氧气枕替代氧气筒装置。氧气枕的一角有一根橡胶管，上有调节器可调节氧流量（图 1-6、图 1-7）。

（二）吸氧装置

吸氧装置包括单腔鼻氧管、双腔鼻氧管、鼻塞、鼻罩、面罩、氧气头罩、氧气帐法等，按需配置。

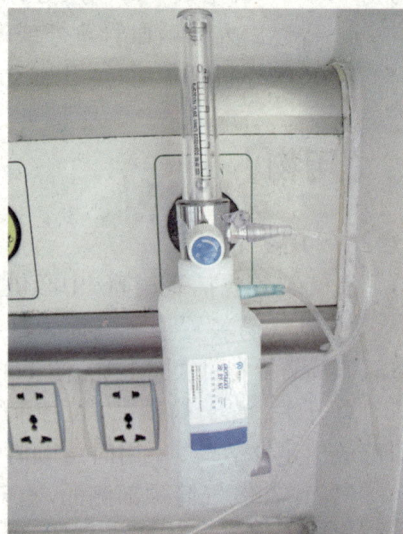

图 1-5　中心供氧装置

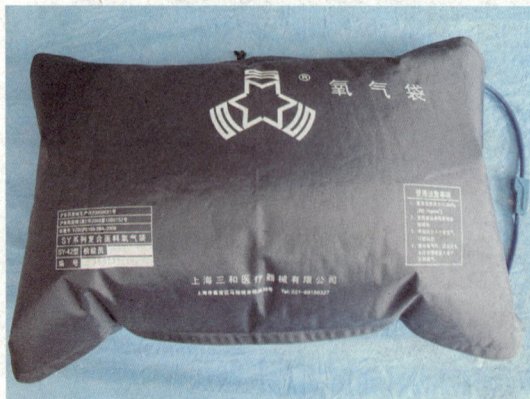

图 1-6　氧气枕

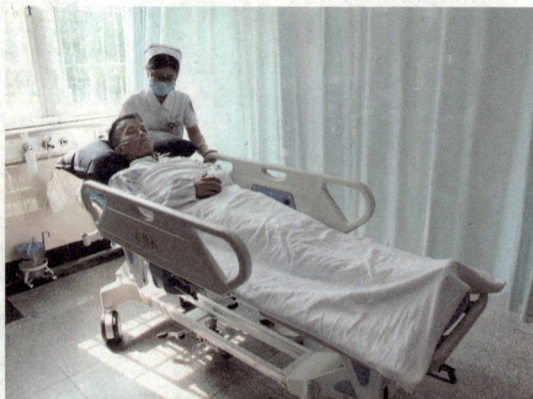

图 1-7　氧气枕法运送病人

1．单腔鼻氧管 鼻氧管是由软聚氯乙烯和硅橡胶制成的医学用品,由喇叭口、鼻导管、连接头等组成(图1-8)。连接头为单腔称为单腔鼻氧管,主要优点为简单、方便;不影响病人咳嗽、进食。缺点为氧浓度不恒定,易受病人呼吸影响;高流量时对局部黏膜有刺激,氧流量不能大于6L/min;需要连接延长管并用胶布固定。

2．双腔鼻氧管 鼻氧管连接头为双腔称为双腔鼻氧管,长度比单腔鼻氧管长,有调节扣方便固定,在临床广泛使用(图1-9)。

3．鼻塞法 鼻氧管连接头形式也可以为鼻塞。擦净病人鼻腔,将鼻氧管喇叭口连接通气管,调节氧流量,将鼻塞塞入鼻孔内。一般置鼻塞于鼻前庭,切勿深塞,鼻塞大小以恰能塞满鼻孔为宜(图1-10～图1-12)。

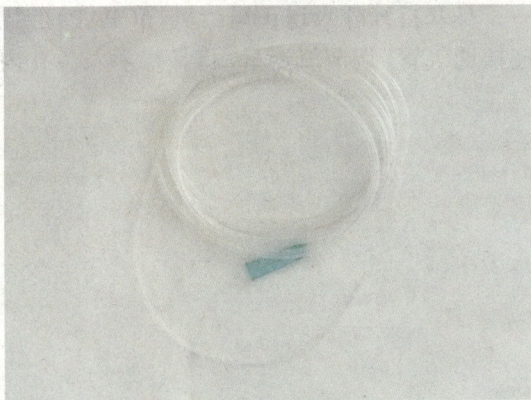

图1-8 单腔鼻氧管

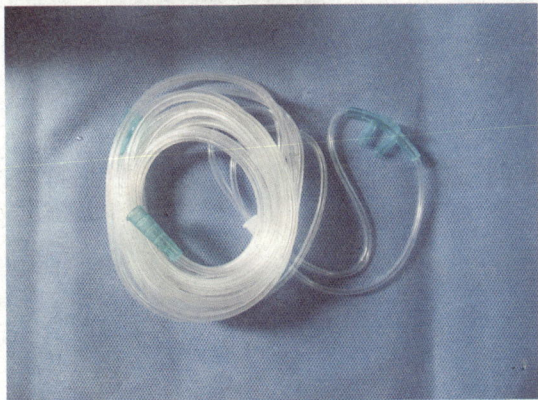

图1-9 双腔鼻氧管

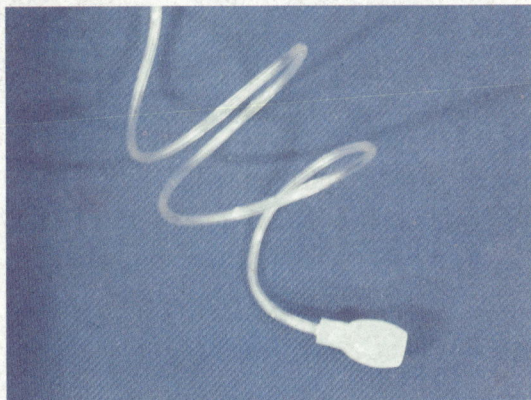

图1-10 普通鼻塞

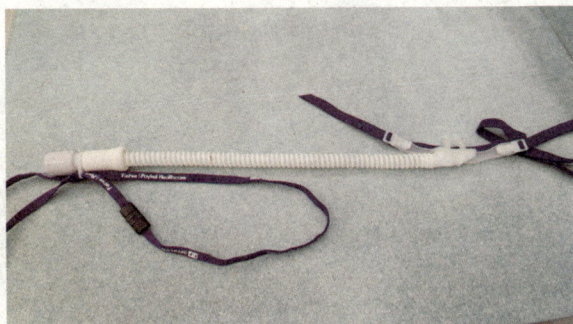

图1-11 呼吸湿化治疗仪-鼻塞式吸氧管

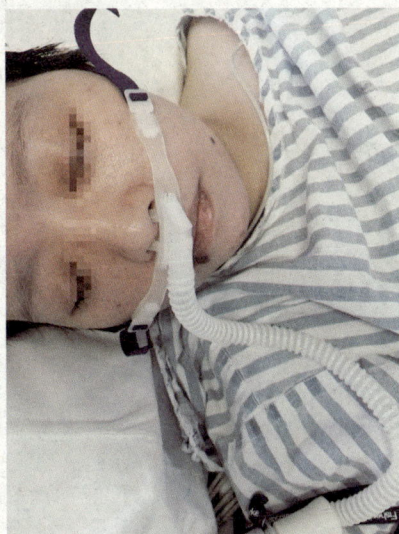

图1-12 呼吸湿化治疗仪-鼻塞式氧疗

　　鼻塞持续呼吸道正压给氧（nCPAP）应用于轻度呼吸窘迫的早产儿。擦净鼻腔，将鼻塞连接通气管，调节氧流量，将鼻塞塞入鼻孔内（图1-13、图1-14）。

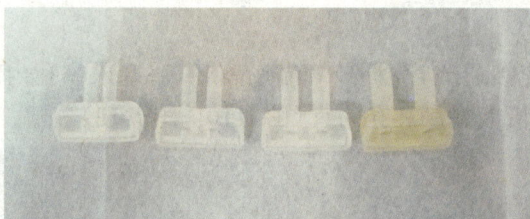

图 1-13　新生儿 nCPAP 鼻塞

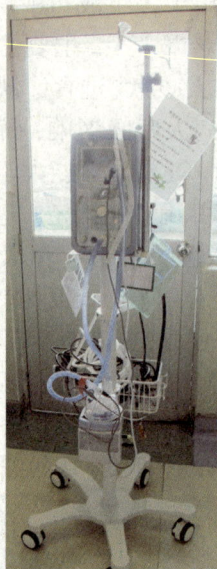

图 1-14　nCPAP

　　4. 鼻罩法　nCPAP 应用于轻度呼吸窘迫的早产儿，擦净鼻腔，将鼻罩连接通气管，调节氧流量，将鼻罩罩在鼻部（图1-15～图1-17）。

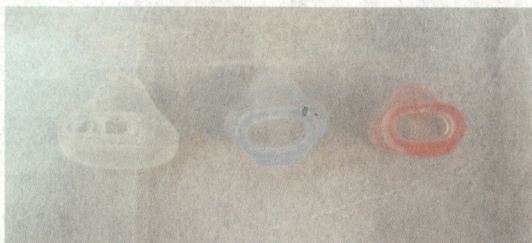

图 1-15　新生儿 nCPAP 鼻罩

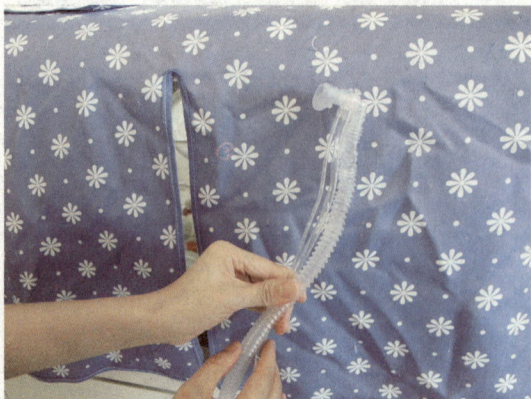

图 1-16　呼吸机连接管

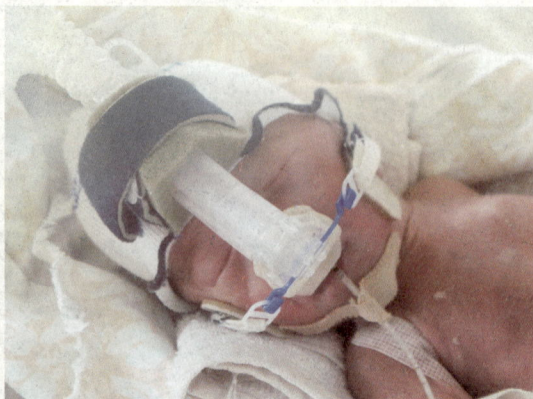

图 1-17　新生儿连接鼻罩吸氧

5. 面罩 主要包括 3 种：普通面罩、带储气囊无重复呼吸面罩、文丘里面罩。

文丘里面罩根据文丘里（Venturi）原理制成，即氧气经狭窄的孔道进入面罩时在喷射气流的周围产生负压，携带一定量的空气从开放的边缘流入面罩，面罩边缝的大小改变空气与氧的比率。由于喷射入面罩的气流大于病人吸气时的最高流速和潮气量，所以吸氧浓度恒定，因高流速的气体不断冲入面罩内部，呼出气难以在面罩中滞留，故基本无重复呼吸，治疗低氧血症伴高碳酸血症的病人时需要选择文丘里面罩，能准确控制氧浓度（图 1-18）。

面罩给氧最小氧气流量为 6L/min，以免重复吸气。用带贮气囊的面罩时，贮气囊至少应保持 1/3 充盈。

6. 氧气头罩法 此吸氧方法主要用于小儿。氧气头罩罩面上有多个孔，可以保持罩内一定的氧气浓度、温度和湿度。头罩与颈部之间要保持适当空隙，防止 CO_2 潴留及重复吸入（图 1-19）。

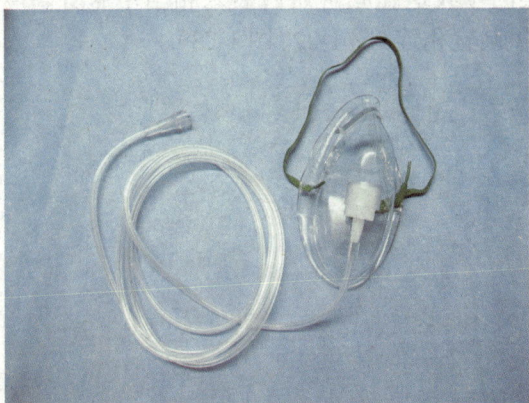

图 1-18 普通面罩

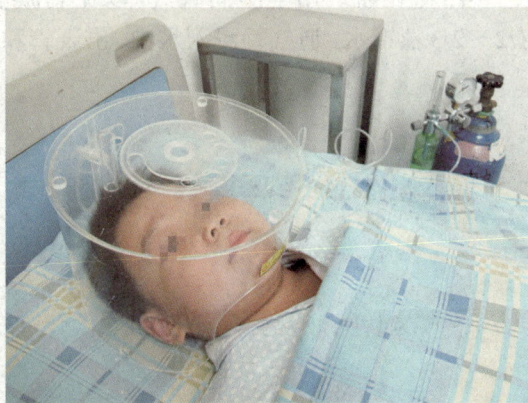

图 1-19 氧气头罩

7. 氧气帐法 一般应用于儿科抢救时，无氧气帐时，可用塑料薄膜制成帐篷，其大小约为病床的一半，氧流量需 10～12L/min，吸入氧浓度才能达到 60%～70%。每次打开帐幕后，应将氧流速加大至 12～14L/min，持续 3min，以恢复帐内原来的氧浓度（图 1-20）。

8. 其他家用吸氧装置 如耳挂式吸氧器（图 1-21）。

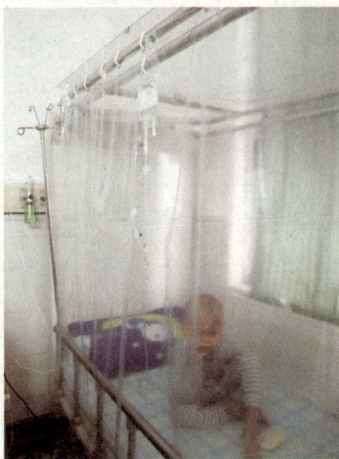

图 1-20 氧气帐法

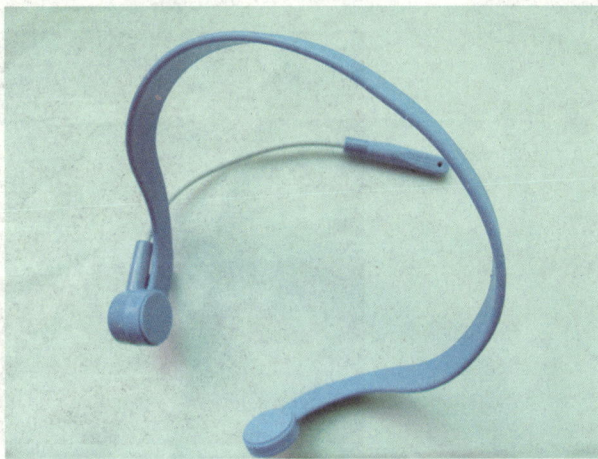

图 1-21 耳挂式吸氧器

（三）其他用物

氧气表、扳手、大治疗盘、橡胶延长管及玻璃接头、蒸馏水、弯盘、止血钳、治疗碗/小药杯内盛温开水、棉签、胶布、手电筒、安全别针、输氧卡及笔等。

氧气表由以下5部分组成：

1. 压力表　从压力表上的指针能测知筒内氧气压力，以MPa表示。若指针指在120刻度处，表示筒内压力为12.2MPa，压力越大，说明氧气贮存量越多。

2. 减压阀　是一种弹簧自动减压装置，将来自氧气筒内压力减低至0.2～0.3MPa，使流量平衡，保证安全，便于使用。

3. 流量表　用于测量每分钟氧气流出量，流量表内装有浮标，当氧气通过流量表时，即将浮标吹起，从浮标上端平齐位置所指刻度，可测知每分钟氧气的流出量。

4. 湿化瓶　用于湿润氧气，以免刺激干燥的呼吸道黏膜。瓶内装入相当于瓶身高度1/2～2/3蒸馏水，通气管浸入水中，出气管和吸氧装置相连（图1-22、图1-23）。

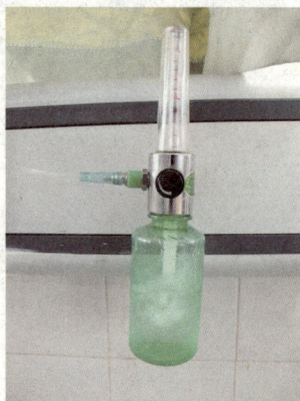

图1-22　普通湿化瓶

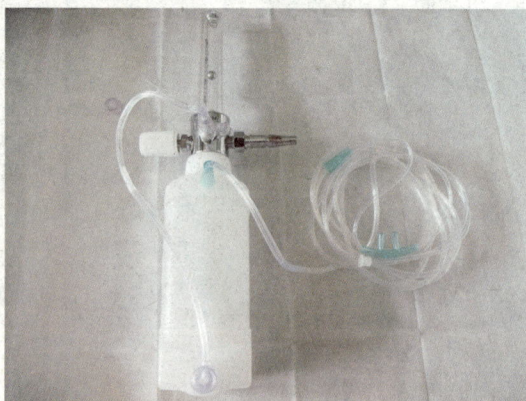

图1-23　一次性湿化瓶、双腔鼻氧管

5. 安全阀　由于氧气表种类不同，安全阀有的在湿化瓶上端，有的在流量表下端。当氧气流量过大、压力过高时，内部活塞即自行上推，使过多氧气由四周小孔流出，以保证安全（图1-24）。

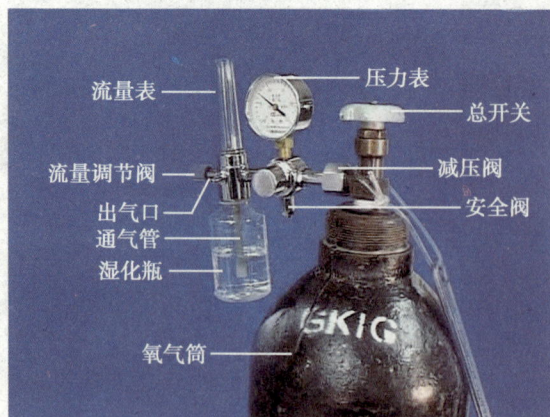

图1-24　氧气筒氧气表装置

【分类及操作步骤】

（一）氧气筒法：单腔鼻氧管法

用物

氧气筒、扳手、大治疗盘、单腔鼻氧管、橡胶延长管及玻璃接头、氧气表、蒸馏水、弯盘、止血钳、治疗碗/小药杯内盛温开水、棉签、胶布、手电筒、安全别针、输氧卡及笔等。

操作步骤

序号	步骤	内容
1	评估	（1）病人的病情、意识状态及缺氧程度； （2）病人鼻腔状况，有无肿痛、生理性异常及鼻孔通气情况； （3）病人的沟通及合作程度
2	准备	（1）医生准备：洗手、戴口罩、帽子； （2）用物准备：按照病人情况准备； （3）环境准备：安静、整洁、舒适，寒冷天气注意保暖； （4）病人准备：了解操作目的，愿意合作，情绪稳定
3	查对	位于病人右侧、呼唤病人姓名、查看手腕带
4	解释	（1）向病人解释操作目的、方法及可能出现的不适； （2）教会病人用氧注意事项
5	摆体位	协助病人取舒适体位（图 1-25）

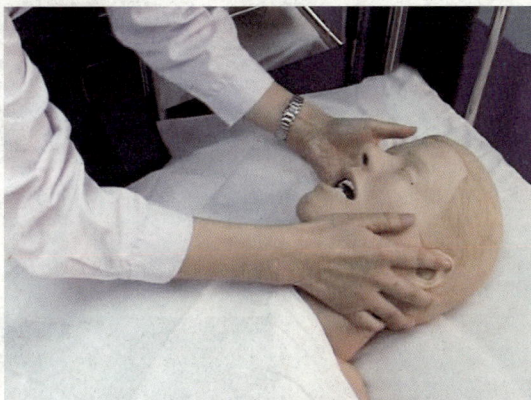

图 1-25　取舒适体位

序号	步骤	内容
6	吸氧	（1）将氧气筒推至床旁，使流量表开关朝向便于操作方向； （2）开总阀（大开关）吹尘，使小量氧气从气门冲出，随即迅速关闭总阀，以达清洁该处的目的，避免灰尘吹入氧气表内； （3）连接氧气表和流量表装置，将氧气表的旋紧螺帽与氧气筒的螺丝接头衔接，用手初步旋紧，然后将氧气表稍向后倾，再用扳手旋紧，使氧气表垂直于地面（图 1-26）； （4）关流量开关（小开关），打开氧气筒总阀门（大开关），检查管道有无漏气（图 1-27）；

序号	步骤	内容
6	吸氧	

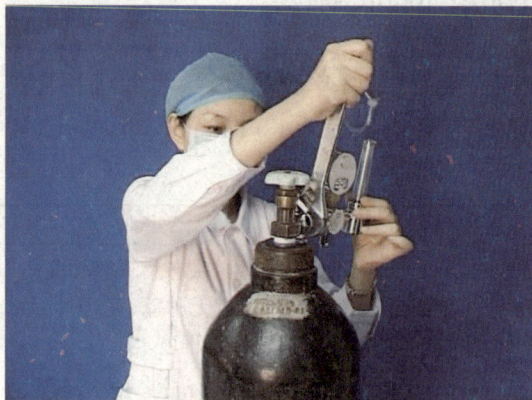

图 1-26　扳手旋紧氧气表,与地面垂直

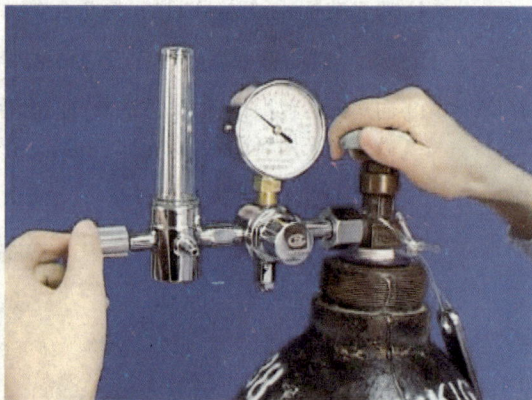

图 1-27　打开氧气筒总阀门

（5）安装通气管与湿化瓶（图 1-28）；

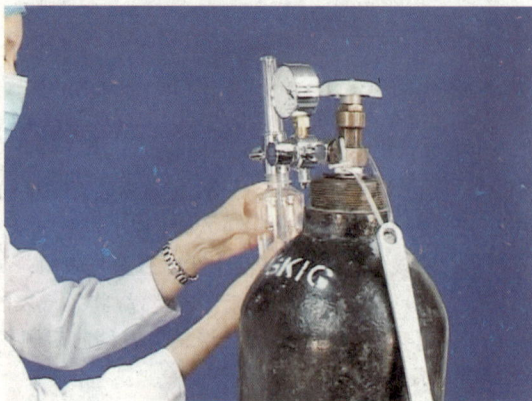

图 1-28　安装湿化瓶

序号	步骤	内容
6	吸氧	（6）检查鼻孔并用棉签蘸温开水清洁双侧鼻孔，蘸液量为浸湿 2/3 棉签头，利用吸湿棉吸力使整个棉签头浸湿而没有多余液体滴下（图 1-29、图 1-30）；

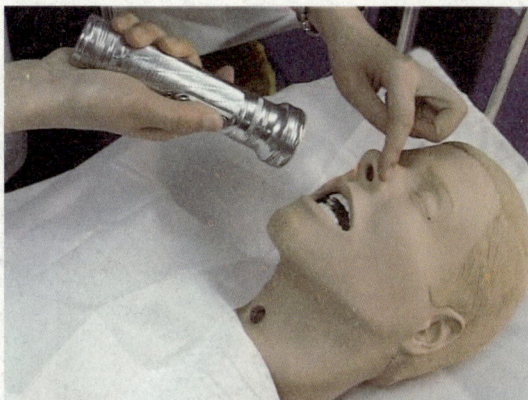

图 1-29　检查鼻腔

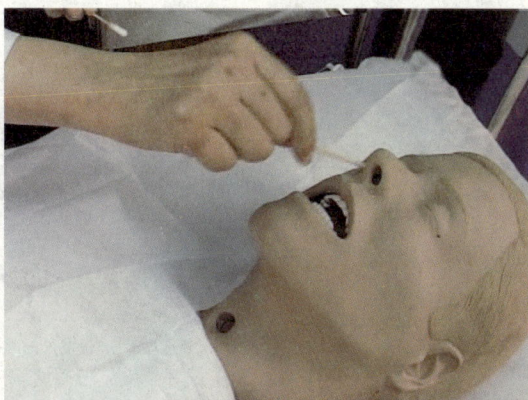

图 1-30　清洁鼻腔

（7）检查单腔鼻氧管通畅性，检查氧气流出是否通畅可用以下方法：
①单腔鼻氧管放入温开水中，看有无气泡逸出（图 1-31）；

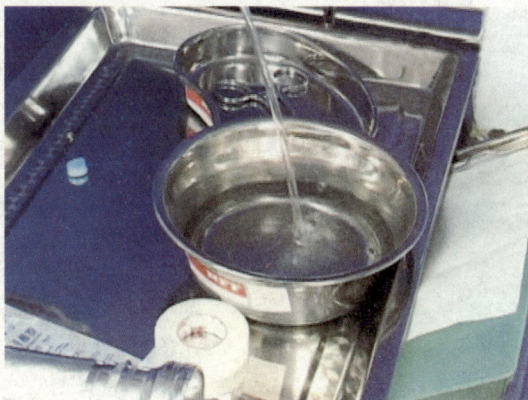

图 1-31　将单腔鼻氧管放入温开水中

序号	步骤	内容
6	吸氧	②将管口靠近手背,感觉有无气流冲出

（8）测量单腔鼻氧管插入长度,为鼻尖至耳垂的2/3或2～3cm（图1-32）;

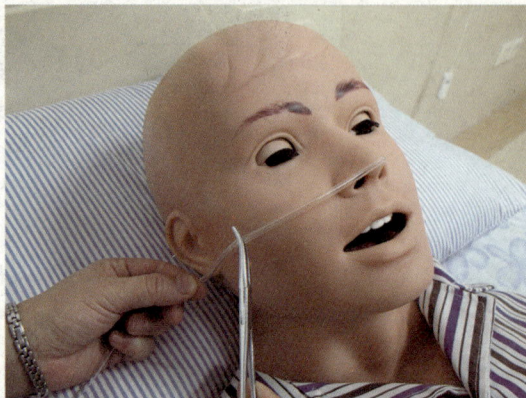

图1-32　测量单腔鼻氧管长度为鼻尖至耳垂2/3

（9）插管前操作中查对,呼唤病人姓名,插入鼻氧管（图1-33）;

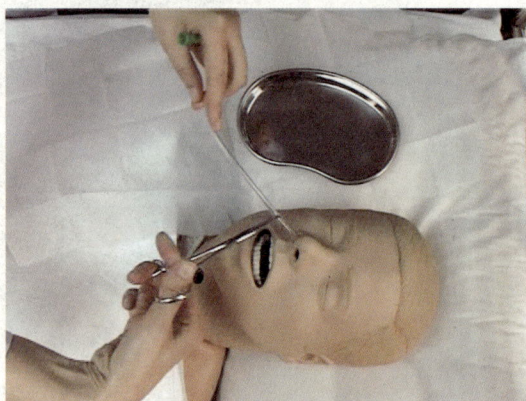

图1-33　插鼻氧管

（10）妥善固定:一块胶布固定于鼻尖、一块胶布固定于面颊（图1-34）;

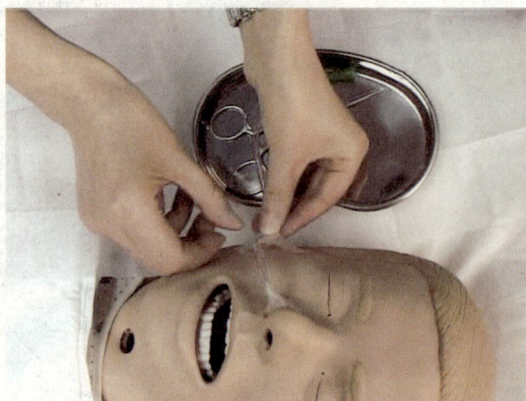

图1-34　胶布固定鼻氧管

序号	步骤	内容
6	吸氧	（11）打开小开关，调节流量至所需氧流量（图1-35）；

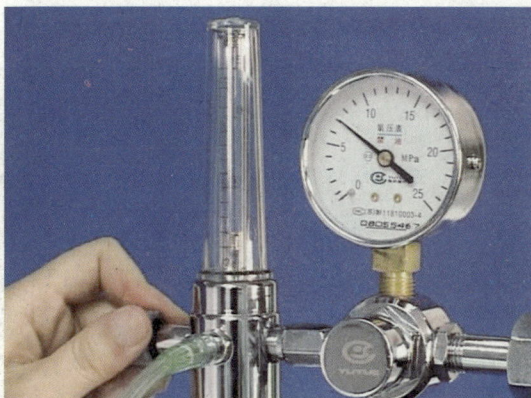

图1-35　开小开关，调节流量

（12）连接鼻导管与延长管上的玻璃接头（图1-36）；

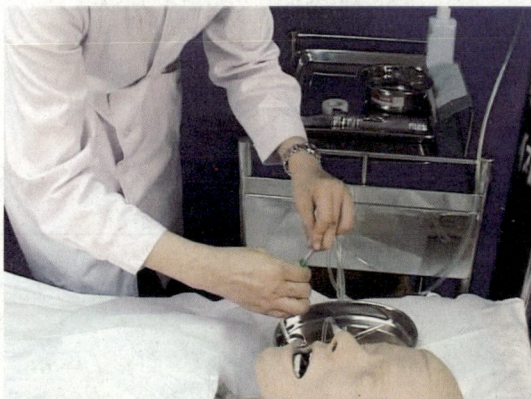

图1-36　连接鼻导管与玻璃接头

（13）安全别针固定橡胶管于床上（图1-37）

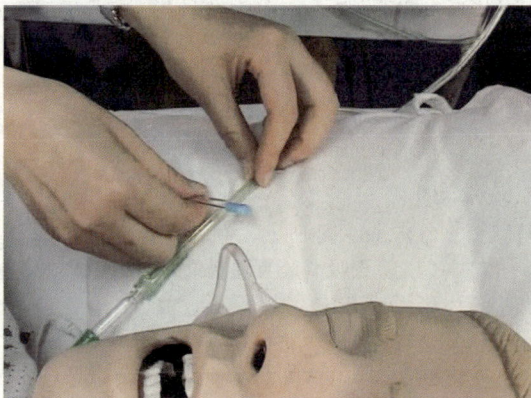

图1-37　安全别针固定

续表

序号	步骤	内容
7	记录	记录给氧时间、给氧浓度（图 1-38）

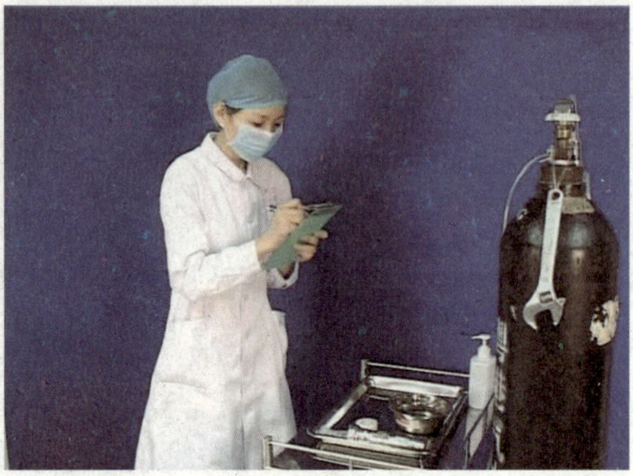

图 1-38 记录

序号	步骤	内容
8	整理	操作后查对病人姓名、手腕带，整理床单位，病人取舒适体位
9	停氧	（1）分离吸氧装置与玻璃接头，关大开关； （2）放出余气后关小开关； （3）协助病人取舒适位； （4）若有胶布痕迹先用棉签蘸取松节油擦拭，再蘸取酒精溶液擦拭，最后用干棉签擦拭
10	观察与记录	（1）记录停氧时间； （2）观察并记录氧疗改善效果

（二）氧气筒法：双腔鼻氧管法、面罩法、鼻塞法、氧气头罩法、氧气帐法

用物

氧气筒、扳手、大治疗盘、双腔鼻氧管/面罩/鼻塞/氧气头罩/氧气帐、橡胶延长管及玻璃接头、氧气表、蒸馏水、弯盘、棉签、手电筒、输氧卡及笔等。

操作步骤

序号	步骤	内容
1	评估	同前
2	准备	同前
3	查对	同前
4	解释	同前
5	摆体位	同前
6	吸氧	（1）～（6）同前； （7）检查吸氧装置通畅性（将双腔鼻氧管鼻塞部/面罩/鼻塞靠近手背，感觉有无气流冲出）； （8）插管前操作中查对，呼唤病人姓名； （9）双侧鼻氧管法：将双腔鼻氧管鼻塞部轻轻插入病人双侧鼻腔，再将导管环绕病人耳部向下放置，根据病人情况调节其松紧度，调节氧流量，连接双腔鼻氧管与延长管上的玻璃接头（如果双腔鼻氧管够长，可直接连接喇叭口于氧气出口）（图 1-39）；

序号	步骤	内容
6	吸氧	

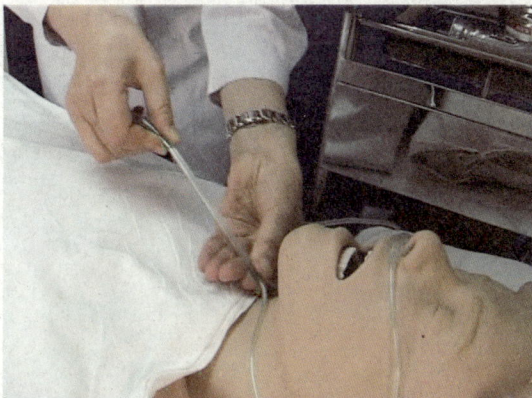

图 1-39　拉紧调节扣于病人颌下固定双侧鼻氧管

（10）面罩法：将面罩置于病人口鼻部，用松紧带固定，调节氧流量，再连接氧气装置（图 1-40）；

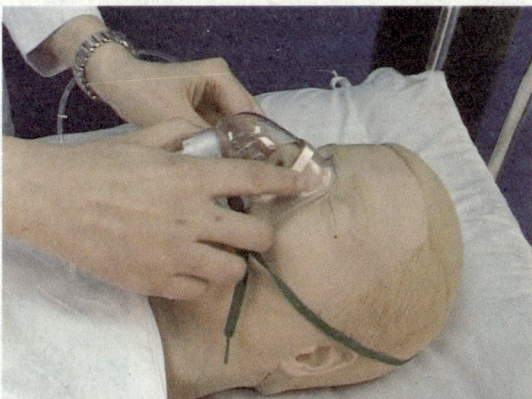

图 1-40　固定面罩于病人口鼻部

（11）鼻塞法：擦净成人鼻腔，将鼻塞连接通气管，调节氧流量，将鼻塞塞入鼻前庭（图 1-41）；

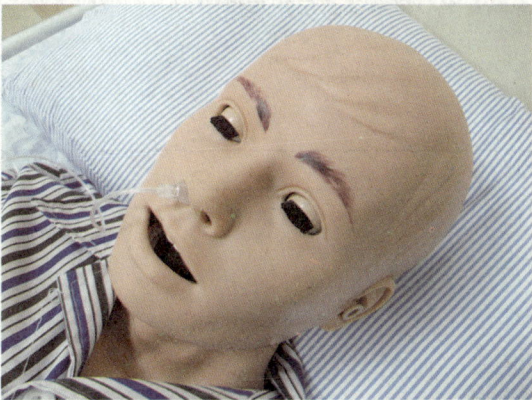

图 1-41　成人鼻塞法

序号	步骤	内容
6	吸氧	鼻塞持续呼吸道正压给氧：擦净鼻腔，将鼻塞连接通气管，调节氧流量，将鼻塞塞入鼻孔内； （12）鼻罩法：擦净鼻腔，将鼻罩连接通气管，调节氧流量，将鼻罩罩在鼻部； （13）氧气头罩法：将病人头部置于头罩内，调节氧流量，连接氧气装置； （14）氧气帐法：将病人头部安置于氧气帐内，调节氧流量为 10～12L/min，氧气经过湿化瓶，由橡皮管通入帐内
7	记录	同前
8	整理	同前
9	停氧	同前
10	观察与记录	同前

（三）中心供氧法：双腔鼻氧管法

用物

中心供氧装置、大治疗盘、吸氧装置、橡胶延长管及玻璃接头、蒸馏水、治疗碗、弯盘、棉签、手电筒、安全别针、输氧卡及笔等（图 1-42、图 1-43）。

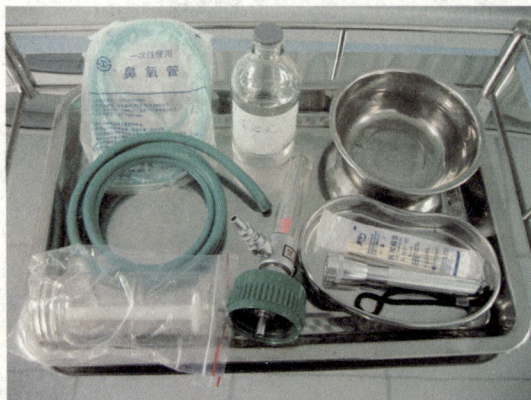

图 1-42 双腔鼻氧管中心供氧装置用物定位图 1

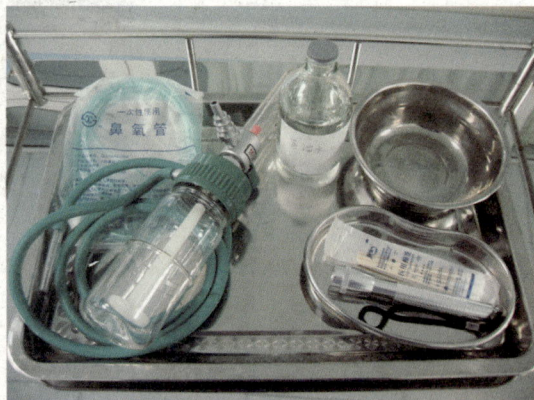

图 1-43 双腔鼻氧管中心供氧装置用物定位图 2

操作步骤

序号	步骤	内容
1	评估	同前
2	准备	同前
3	查对	同前
4	解释	同前
5	摆体位	同前

序号	步骤	内容
6	吸氧	（1）安装流量表 ①将流量表接头用力插进墙上氧气出口； ②向外轻轻下拉接头，证实已连接紧密； ③连接接头看是否漏气，若有氧气逸出，拔出接头后重新插入； ④将湿化瓶接到流量表上； （2）检查清洁鼻腔，方法同前； （3）连接双腔鼻氧管，检查通畅性（图1-44）；

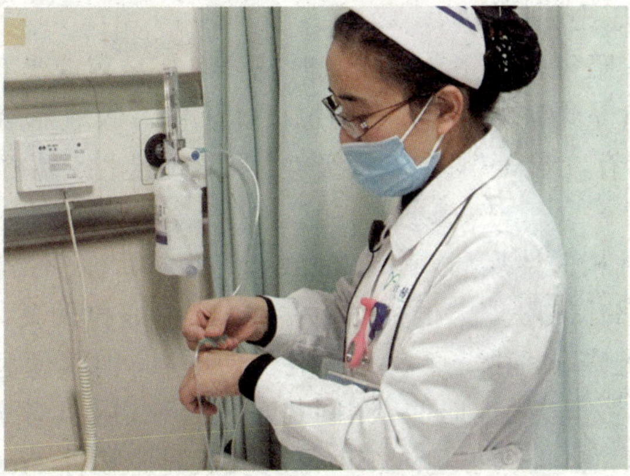

图1-44　将双腔鼻氧管鼻塞部靠近手背,感觉有气流冲出

		（4）调节氧流量； （5）导管连接于氧气出口； （6）固定（同氧气筒法各种吸氧装置）
7	记录	同前
8	整理	同前
9	停氧	同前
10	观察与记录	同前

（四）氧气枕法：双腔鼻氧管法

用物

氧气枕装置、大治疗盘、双腔鼻氧管吸氧装置、弯盘、棉签、手电筒、输氧卡及笔等。

操作步骤

序号	步骤	内容
1	评估	同前
2	准备	同前
3	查对	同前
4	解释	同前
5	摆体位	同前
6	吸氧	（1）检查清洁鼻腔,方法同前； （2）插管前操作中查对,呼唤病人姓名,连接吸氧装置；

序号	步骤	内容
6	吸氧	（3）调节流量； （4）连接氧气枕和吸氧装置
7	记录	同前
8	整理	同前
9	停氧	同前
10	观察与记录	同前

（五）常压饱和吸氧

常压饱和吸氧规避了普通吸氧时部分氧从鼻翼或鼻孔流失的"半开放"现象，使吸氧者血液溶解氧含量增加 6 倍，大幅增加机体氧供。吸氧后氧疗效应，高压氧>饱和吸氧>普通吸氧，三者间存在显著"阶梯"状级差；吸氧便捷性、易得性来说，普通吸氧>饱和吸氧>高压氧。

缺血缺氧相关性疾病，首选高压氧治疗；如病人不适合高气压治疗或无高压氧舱或高气压状态下治疗风险弊大于利者，可考虑选用饱和吸氧。此外，饱和吸氧还尤其适用于亚健康人群保健需求，其氧疗效应虽逊于高压氧，但其便利性显著优于高压氧，也能明显改善缺氧症状，吸氧方便，时间、空间几乎无约束，吸氧者更易接受。具体吸氧方案，一般主张每日吸氧 1 次，每次不超过 1h，每次吸氧时中途停 5min，连续吸氧 10～20 次（图 1-45、图 1-46）。

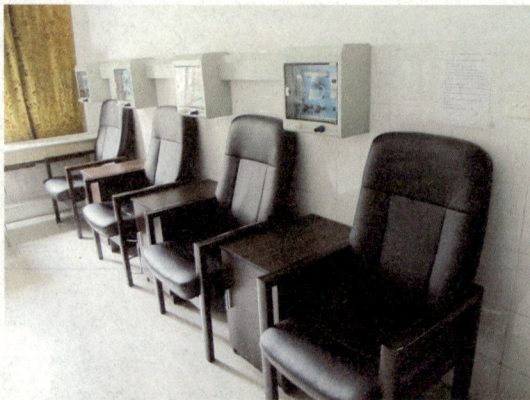

图 1-45 常压饱和吸氧室

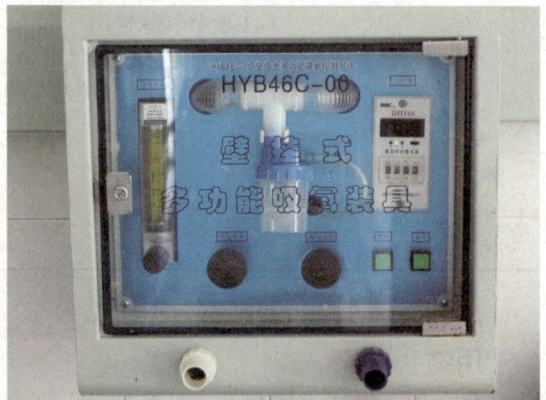

图 1-46 常压吸氧装置

（六）高压氧疗法

1. 成人高压氧疗法 高压氧疗法（hyperbaric oxygen，HBO）是指在高于一个绝对大气压密闭环境下，利用吸氧进行治疗的方法。具体做法是在特殊加压舱内，将纯氧调整到 2～3 个大气压下供给病人使用。高压氧疗法可使人体血液中溶解氧含量增加 14 倍以上，并具有其他特殊治疗效应，改善机体缺氧效果最为显著。主要用于治疗一氧化碳中毒、休克、复苏、脑血管阻塞性疾病（图 1-47～图 1-50）。

高压氧治疗原理主要是通过增加血液中氧的物理溶解量和提高血氧分压，提高血氧组织弥散量，改善病变组织氧供，促进有氧代谢，使病变组织和功能恢复。同时还利用高气压物理作用发挥治疗效果。

补氧过程中要求病人进舱要穿全棉衣物，不能带手机、MP3、iPad 等电子产品，集中入舱治疗，舱内活动空间及方式均有限制，中途不能随意进出等。

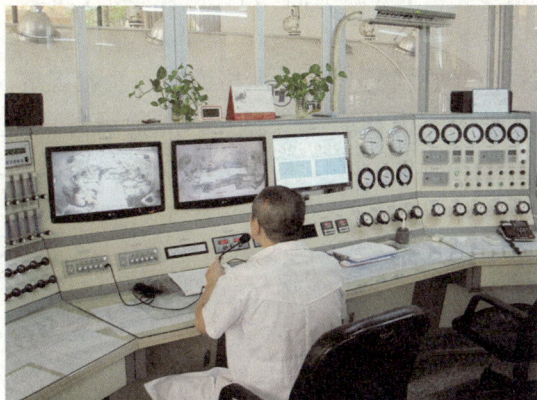

图 1-47 高压氧操作台

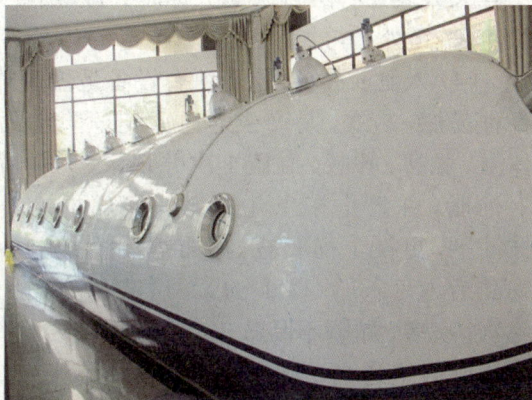

图 1-48 高压氧舱外观

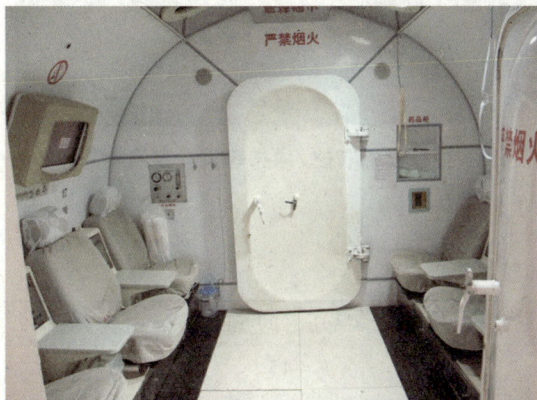

图 1-49 高压氧舱内观

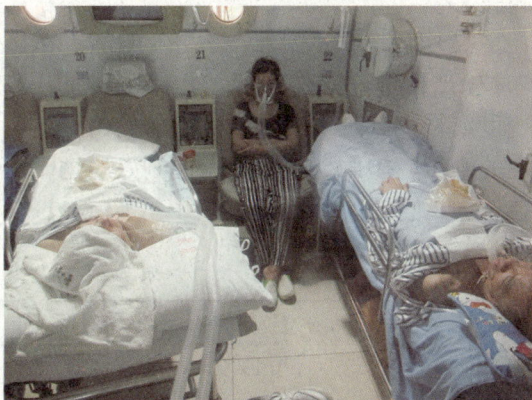

图 1-50 高压氧舱治疗病人

2. 新生儿高压氧治疗 20 世纪 60 年代末，国外学者将 HBO 用于抢救新生儿窒息，80 年代末开始国内学者将 HBO 广泛应用于新生儿缺氧缺血性脑病（HIE）治疗。1 岁以内是神经系统发育最迅速、代偿能力最强的关键时期，HBO 可促进脑结构和功能代偿，包括轴突绕行投射，树突不寻常分叉，产生非常规神经突触等。脑组织病变中细胞凋亡可持续 21d 以上，因此，新生儿期 HIE 神经症状消失并不说明神经细胞完全恢复，一般在患儿 6 个月时才表现出来神经系统后遗症。坚持长疗程 HBO 治疗，可降低 HIE 患儿神经系统后遗症发生率。

（1）适应证：患儿身高不足 90cm，孕龄 38 周以上，并经眼底检查确认无禁忌证，并签写高压氧治疗知情同意书。

（2）禁忌证：早产胎龄 <32 周、极低体重儿（小于 2 000g）、精神萎靡不振；原因不明发热、抽搐、昏睡；鼻塞、咳嗽、多痰、吸入性肺炎伴有严重肺气肿、气胸、肺大疱、肺囊肿、严重肺部感染；颅内出血未止者、病情不稳定者；腹泻、呕吐、哭闹不止的婴儿禁止入舱治疗，

应首先治疗原发病，待病情稳定后再进行高压氧治疗。

（3）环境要求：环境应设有空调设施，室内温度控制在 20～26℃，室内装修材料应防燃、防爆，电源插座配有安全防护装置。安装部位不得靠近热源，避免阳光直接照射，室内配有灭火装置和醒目禁烟火标志。废氧排气管引至室外，远离地面 3m。氧舱禁油，接头、螺丝、铰链处不得加油润滑。

（4）入舱前准备：检查所有设备是否正常，备好急救用物和药品，严格遵守入氧舱规定，各种易燃、易爆、易产生静电火花危险物品严禁带入室内和舱内。患儿入舱前后各测量体温、脉搏、呼吸、血压 1 次并记录，入舱前常规监测血氧，进行眼底检查，洗澡，清除身上油脂，并禁止在患儿身上任何部位涂抹油剂，更换全棉衣被、尿布等氧舱专用物品后方可入舱（图 1-51）。清洁鼻腔分泌物，痰多、黏稠不易咳出者，充分吸痰，保持呼吸道通畅，避免阻塞发生肺不张。进舱前 1h 禁食，进舱后给予右侧卧位，防止呕吐物吸入呼吸道导致吸入性肺炎和窒息。

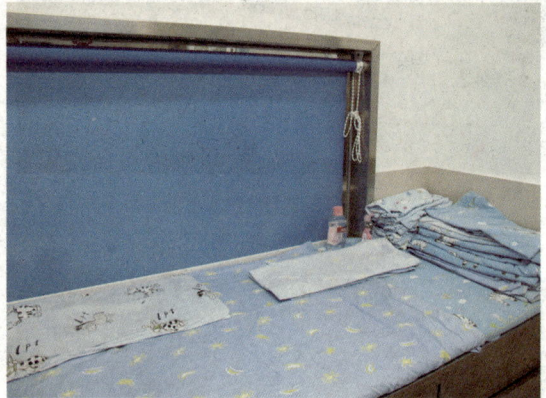

图 1-51　更换全棉衣被、尿布等氧舱专用物品操作台

（5）舱中治疗护理：患儿入舱后专人守护，严格遵守操作规程。初级阶段加压速度缓慢，按照患儿年龄严格掌握治疗方案的升压、稳压、减压时间，控制好舱内治疗压力，维持舱内氧浓度（表 1-2、图 1-52）。

表 1-2　新生儿科高压氧治疗方案

年龄	治疗压力 /MPa	加压时间 /min	稳压时间 /min	减压时间 /min	舱内氧浓度 /%
1～15d	0.13	15	20	15	40～50
16～30d	0.14	20	20	20	40～50
1～4 月	0.15	25	20	25	40～50
4～8 月	0.16	25	25	25	50～60
8～12 月	0.16	25	30	25	50～60
1～2 岁	0.17	25	30	25	60～70
2～5 岁	0.18	25	30	25	70～80
5～12 岁	0.18	30	30	30	70～80
12 岁以上		同成人治疗方案			

以 0.003MPa/min 匀速升至所需压力，随时观察病情变化，若出现烦躁、哭闹、摇头等，可能为耳部不适，应暂缓加压。当压力升至所需压力时，打开排气阀，使舱内压力稳定，如舱内压力有变化及时调整排气阀，使舱内压力恒定，在稳压过程中密切观察患儿有无氧中毒先兆。若出现烦躁不安、恶心、呕吐、两眼凝视、口角面部有抽搐等症状，应减压做好出舱准备。稳压吸氧治疗后严格执行减压方案，关闭进气阀，采用等速减压法缓慢排气，以平均

速率 0.005MPa/min 连续减压，均匀下降至零，严防减压过快，在减压过程中观察患儿病情变化。若出现烦躁、呕吐、呼吸不规则，减压时间应相应延长。

（6）出舱后护理管理：当氧气浮标降至零时才可打开舱门，出舱时做好患儿保暖工作。治疗结束后关闭氧气瓶总阀门，打开供氧阀排出氧气管道内余氧，关闭排气阀，使舱门处于开启状态，关闭电源开关。认真及时填写各项护理、治疗、操作记录表。如系门诊患儿出舱后观察 20min，无异常方可离开。

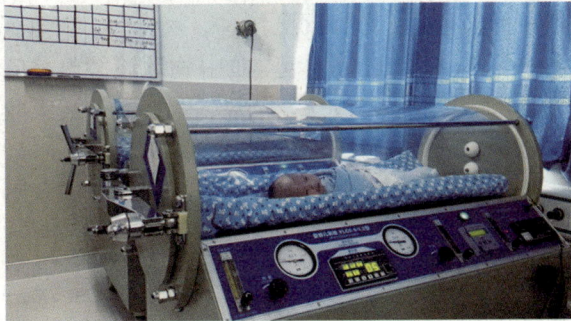

图 1-52　新生儿高压氧舱

【副作用】

（一）氧中毒

长时间吸高浓度氧可产生氧毒性作用，影响到肺、中枢神经系统、红细胞生成系统、内分泌系统及视网膜，其中氧对呼吸系统的副作用最突出。一般情况下连续吸纯氧 6h 后，即可出现恶心、烦躁不安、面色苍白、咳嗽、胸痛；吸纯氧 24h 后，肺活量可减少；吸纯氧 1～4d 后可发生进行性呼吸困难。氧中毒程度主要取决于吸入氧分压及吸入时间。

（二）吸收性肺不张

呼吸空气时，肺内含有大量不被血液吸收的氮气，构成肺内气体主要成分，当高浓度氧疗时，肺泡气中氮逐渐为氧取代，PaO_2 升高，肺泡内气体易被血液吸收而发生肺泡萎缩，故高浓度氧疗可产生吸收性肺不张。

（三）HBO 治疗新生儿 HIE 的副作用

1. 氧中毒　氧中毒分为两种。①中枢性氧中毒：表现为惊厥发作等症状。②肺型氧中毒：表现为支气管肺发育不良、溶血性氧中毒、眼型氧中毒等。其中眼型氧中毒主要发生于未成熟儿，表现为晶体后纤维组织增生，视网膜有大量的新生血管和成纤维细胞浸润，而且 HBO 可以引起视网膜血管显著收缩，使视网膜发生功能障碍，甚至永久性失明。故早产儿应用 HBO 应慎重。而对于成熟儿，一般认为晶体后纤维组织增生与缺氧、酸中毒、产前因素等关系更大，HBO 并非其直接原因。

2013 版《早产儿治疗用氧和视网膜病变防治指南》（修订版）对于早产儿视网膜病变（retinopathy of prematurity，ROP）筛查范围确定为"出生胎龄≤34 周的早产儿和出生体重<2 000g 新生儿（表 1-3）。如达到阈值前 I 期或阈值病变应尽快激光或冷凝治疗。

表 1-3　首次眼底检查时间　　　　　　　　　　　　　　　　　　　单位：周

出生胎龄	初次检查时胎龄	出生胎龄	初次检查时胎龄
22～27	31	31	35
28	32	32	36
29	33	33	36
30	34	34	36

2．气压伤　中耳气压伤最常见，多为气压性中耳炎，由于小儿咽鼓管开放不良所致，常规处理，不影响继续治疗。另外，还可见肺气压伤。

3．减压病　由于操作不当，减压过快引起，血中物理溶解气体在压力下降后变成游离气体，正常情况下可被吸收，若压力下降过快，游离气体来不及被吸收，则形成气体栓塞，可危及生命，因此，操作时应严格按规程减压。

【注意事项】

1．根据病人情况选择合适的氧疗方法。

2．根据病情调节合适的氧流量，先调节流量再连接病人。

3．充分固定，要求固定美观、牢固。

4．及时添加蒸馏水，湿化瓶中蒸馏水液面应位于瓶身 1/2～2/3，每天更换蒸馏水及湿化瓶；急性肺水肿抢救时湿化液使用20%～30%酒精，可以降低肺泡内泡沫的表面张力，缓解病情。

5．给氧中定时检查导管是否通畅，及时清除鼻腔分泌物，防止鼻导管堵塞。

6．持续给氧者，每班更换鼻导管，单侧鼻导管给氧者，应双侧鼻腔交替插管。

7．在用氧过程中可根据病人呼吸方式、脉搏、血压、意识状况、皮肤颜色等有无改善来衡量氧疗效果，同时测定动脉血气分析结果来判断疗效。

8．氧气筒使用注意事项

（1）氧气筒内氧气勿用尽，压力表至少要保留 0.5MPa（5kg/cm^2），以免灰尘进入筒内，再充气时引起爆炸。

（2）对未用完或将用尽的氧气筒分别悬挂"满"或"空"的标志，便于及时调换和急用时搬运，提高抢救速度（图 1-53、图 1-54）。

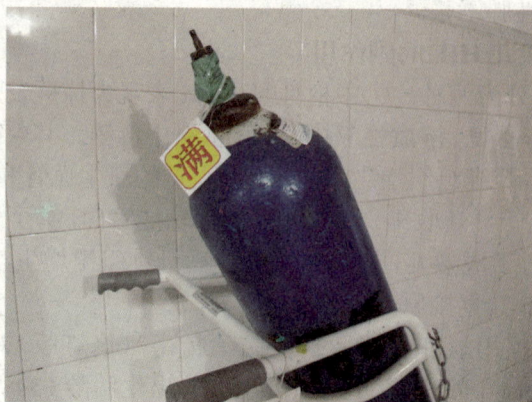

图 1-53　未用完氧气筒悬挂"满"标志

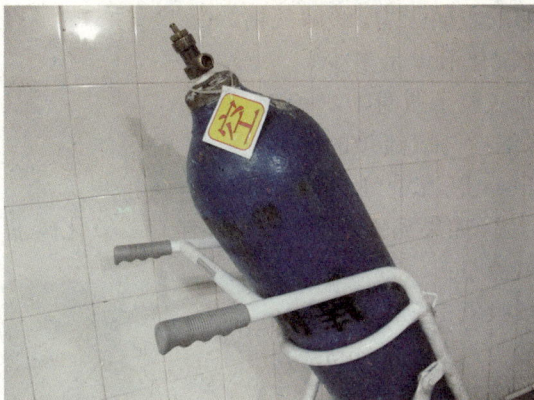

图 1-54 将用尽氧气筒悬挂"空"标志

（3）在氧气装置上写明"防火、防油、防热、防震"四防标志。氧气筒内氧气以 15.15MPa 灌入，筒内压力很高，因此，在搬运时避免倾倒撞击，防止爆炸。氧气助燃，氧气筒应放阴凉处，筒周围严禁烟火和易燃品，至少距明火 5m，暖气 1m。氧气表及螺旋口上勿涂油，也不可用带油的手旋转螺旋，避免引起燃烧。

【知识点小结】

1. 吸氧的目的是什么？

提高病人血氧含量及动脉血氧饱和度，纠正缺氧。

2. 吸氧的适应证包括哪些？

呼吸系统疾病影响肺活量者、心功能不全导致呼吸困难者、各种中毒导致的呼吸困难、昏迷、某些外科手术后、大出血休克、分娩产程过长胎心音异常等病人。

3. 如何根据血气分析 PaO_2 结果判断缺氧程度？

轻度缺氧：PaO_2 为 60～90mmHg（8.0～12.0kPa）；

中度缺氧：PaO_2 为 30～60mmHg（4.0～8.0kPa）；

重度缺氧：PaO_2 为 <30mmHg（4.0kPa）。

4. 按照连接病人方式不同，常用的吸氧方法有哪些？

单腔鼻氧管法、双腔鼻氧管法、面罩法、鼻塞法、头罩法、氧气帐法。

5. 按照氧气装置不同，常用的吸氧方法有哪些？

氧气筒法、中心供氧法、氧气枕法。

6. 吸氧过程中使用湿化液的目的是什么？

防止鼻腔、口腔黏膜干燥。

7. 通常情况下湿化液选择哪种？

蒸馏水。

8. 抢救急性肺水肿时使用什么湿化液？

20%～30% 乙醇。

9. 抢救急性肺水肿时为何使用 20%～30% 乙醇作为湿化液？

可以降低肺泡内泡沫的表面张力，缓解病情。

10．湿化瓶中合适的湿化液量是多少？

湿化瓶中蒸馏水液面应位于瓶身 1/2～2/3。

11．如何计算吸入氧浓度与氧流量的关系？

吸入氧浓度（%）=21+4× 氧流量（L/min）。

12．根据血气分析结果，如果病人只有缺氧，不伴有二氧化碳潴留，如何调节氧流量？

根据缺氧程度调节氧流量；

轻度缺氧给予低流量吸氧 1～2L/min；

中度缺氧给予中流量吸氧 2～4L/min；

重度缺氧给予高流量吸氧 4～6L/min；

小儿氧流量为 1～2L/min。

13．Ⅱ型呼吸衰竭如何调节氧流量？为什么？

给予低浓度低流量持续给氧，因为 CO_2 是强有力的呼吸中枢兴奋剂，$PaCO_2$ 急剧升高，呼吸加深加快；长时间严重 CO_2 潴留，会造成中枢化学感受器对 CO_2 的刺激作用发生适应；当 $PaCO_2>80mmHg$ 时，会对呼吸中枢产生抑制和麻醉效应，此时呼吸运动主要靠 PaO_2 降低对外周化学感受器的刺激作用得以维持，因此，对这种病人进行氧疗时，如吸入高浓度氧，由于解除了低氧对呼吸的刺激作用，可造成呼吸抑制，使 CO_2 潴留越来越严重，应注意避免。

14．如何通过浮标指向数据读取氧流量？

不管流量表浮标为何种形状，均需看其上缘与刻度平齐方为准确流量。

15．面罩吸氧氧流量应调节为多少？

6～8L/min。

16．氧气筒法使用注意事项中的"四防"指的是什么？

防火、防油、防热、防震。

17．氧气筒内氧气勿用尽，压力表至少要保留多少压力为宜？

压力表至少要保留 0.5MPa（5kg/cm²）。

18．单腔鼻氧管吸氧插管长度为多长？

病人鼻尖至耳垂的 2/3 或 2～3cm。

19．在吸氧过程中，操作人员应先将氧气装置连接病人再调节合适氧流量，是否正确？

错误，先调节流量再连接病人。

20．病人病情好转需要停止吸氧，医生首先应如何处理病人？

首先分离病人与吸氧连接装置。

21．清除胶布痕迹选择哪种溶剂？

松节油。

22．为病人吸氧操作完毕需要记录哪些内容？

吸氧时间及吸氧浓度。

【临床案例题目】

1．刘某，女性，40 岁。CO 中毒昏迷 2h，急诊入院。病人神志不清、呼吸困难、昏迷。

查体：T 36.3℃，脉搏触不到，R 8 次 /min，BP 70/44mmHg。皮肤呈樱桃红色，瞳孔对光反射迟钝。请完成吸氧操作。

2. 孙某，男性，70 岁。慢性支气管炎病史 20 年，1 周前受凉，入院前 1 天神志模糊、嗜睡。因咳嗽、咳痰加重，痰呈黏液黄脓状，不易咳出，胸闷、动则气促，伴头痛入院。查体：T 38℃。动脉血气分析报告：pH 7.30，$PaCO_2$ 75mmHg，PaO_2 80mmHg，SaO_2 93.7 %。请完成吸氧操作。

3. 马某，男性，45 岁。发病前有家禽接触史，因"反复咳嗽 10d，发热 2d，气促半天"入院。查体听诊两肺湿啰音。胸片示两下肺炎。咽拭子 H_7N_9 病毒核酸检测阳性。动脉血气分析报告：pH 7.39，PCO_2 45mmHg，PO_2 32mmHg，SaO_2 60%，HCO_3^- 22mmol/L。请完成吸氧操作。

4. 吴某，男性，65 岁，农民。因左肺癌行左肺叶切除术。术后第 2d，病人自述胸闷、伤口疼痛。心电监护示 BP 110/65mmHg，R 24 次 /min，SaO_2 89%。疼痛评分 6 分。持续鼻氧管氧气吸入、哌替啶 25mg IM。请给予相关处理。

5. 朱某，男性，60 岁，退休工人。因反复喘息、咳嗽、咳痰 10 余年，受凉后再发 1d 急诊入院。查体神志清醒，合作，双肺可闻及哮鸣音。诊断为慢性阻塞性肺疾病急性加重、支气管哮喘急性发作。病人诉左侧鼻塞，请给予吸氧（单侧鼻氧管法）处理。

6. 王某，男性，40 岁，工人。车祸致伤头部 1h 平车推送入院，面色青紫。查体：鼾声，R 10 次 /min，P 65 次 /min，BP 150/75mmHg，SpO_2 85%，浅昏迷。诊断为重型闭合性颅脑损伤。心电监护、简易呼吸器辅助呼吸、吸氧（氧流量 8L/min）、吸痰。请给予相关处理。

7. 陈某，男性，68 岁，农民。因咳嗽、咳痰、气喘 10 余年，加重 1d 入院。查体：T 36.5℃，P 90 次 /min，R 30 次 /min，BP 130/85mmHg，口唇发绀，桶状胸，两肺呼吸音低、可闻及少许湿啰音及痰鸣音。急查血气分析示 PO_2 54mmHg，PCO_2 65mmHg，pH 7.31。诊断为慢性阻塞性肺疾病。持续鼻氧管氧气吸入，5% 葡萄糖 100ml+ 氨茶碱 0.25g 静脉点滴。请给予相关处理。

8. 刘某，女性，85 岁。因便血 3d 入院，诊断为十二指肠溃疡伴出血收住院。入院后经制酸、止血等治疗，病情好转。住院第 3d，病人在进行输液治疗时突然出现呼吸困难，面色灰白、发绀、大汗、烦躁，咳嗽频繁，R 40 次 /min，咳粉红色泡沫痰。请立即吸氧。病人家属对病人出现的情况不理解，在病房吵闹。请给予相关处理。

9. 王某，男性，32 岁。因高处（5m）坠落致全身多处损伤入院，呼吸时鼾声明显。查体：R 35 次 /min，P 118 次 /min，SpO_2 87%，呈浅昏迷状态。行口咽通气管置入、吸氧。请给予相关处理。

10. 杨某，男性，45 岁，工人。病人行腹腔镜下胆囊切除术后返回麻醉复苏病房，病人肥胖，呼吸时鼾声明显，麻醉未清醒，R 14 次 /min，P 98 次 /min，SpO_2 87%。行口咽通气管置入、吸氧。请给予相关处理。

11. 赵某，男性，67 岁，农民。身形肥胖，有 30 年吸烟史，此次因气促、咳嗽、痰多入院。入院诊断为慢性阻塞性肺疾病、鼾症。病人因无法入睡，自行口服助眠药物，夜间巡视病房时发现病人呼叫不醒。留置口咽通气管、吸氧。请给予相关处理。

12. 张某，男性，21 岁，待业青年。两年前无诱因出现突发意识障碍伴四肢抽搐，反复发作。脑电图显示双侧额颞叶痫样放电，择期手术入院。查房发现病人全身抽搐，口吐白沫伴眼球上翻固定。立即行安定 10mg 静脉注射、留置口咽通气管、给氧（氧流量 8L/min）。请给予相关处理。

13．胡某，男性，55 岁。有慢性乙型病毒肝炎病史 10 年，近 1 年来常有腹胀不适感，在进食较油腻食物后容易出现腹泻。晚间外出进餐后约 3h，出现腹痛，伴有频繁呕吐及腹泻，呕吐为胃内容物。半小时前在呕吐时突然呕出暗红色液体约 400ml，并有头晕、心慌感，以"上消化道出血"诊断入院。入院后又呕吐鲜红色血液约 300ml，病人精神倦怠，面色苍白。查体：T 36.8℃，P 102 次 /min，R 18 次 /min，BP 96/64mmHg；神志清醒，皮肤黏膜无黄染，前胸可见蜘蛛痣 2 个；腹部平坦，腹壁未见明显静脉曲张，柔软无压痛，在右锁骨中线肋缘下约 1.5cm 处触及肝下缘，质硬，无触痛；在左锁骨中线肋缘下约 2cm 处触及脾脏下缘，中等硬度、无触痛，无移动性浊音，肠鸣音活跃；双下肢无水肿。请给予相关处理。

考核重点：

（1）吸氧术。

（2）静脉输液。

（3）三腔二囊管压迫止血法。

（4）静脉采血。

14．王某，女性，28 岁，行"区域麻醉下乳房脓肿切开引流术"，平时身体健康，询问无麻醉药物过敏史，丁卡因过敏试验（−）。注药前回抽无血液后局部注入丁卡因 60mg 后 5min，病人突然出现眩晕、寒战、烦躁不安，继之四肢抽搐、惊厥，并迅速出现呼吸困难、血压下降、心率缓慢。请给予相关处理。

考核重点：

病人用丁卡因进行局部麻醉，行过敏试验时：

（1）皮内注射。

（2）皮下注射。

病人出现局麻药毒性反应后：

（1）静脉输液。

（2）吸氧术。

15．黄某，女性，53 岁。反复呕血 1 年，1d 前进食油炸食物后突然呕血 800ml。病人精神紧张，查体示贫血貌，T 36.8℃，P 96 次 /min，BP 82/60mmHg，心肺无特殊，腹软，蛙状腹，脾肋下 3cm，移动性浊音（+）。纤维胃镜检查诊断为食管曲张静脉出血。请给予相关处理。

考核重点：

（1）三腔二囊管压迫止血法。

（2）静脉输液。

（3）静脉穿刺。

（4）吸氧术。

16．范某，男性，42 岁，司机。因车祸伤 2h 急诊入院，病人极度烦躁、面色苍白、肢体冰凉，主诉全腹剧烈疼痛。查体：T 38.3℃，P 136 次 /min，R 32 次 /min，BP 75/53mmHg，CVP 0.4kPa，全腹明显压痛、反跳痛、腹肌紧张，以左上腹为甚。1h 尿量 7ml。实验室检查 WBC 25×10^9/L。腹腔穿刺抽出食物残渣和气体，腹部 X 线检查示膈下游离气体。诊断为胃穿孔、急性腹膜炎、感染性休克。请给予相关处理。

考核重点:

(1)静脉输液。

(2)吸氧术。

(3)导尿术。

(4)静脉采血。

(5)胃插管术。

17. 赵某,男性,23 岁,两周前左前臂被犬咬伤,在家冲洗伤口后未到医院处理。两天前病人主诉伤口周围麻木、疼痛,麻木感逐渐扩散,病人烦躁,全身乏力,多汗,伤口周围组织水肿。查体:T 38.3℃,P 109 次 /min,R 28 次 /min,BP 120/80mmHg。入院后病人发生咽喉痉挛一次,气道分泌物较多。请给予相关处理。

考核重点:

(1)静脉输液。

(2)吸痰术。

(3)穿脱隔离衣。

(4)吸氧术。

18. 付某,女性,40 岁。头部受棒击,昏迷不醒 8h,偶能睁眼。查体:T 37.0℃,P 88 次 /min,R 20 次 /min,BP 130/85mmHg,右侧瞳孔散大,对光反应消失,右眼眶周围血肿,皮下有淤血。左上肢不能活动,左侧巴宾斯基征阳性,大小便失禁。腰椎穿刺示脑脊液压力 1.77kPa(180mmH$_2$O),呈均匀血性脑脊液。X 线颅骨平片示右眼眶骨折。CT 扫描右额颞部有低密度区。临床诊断为脑挫裂伤、颅内压升高、脑疝。请给予相关处理。

考核重点:

(1)静脉输液。

(2)导尿术。

(3)吸氧术。

(4)胃插管术。

19. 刘某,女性,43 岁。因出现手脚粗大、面貌变化到医院就诊。门诊 CT 检查,诊断为垂体腺瘤,准备择期手术。病人神志清楚,自动体位,鼻外形增大,手脚粗大,其他体检正常。T 36.8℃,P 80 次 /min,R 18 次 /min,BP 110/74mmHg;MRI 示蝶鞍变大,鞍内垂体增大,两侧未侵入海绵窦,部分颈内动脉被其包绕。入院 3 天后,拟在全麻下行鼻蝶入路垂体腺瘤摘除术。病人术前准备:禁食禁水 12h,清洁灌肠,青霉素皮试,术前 30min 肌注阿托品 0.5mg、异丙嗪 25mg、哌替啶 50mg。请给予相关处理。

考核重点:

病人入院后:

(1)静脉采血。

(2)吸氧术。

(3)静脉输液。

病人手术前:

(1)皮内注射。

（2）肌内注射。

（3）导尿术。

20．毛某，男性，34岁。被金属异物击中右胸，出现胸痛、憋气5d。查体：T 38.8℃，P 140次/min，R 28次/min，BP 130/84mmHg。右侧胸部较对侧稍塌陷，可见矛盾呼吸，右肺呼吸音低。无明显干湿啰音，心音有力、律齐，右上腹压痛，无反跳痛。请给予相关处理。

考核重点：

（1）吸氧术。

（2）静脉穿刺。

（3）静脉输液。

21．齐某，女性，54岁。因背部疼痛且向肩胛部放射3d，双下肢无力2d，昏迷1h入院。查体：T 36.8℃，P 100次/min，R 28次/min，BP 120/84mmHg。病人昏迷，双侧瞳孔等大等圆，直径2mm，对光反射存在，颈软，无抵抗。气管插管，呼吸机辅助呼吸，双肺底湿啰音，心音低钝、律齐，无杂音，腹软、肝脾未触及，双下肢无水肿，病理反射未引出。请给予相关处理。

考核重点：

（1）胃插管术。

（2）导尿术。

（3）吸痰术。

（4）吸氧术。

22．刘某，女性，54岁。肝炎后肝硬化8年，长期以来自觉肝区胀痛，食欲差，厌油腻，乏力。今晨突然大量呕血3h入院。呕血前1h曾进食油条、烧饼，呕血量约600ml。查体：T 35.8℃，P 120次/min，R 28次/min，BP 80/54mmHg。病人表情淡漠，面色苍白，四肢湿冷，巩膜黄染，肝掌。腹部膨隆，肝缘肋下2cm，质地硬，有轻压痛，脾未触及，腹部移动性浊音。B超示肝硬化波形，诊断为门脉高压伴食管 - 胃底静脉曲张、破裂。请给予相关处理。

考核重点：

（1）静脉输液。

（2）三腔二囊管压迫止血法。

（3）吸氧术。

23．华某，男性，50岁，高血压病史5年，因突发胸背剧烈疼痛8h急诊入院。查体：T 37.8℃，P 110次/min，R 22次/min，BP 160/94mmHg。病人精神紧张，神志清，面色苍白，末梢皮肤温度低，主诉胸背疼痛，评分6分。CT示急性胸主动脉夹层（A型）。给予绝对卧床休息，心电监护，留置桡动脉、股静脉有创动脉持续测压，持续吸氧，肌内注射哌替啶75mg，艾司洛尔、硝普钠经微量注射泵经股静脉置管输入。请给予相关处理。

考核重点：

（1）吸氧术。

（2）肌内注射。

（3）静脉穿刺。

24．高某，男性，65岁。高温作业4h后突然昏倒，神志不清急诊入院。查体：T 39.8℃，

P 120 次/min，R 28 次/min，BP 90/64mmHg。深度昏迷，双侧瞳孔等大等圆，直径 1.5mm，对光反射消失。双下肢阵发性抽搐，大小便失禁。请给予相关处理。

考核重点：

（1）吸氧术。

（2）静脉输液。

（3）导尿术。

25．高某，女性，20 岁。青霉素皮试 5min 后出现皮肤瘙痒、胸闷、气促、呼吸困难伴濒死感、面色苍白、出冷汗、脉搏细弱、血压下降等过敏性休克反应。皮下注射 0.1% 盐酸肾上腺素 1ml，肌内注射盐酸异丙嗪 50mg，静脉滴注 10% 葡萄糖溶液。请给予相关处理。

考核重点：

（1）皮下注射。

（2）肌内注射。

（3）静脉输液。

（4）吸氧术。

26．韩某，男性，34 岁。输血 15ml 后出现头部胀痛、面部潮红、恶心呕吐、心前区压迫感、四肢麻木、腰背部剧烈疼痛等溶血反应。停止输血后，给予氧气吸入，建立静脉通道后给予升压药物治疗，将剩余血、病人血标本、尿标本送检，双侧腰部封闭。碱化尿液，记录尿量等。请给予相关处理。

考核重点：

（1）吸氧术。

（2）静脉输液。

（3）静脉穿刺。

（4）导尿术。

27．于某，男性，24 岁。因右腕割裂伤入院，局麻下行清创缝合术。术后医嘱常规注射破伤风抗毒素（TAT）1 500IU。病人主诉对青霉素过敏。TAT 皮试后观察 15min，结果呈弱阳性反应。采用脱敏法，第一次肌注后 2min，病人出现抑郁，表情淡漠，面色苍白，查体脉搏细弱，脉率 120 次/min，血压测不到，心律齐，双肺无干湿啰音，呼吸困难、增快，24 次/min。请完成相应的处置。

考核重点：

（1）肌内注射。

（2）吸氧术。

（3）静脉输液。

（4）心电监护。

28．患儿，男性，7 个月。3d 前发热，最高 T 39℃，无寒战及惊厥，服退热药降至 37.6℃，约 4h 前体温升至 38℃以上。发热时无呕吐、皮疹；1d 前出现阵发性咳嗽，有痰咳不出，夜间发热明显，未影响睡眠。查体：T 39.5℃，P 140 次/min，R 45 次/min，BP 73/48mmHg。精神烦躁，口周微绀，双肺呼吸音略低，可闻及中、细湿啰音。腹软，肝右肋缘下 3cm，质软，缘锐，脾未触及，四肢张力不高。X 线胸片示双肺下野可见大小不等斑片状阴影。请给予相关处理。

考核重点：

（1）吸氧术。

（2）吸痰术。

（3）小儿头皮静脉穿刺术。

【操作评分标准】

吸氧术操作评分标准

项目		评分细则	满分	得分	备注
评估、查对、解释 （0.6分）	01	核对病人身份	0.2		
	02	评估病情：缺氧程度、鼻腔状况	0.2		口述
	03	解释操作目的、取得配合	0.2		
医生准备 （0.6分）	04	戴口罩	0.2		
	05	消毒双手	0.4		
检查设备、物品 （3.3分）	06	检查物品有效期	0.2		
	07	氧气表安装方法正确	0.3		
	08	检查管道是否漏气方法正确	0.3		
	09	安装通气管与湿化瓶方法正确	0.3		
	10	湿化液量适当（液面达到湿化瓶瓶身1/2～2/3）	0.5		
	11	湿化液选择正确	0.5		
	12	吸氧装置选择正确	1.0		
	13	检查清洁鼻腔方法正确	0.2		
插管 （4.3分）	14	吸氧方法正确（检查鼻导管/双腔鼻氧管/鼻塞通畅性；测量鼻导管插入长度，为鼻尖至耳垂的2/3；双腔鼻氧管/鼻塞塞入病人鼻孔）	1.6		
	15	固定方法正确	0.5		
	16	调节氧气流量方法正确	0.9		
	17	调节氧气流量准确	0.9		
	18	记录给氧时间、给氧浓度	0.4		
整理、给予指导 （1.0分）	19	给予指导用氧安全注意事项	0.5		
	20	使用后物品处理正确	0.1		
	21	消毒双手	0.4		

续表

项目		评分细则	满分	得分	备注
人文关怀 （0.2 分）	22	有爱伤观念，动作轻稳、与病人沟通 语言文明，态度和蔼	0.2		
总分			10.0		
如严重违反操作规程（以下任意一项或多项），在总分上扣除 5 分（请打勾） □ 操作中无菌用物污染后直接使用 □ 物品掉落后未补充物品，继续操作 □ 物品损坏，继续操作，后续操作不得分 □ 给病人连接吸氧管后调节流量				是否扣分 □是　□否	

基础护理操作二
导 尿 术

【概述】

（一）概念

导尿术（catheterization）是在严格无菌操作下，用导尿管经尿道插入膀胱引出尿液的方法。

留置导尿管术是在导尿后，将导尿管保留在膀胱内，引流出尿液的方法。

（二）解剖

1. 女性尿道　全长4～6cm。解剖特点：短且直。病人会阴部从上到下开口依次为尿道口、阴道口和肛门（图2-1、图2-2）。

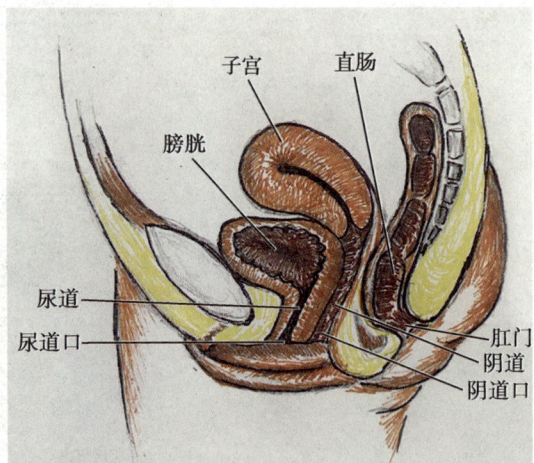

图2-1　女性会阴部侧面图

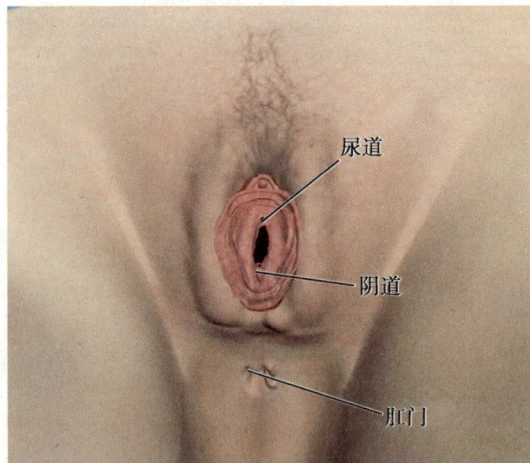

图2-2　女性会阴部外观图

2. 男性尿道　全长20～22cm。解剖特点：长且弯曲。包括3个狭窄（尿道内口、膜部和尿道外口）、两个弯曲（耻骨下弯和耻骨前弯）。男性导尿插管过程中可以消除的生理弯曲是耻骨前弯（图2-3）。

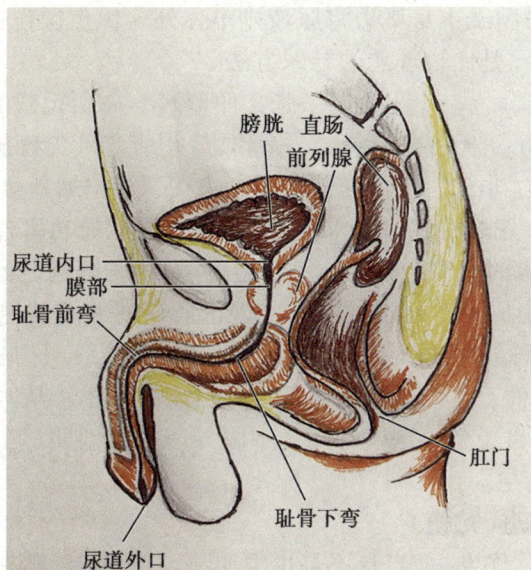

图 2-3　男性会阴部侧面图

【发展史及研究进展】

国外史料记载,古印度在公元前 1 000 年就开始采用金属导尿管导尿。公元前 310～250 年,古希腊 Erasistos 曾经使用过 S 型导尿管导尿。世界上中国不是第一个使用导尿术的国家,但我国导尿技术构思精巧,对人体无损伤,操作物品不是金属材质导尿管而是纯天然的葱管,充分体现了古代中国医者的智慧。

(一)最古老中医导尿术记载(晋朝)

张苗是我国使用导尿术第一人。据唐代医学巨著《外台秘要》卷二十七引《古今录验》曰:"张苗……又说:不得小便者为胞转,或为寒热气所迫,胞屈辟不得充张,津液不入其中为尿,及在胞中尿不出方:当以葱叶除尖头,纳入茎孔中吹之,初渐,渐以极大,吹之令气入胞中,津液入,便愈也。"张苗生平失考,但史料记载,他与魏晋时期曹翕曾经有过交流,因此可以肯定是三国至西晋时期的医学名家。

(二)陈延之著作中再次引述(南北朝时期)

据日·丹波康赖《医心方》卷十二以及丹波元坚《杂病广要》"关格"所引:"小品疗小便不通及关格方:取生土瓜根,捣取汁以少水解之筒中,吹内下部即通。"

(三)导尿术新术式出现(唐朝)

由于以上导尿术临床应用受限,随着中医医疗实践不断深入和发展,唐朝出现两种新导尿方式,使中医导尿术得以丰富。

首先,孙思邈记述了葱管一口吹式导尿术,据《备急千金要方》记载:"凡尿不在胞中,为胞屈僻,津液不通,以葱叶除尖头,纳阴茎孔中深三寸,微用口吹之,胞胀,津液大通便愈。"这段文字详细记载了导尿术适应证,导尿工具、导尿管插入尿道深度以及操作方法,原理在于通过葱管传导,借助气体张力,使尿道扩张,迫使气体进入膀胱造成"胞胀",进而开启膀胱括约肌，利用尿潴留时膀胱本身压力将尿液排出体外。优点操作较简单，易掌握，对尿道损伤小，术后感染机会少，是比较理想的导尿方法。

稍晚，王焘《外台秘要》卷二十七引述了张文仲《救急方》所记载的葱管 - 药物 - 口吹式导尿法："救急主小便不通方：取印成盐七颗，捣筛作末，用青葱叶尖盛盐末，开便孔内叶小头于中，吹之令盐末入孔即通，非常之效。"与前法区别为在葱管中加入盐末。由于操作者主观上着眼于将药物吹入尿道，忽略将气体吹入膀胱的要点，因此成功率较低。中国医学史上，孙思邈不是最早应用导尿术的医家。早在孙思邈之前，葛洪与陈延之已应用了该技术，近来有人认为《小品方》记载"世界上最早的冲洗、导尿及灌肠通便术。"其说法也不确切。

自晋至唐出现的三种导尿术彼此之间并无继承发展关系，只是从时间上看，葛洪更早些。葛洪、孙思邈、张文仲三人均各自独立发现并运用导尿术。从医学史意义上讲，三者均各自具有首创性，因此，自晋至唐这段时间是中医导尿术开创期，这时期导尿术以口吹式为标志，导尿工具以葱管为主。

（四）早期导尿术改进（元朝）

尽管早期导尿术有其优点，但自身不足也很明显。首先，葱管过于软、脆，操作困难；其次，古代医家多为男性，口吹式对女性病人不适宜。对此后世医家作了改进。如明·扬拱《医方摘要》治尿闭"用土狗一个炙研，入冰片麝香少许，翎管吹入茎内。"即用翎管代替葱管，在应用药物上也更趋复杂。此外，在改进导尿术上贡献最大的当数元代医家罗天益，他在《卫生宝鉴》卷十七"胞痹门"中记载："用猪尿胞一个，底头出一小眼子，翎筒通过，放在眼儿内，根底以细线系定。翎筒子口细杖子观定，上用黄蜡封尿胞口，吹满气七分，系定了。再用手捻定翎筒根头，放了黄蜡，塞其翎筒，放在小便出里头，放开翎筒根头，手捻其气，透于里，小便即出，大有神效。"该记载不但用翎管代替了葱管，而且用猪膀胱吹气代替人口直接吹气，对女性病人很适宜。猪膀、翎管与病人膀胱三者构成一个封闭体系，将气体捻入病人膀胱后，除了利用病人膀胱压力外，导尿工具还兼有负压吸引作用，因此方法上更趋先进，成功率大为提高，因此，元代为中医导尿术的发展期，新式导尿术特征为以翎管及间接吹气法为标志。

（五）导尿术推广应用及理论认可（明朝）

明朝导尿术已得到推广，表现在当时大量的医学文献记载。如李时珍《本草纲目》、王肯堂《证治准绳》、朱橚《普济方》、孙一奎《赤水玄珠》、张景岳《景岳全书》等，在这些当时颇具影响的权威著作中均以不同方式记载各种导尿术，其中《本草纲目》最为突出，它几乎引述所有古代文献中关于导尿术的描述。如卷三"癃淋·外治"条下：孙思邈法，"葱管插入三寸，吹之取通"；张文仲法，"炒盐吹入孔内"；扬拱法，"蝼蛄焙末吹入孔内"；罗天益法，"猪脬、吹气法"。此外，明代导尿术还被李时珍等人在临床上应用，李氏云："葱管吹盐入玉茎内，治小便不通及转脬危急者极有捷效，余常用治数人得验。"兽部"豕"记载："蕲有一妓，病转脬，小便不通，腹胀如鼓，数月垂死。一医用猪脬吹胀，以翎管安上，插入廷孔，捻脬气吹入，即大尿而愈。"

罗天益虽然文字记载了导尿术，但其研究属于个案研究，技术未得以推广，还有待理论上认可。如《赤水玄珠》卷十五"小便不通门·杂方"载，"用猪尿胞一个，底头出个小窍，用翎筒通过，放在窍内，根底细线系定，翎筒口子细杖子堵定，上用蜡封尿胞口头，吹满气七分，系定了，再用手捻定翎筒根头，放了黄蜡，堵塞其翎筒放在小便头，放开翎管根头手，其气通入里，自然小便下，神效。"此后，《证治准绳》也有与此完全相同的论述。至此新式导尿术已升华至理论层面，成为治疗尿潴留的常规方法之一，因此，明代是导尿术发展史上临床应用的成熟期。

（六）现代导尿术进展

1. 导尿管材质

（1）橡胶导尿管：对黏膜刺激性大，尿道炎发生率22%。此外，其与机体相容性差，毒性较大，尤其是白橡胶导尿管具有较大毒性，临床已淘汰。红色橡胶导尿管含有乳胶成分，不适用于对乳胶过敏病人（图2-4）。

（2）乳胶导尿管：毒性中等，易造成尿粪石、磷酸钙沉积导致引流不畅，也是造成尿路感染的原因之一。此外，这种导尿管较软，插入有一定困难。

水凝胶涂层乳胶导管由于涂层材料亲水性，可以减少黏膜损伤，降低感染机会，减少病人插管痛苦，且管壁不易形成细菌生物膜。含银水凝胶乳胶导管不但具有很高生物相容性，更为舒适，且可显著降低置管后尿路感染发生率。但此类导管不适合乳胶过敏病人，且导管外涂层作用只能维持21d，而导

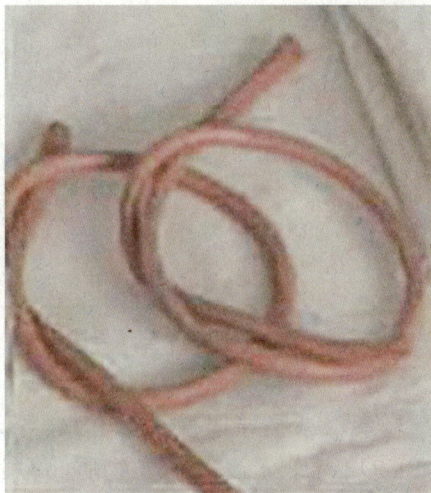

图2-4　橡胶导尿管

尿管可留置12周。近来超润滑导尿管是将乳胶导尿管表面进行材料改进，其表面含水层可替代传统润滑油剂，可更好地润滑人体体腔；在使用前需要将导尿管浸泡3min，使导尿管表面覆盖的超滑涂层充分激活（图2-5）。

（3）硅胶导尿管：组织相容性好，管壁柔软，对黏膜刺激小，毒性小，致敏性低，还可减少管壁尿盐沉着，且硅胶尿管头端较硬以便于顺利插入，管道透明便于观察，管前端侧孔较大便于膀胱冲洗或引流，已取代组织相容性小的橡胶尿管。留置硅胶导尿管与乳胶导尿管对病人舒适度、溢尿、尿道灼痛、焦虑等有影响。硅胶管与传统橡胶管相比，可降低感染发生率，减轻对尿路刺激，尿道炎发生率仅为2%（图2-6）。

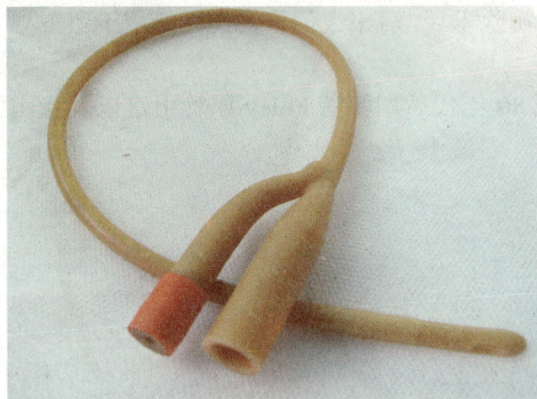

图2-5　16Fr 亲水涂层乳胶导尿管

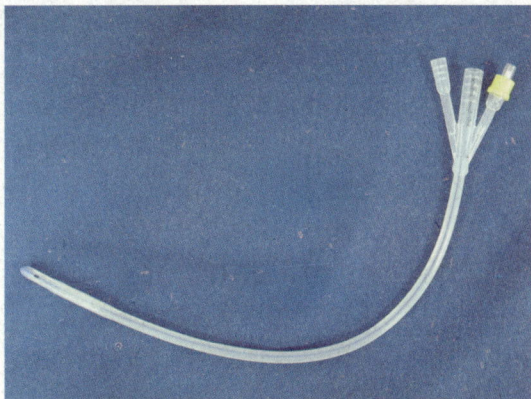

图2-6　20Fr 三腔硅胶导尿管

（4）塑料导尿管：不含乳胶的导尿管目前最常用，材料是医用级别塑料，比如聚氯乙烯（PVC）或硅胶，有各种不同软硬度和较大直径（图2-7、图2-8）。

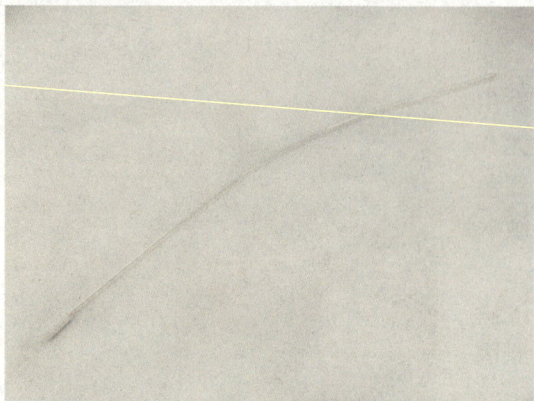

图 2-7　12Fr 塑料导尿管

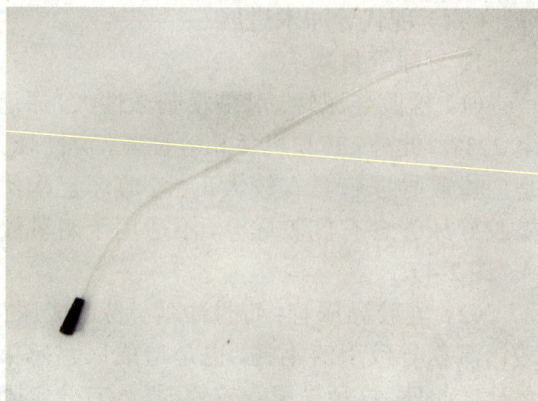

图 2-8　10Fr 塑料导尿管

亲水涂层导尿管是在 PVC 导尿管外包裹一层亲水聚合物，主要是聚乙烯吡咯烷酮（PVP），一种安全、不致敏物质，曾用于医用产品和化妆品工业。当这种导尿管和水接触时，PVP 涂层就会吸引水分子，并生成一种具有生物相容性的盐涂层包裹在尿管表面，从而形成主要成分是水的外层结构，确保导尿管插入和拔出过程中始终保持润滑状态，减少尿管和尿道黏膜的摩擦力。但是目前人们抵制 PVC 的呼声越来越强烈，研制不含 PVC 亲水性导尿管是未来研究热点。

若条件许可，对长期留置导尿的病人应首选硅胶导尿管，其次是乳胶导尿管，最后是橡胶导尿管。

（5）其他研究：国外经临床试用，尼龙条嵌于聚氨基甲酯（polyurethane）上制成导尿管，其流畅性和抗扭结性均优于传统乳胶及硅胶管，固位性能则与所有的硅胶管相同。

2. 导尿管种类

（1）单腔橡胶导尿管：临床应用历史最悠久，留置导尿时需胶布固定，稍有不慎，尿管易脱落。

（2）橡胶双腔气囊导尿管：最初用于前列腺摘除术后，后来人们将吴氏尿管用于留置导尿，免除胶布固定，减少了病人痛苦。

（3）乳胶、硅胶标准型气囊导尿管：20 世纪 80 年代后期随着 Foley 尿管引进以及我国生产工艺改进，乳胶、硅胶标准型气囊导尿管在我国大中型医院广泛应用。

1）双腔气囊导尿管：其一腔为气囊管，向气囊内注入注射用水 10～15ml 即可固定；另一腔与集尿袋相连接，具有操作简单、容易固定、不易脱落等优点（图 2-9）。

2）三腔气囊导尿管：采用与人体组织相容性高的乳胶制成，表面软柔，粗细适宜。其中一腔为气囊管，向气囊内注入注射用水 10～15ml 即可固定尿管，且不易滑脱。其余二腔，一腔接冲洗装置，另一腔与集尿管相

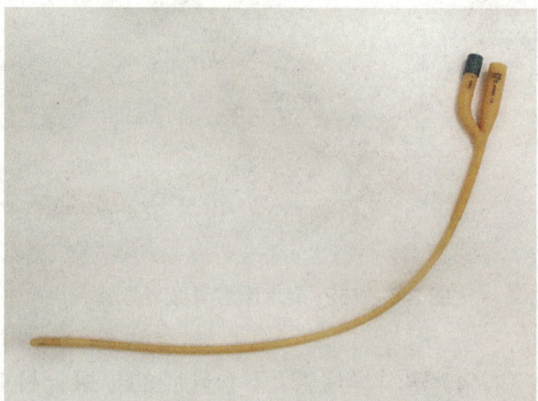

图 2-9　14Fr 双腔乳胶气囊导尿管

连，即形成密闭式膀胱引流冲洗系统，减少了污染机会（图2-10、图2-11）。

单向冲洗式导尿管。三腔气囊导尿管中的1个引流腔有特制的单向阀，此为固定的冲洗腔，将无菌注射器或输液器乳头插入单向阀，即可进行取尿标本、注药入膀胱、膀胱冲洗等治疗，减少了导致尿路感染的环节。

单猪尾多孔导尿管。单猪尾多孔导尿管尾端猪尾呈卷曲状，管壁上有10～20个侧孔，尿管远端外口处有封闭塞。由于猪尾端侧孔较多，不易堵塞，有利于引流尿液和冲洗膀胱。此外，此种尿管对膀胱刺激小，可长期留置，且不易形成结石。封闭尿管远端的封闭塞，病人可在公共场所不带尿袋自由活动，尤其适用于长期留置尿管的病人。

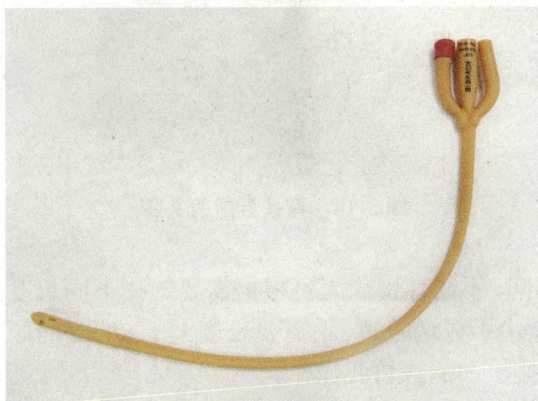

图2-10　18Fr三腔乳胶气囊导尿管

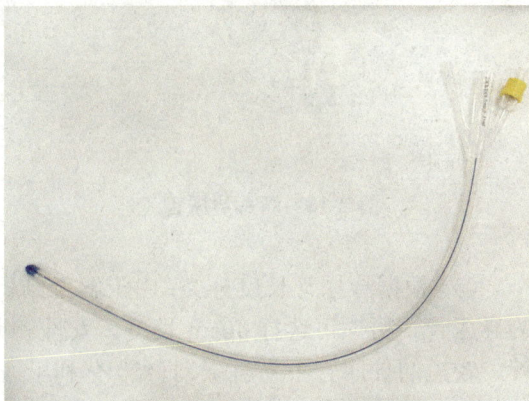

图2-11　20Fr三腔硅胶气囊导尿管

3. 导尿管型号

（1）根据导尿管管径分类：6～10Fr适用于儿童，12～16Fr适用于成人（男性12～14Fr，女性14～16Fr）。初次留置导尿管者，不宜选用过粗的导尿管。长期卧床的老年女性病人，尿道口括约肌松弛、收缩力差的病人，应选择型号较大、管腔较粗的尿管，可防止漏尿（图2-12）。

（2）根据导尿管管头形状分类：前列腺增生、尿道狭窄、尿道损伤（包括前尿道损伤和后尿道损伤，其中前尿道损伤最为常见，原因为会阴部骑跨伤。后尿道损伤则多为骨盆骨折间接损伤导致。部分病人强行自拔气囊导尿管可以引起前后尿道损伤）的病人可选择弯头导尿管。直头普通导尿管，因无自然弧度，在通过尿道损伤处时，很容易进入破裂口，而导致导尿失败；而弯曲的导尿管头端较易滑过狭窄或损伤处。对于前列腺增生、尿道狭窄病人，尿道弯曲部位角度变小，弯头导尿管头部的弯曲能适应后尿道角度变化，沿着尿道弯曲弧度顺势插入，插管成功率较高（图2-13、图2-14）。

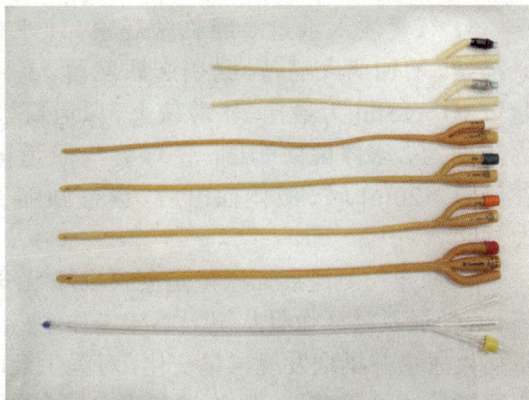

图2-12　不同管径导尿管

注：从上到下依次为8Fr、10Fr、12Fr、14Fr、16Fr双腔乳胶导尿管、18Fr三腔乳胶导尿管、20Fr三腔硅胶导尿管

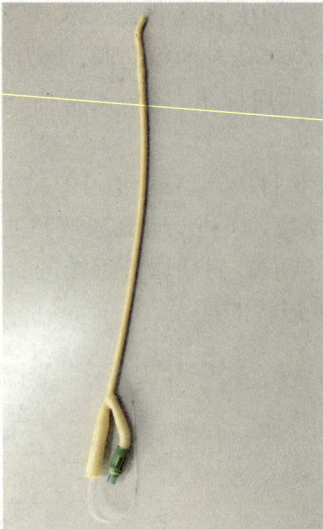

图 2-13　弯头导尿管

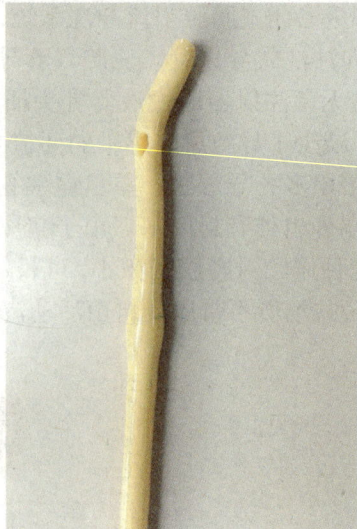

图 2-14　弯头导尿管头部

（3）根据导尿管长度分类：由于解剖结构不同，不同性别病人可根据需要选择不同长度的导尿管。男性可选择 40cm 长度。女性和儿童由于尿道较短，不需要长度大于 20cm 的尿管。较短的导尿管不易盘绕、打结，有利于尿液排出和病人自我操作。

4. 润滑剂选择　常用液状石蜡，除此之外，还可使用以下润滑剂：

（1）阿米卡星凝胶：复方阿米卡星凝胶替代液状石蜡为润滑剂，能有效杀灭导尿时带入的细菌，对革兰氏阳性菌、革兰氏阴性菌及厌氧菌具有较强的杀菌作用。

（2）利多卡因凝胶：用利多卡因凝胶作为润滑剂，不仅可以减轻病人疼痛，提高一次插管成功率，避免反复插管导致的尿道黏膜损伤，还可以很大程度上减轻麻醉恢复期不适。

（3）丁卡因胶浆和利宁凝胶：全麻下使用丁卡因胶浆和利宁凝胶能减轻因留置尿管给病人生理和心理造成的不良反应，可以减少病人苏醒期躁动并提高术后舒适度，有效预防术后并发症发生。

5. 气囊注入水量　经临床观察，注水量大，对膀胱颈及尿道内口压力过大，易致膀胱痉挛，增加病人痛苦，易引起尿潴留，易致气囊回缩不良，造成拔管困难。气囊内注液量以 10～15ml 为最佳，年龄偏大、尿道口松弛者 15～20ml。注液量 <10ml 时，因囊壁受力不均匀，球体偏向一侧，使球囊与尿道内口贴合不紧密，出现漏尿或引流不畅现象；注液量 >20ml 时，液体抽出后，囊壁回缩不良，拔管时易引起尿道黏膜损伤，出现肉眼血尿。

6. 尿量检测进展　尿量是反映机体组织灌注及体液平衡的重要指标之一，可反映肾功能、心功能及循环血量状况。临床工作中，准确计量肾脏病、心脏病、肾移植术后及各种危重病人尿量并早期发现尿量变化，对医生及时了解病情并调整治疗方案临床意义重大。由于尿量检测的重要性，目前相关研究较多，一次性小儿灭菌滴定管式输液器改装后进行计量；一次性 60ml 注射器等改装后测量，但均缺乏监控手段；光电传感器进行计量；基于 AT 89C52 单片机的光电尿量测量系统进行计量，主要观察围手术期病人尿液滴速；智能尿量监测系统可以动态监测留置尿管病人尿量变化。

精密集尿袋优点(图2-15):

(1)尿量精确:重症监护病房(intensive care unit, ICU)病人需记录每小时尿量以正确评估病人病情,精密集尿器的集尿瓶最小刻度为"ml",可以准确反映每小时尿量。

(2)抗反流:引流管腔与集尿瓶连接处有一抗反流瓣膜,能有效防止尿液反流,产生逆行感染。

(3)延长更换时间:精密集尿袋7d更换1次,且容量为3 100ml,是普通集尿袋3.1倍,减少了开放及更换尿袋次数,从而减少细菌入侵机会。

(4)节省人力:由于可以精确尿量,避免了护士每小时用量杯测量尿量,且由于其容量大,减少护士每天放尿次数。

(5)抗反折确保引流通畅:精密集尿袋较普通集尿袋管腔直径大,质地硬,可以抗扭曲,确保引流通畅。

(6)防牵拉:精密集尿袋引流管长120cm,便于ICU护士完成翻身、搬运等操作,同时满足病人床上活动需求。

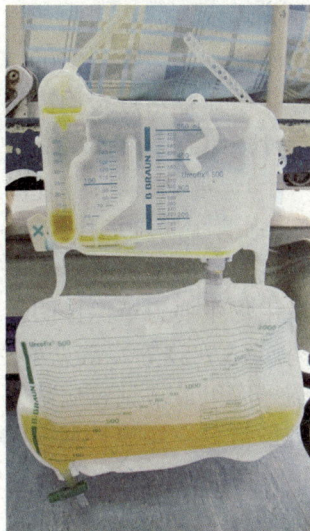

图2-15　精密集尿器

(7)操作简便,减少护士手污染:精密集尿袋的排放阀只需单手操作,放尿时避免尿液污染手,而普通集尿袋需双手操作。

7.导尿管护理

(1)更换集尿袋时间:循证医学表明,留置导尿管高危堵塞类病人(尿液pH>6.8)最佳间隔时间为每2周更换1次,非堵塞类病人(尿液pH<6.7)为每4周更换1次。

(2)膀胱冲洗:膀胱冲洗者感染概率并不低于未冲洗者,甚至更高。原因是膀胱冲洗破坏导尿系统密闭性,增加细菌入侵机会,且传统使用的1:5 000呋喃西林不仅不能杀菌,反而促进耐药菌株产生。目前,膀胱冲洗一般在膀胱或前列腺手术后止血用,冲洗液为常温生理盐水,主要靠冲洗压力及自身修复止血,冲洗的目的是防止血块凝集堵塞尿管。

8.导尿管拔除

(1)拔管时间:在临床中应根据病人的手术情况、自理能力、病人自身要求等,选择拔除导尿管的最佳时机。实施硬膜外麻醉手术的病人待麻醉作用消失后再拔管,避免拔管过早,麻醉作用未消退,膀胱平滑肌没有神经支配而引起排尿困难。使用自控镇痛泵留置导尿管拔除时间为(30±6)h。腹腔镜手术常规留置导尿时间为术后24h。病人膀胱充盈时拔管,可借助已建立的排尿反射,只需稍加协助便能立即排尿,可有效预防尿潴留,比膀胱空虚和病人无尿意时拔管时机更好。

(2)拔管困难

1)主要原因:气囊内液体抽不出,气囊回缩不良、尿垢形成并附着在气囊外壁,影响气囊回复,未抽尽气囊内容物拔管、尿道痉挛等。

2)预防对策:①导尿前检查尿管质量及有效期,气囊有无抽吸不畅。②缩短尿管留置时间,建议病人多饮水,防止长时间刺激而导致结石附着在气囊外壁以及尿液混浊。

9.并发症

(1)尿路感染:为间歇导尿最常见并发症。尽管医疗护理技术不断提高,尿路感染仍是病人再次入院和引起死亡的主要原因。尿路感染不仅给病人带来无尽烦恼和生命威胁，同时医疗支出庞大。2009年美国统计，每次导管相关尿路感染治疗费用至少600美元，导管相关菌血症治疗费用高达2 800美元，反复尿路感染可能进展为抗生素耐药，因此，预防和治疗尿路感染至关重要。

1）常见菌群：把112例脊髓损伤病人根据排尿方式不同分组，其中清洁间歇导尿41例，耻骨上膀胱造瘘34例，留置尿管9例，自主排尿28例，对其1 236个尿标本进行尿培养和抗生素药敏试验。结果表明，尿培养阳性率74.8%，30.2%存在一种以上细菌感染。致病微生物主要为革兰氏阴性菌（84%）：铜绿假单胞菌（22.9%）、大肠埃希氏菌（2.1%）、克雷伯菌属（6.7%）等。常见革兰氏阳性菌（13.6%）为链球菌（8.6%）和葡萄球菌（2.6%）。清洁间歇导尿组最常见致病菌为大肠埃希氏菌，而耻骨上膀胱造瘘和自主排尿组铜绿假单胞菌感染最常见。在等待尿液培养和细菌敏感实验结果之前，病人急需使用抗生素控制感染，可根据尿液排空方式试验性选择抗生素。

2）原因及对策：导致尿路感染原因包括导尿时尿液排空不充分、插管技术和导管护理问题等。医护人员要根据病人具体情况进行个体化指导和训练。临床试验研究表明，使用亲水涂层导尿管进行间歇导尿病人与使用无涂层普通PVC导尿管（加润滑油）病人相比，使用抗生素治疗首次发生的症状性尿路感染时间明显延后，应用亲水性涂层尿管可以减少尿路感染发生，病人住院期间尿路感染发生率下降21%。亲水涂层导尿管和普通PVC导尿管相比，能够减小尿管与尿道之间的摩擦力，因此可以减小由于插管对尿道造成的微小创伤，降低尿路感染发生率。此外，亲水涂层导尿管在方便性、舒适性等方面总体满意率也较高，病人更乐于接受并长期应用。

（2）其他并发症：如前列腺炎、尿道出血、尿道狭窄和尿道假道形成等。男性前列腺炎发生率为5%～33%。尿道出血常见于间歇导尿开始阶段，持续出血可能是尿路感染的前期表现。尿路狭窄常发生于尿道前部（尿道外口和尿道球部）和后部（尿道膜部），由于尿道反复受到微小创伤而发生炎性反应所致。尿道狭窄、逼尿肌括约肌协同失调以及前列腺增生病人要警惕形成尿道假道。

【目的】

1. 直接从膀胱导出不受污染的尿标本，作细菌培养，测量膀胱容量、压力及检查残余尿量，鉴别尿闭及尿潴留，以助诊断。

2. 为尿潴留病人放出尿液，以减轻痛苦。

3. 盆腔内器官术前，为病人导尿排空膀胱，避免术中误伤。

4. 昏迷、尿失禁或会阴部损伤时，保留导尿管以保持局部干燥、清洁。

5. 某些泌尿系疾病术后，为了促进膀胱功能恢复及切口愈合，需留置导尿。

6. 抢救休克或垂危病人，正确记录尿量、尿比重，以观察肾功能。

【适应证】

1. 留取尿标本常规或细菌学检查。

2. 解除尿潴留。

3. 危重病人观察尿量变化。

4. 盆腔内器官术前常规留置导尿。

5. 测定膀胱内残余尿量。

6. 膀胱内药物灌注或膀胱冲洗。

7. 探测尿道有无狭窄。

8. 行膀胱注水试验。

【禁忌证】

1. 急性尿道炎。

2. 男性病人急性前列腺炎。

3. 男性病人急性副睾炎。

4. 女性病人月经期。

【用物】

（一）治疗车上层

无菌导尿包（按照操作最复杂的男病人留置导尿操作程序准备，其他类型导尿术用物可以酌情减少）（图2-16）。

具体用物包括外消毒包：弯盘1个、镊子1把、纱布1块、无菌手套1只、碘伏棉球1包10～12个（图2-17）。

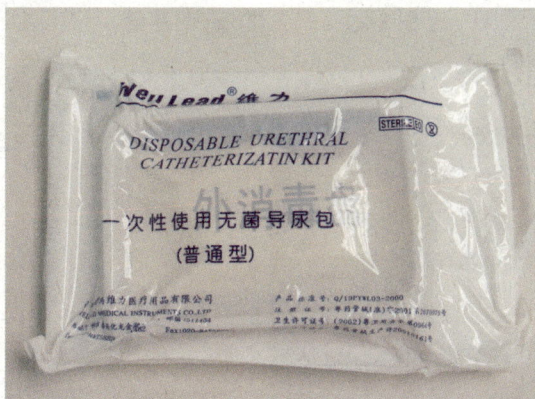

图 2-16　无菌导尿包

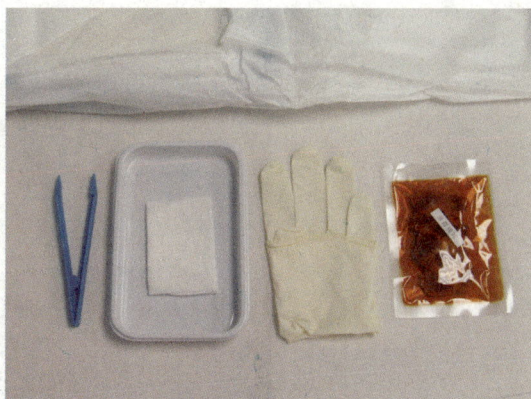

图 2-17　外消毒包

内包：14或16号气囊/Foley导尿管1根、弯盘2个、无菌手套1对、洞巾1个、碘伏棉球1包4～6个、液状石蜡棉球包、镊子2把、标本试管1个、纱布1块、盛有20ml生理盐水注射器1个、引流袋1个（图2-18～图2-21）。

会阴冲洗用物：盛有温水及温肥皂水的量杯各1个，弯盘内盛有大棉球若干，无菌镊子1把，或大棉棒若干、清洁手套、一次性中单、尿管标识、快速手消毒剂（图2-22）。

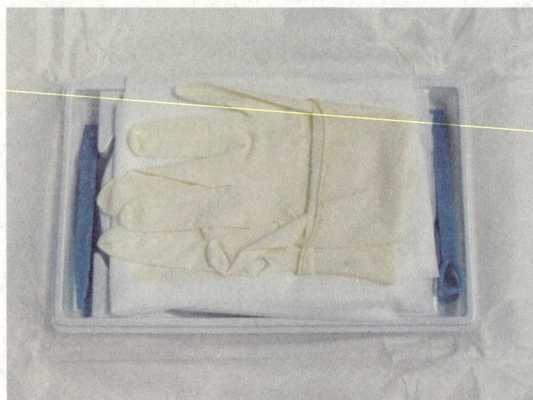

图 2-18 导尿包内包 1

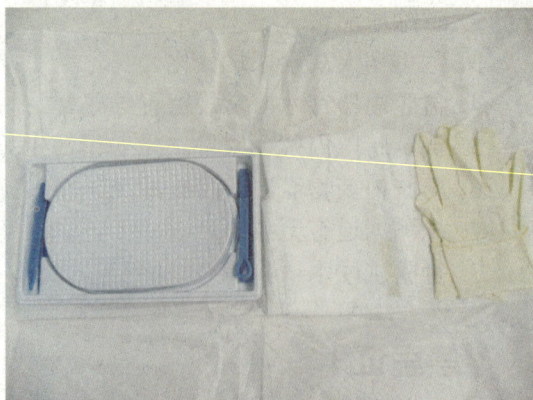

图 2-19 导尿包内包 2

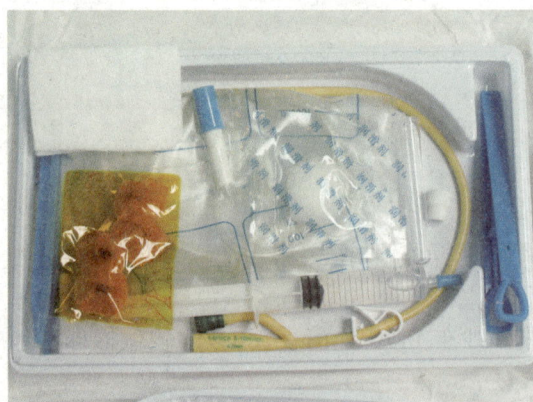

图 2-20 导尿包内包 3

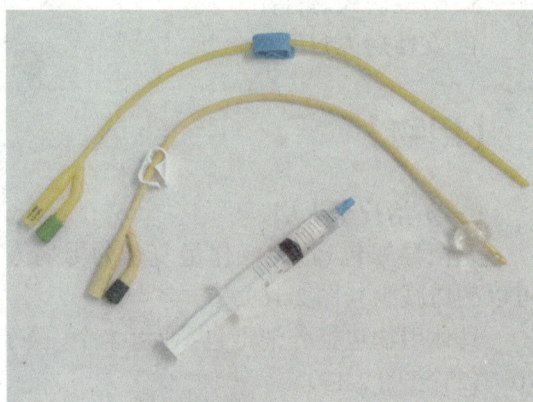

图 2-21 气囊/Foley 导尿管

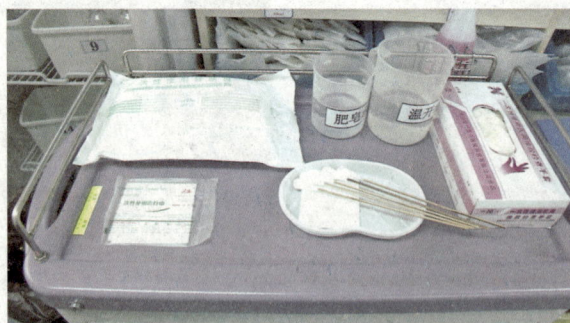

图 2-22 会阴冲洗用物

（二）治疗车下层

便器。

（三）其他

另酌情备屏风。

【分类】

按照性别不同,分为男病人导尿、女病人导尿;按照尿管是否留置,可分为留置导尿(indwelling catheterization)、不留置导尿。

【操作步骤】

(一)女病人导尿术

序号	步骤	内容
1	评估	(1)病人病情、膀胱充盈度、会阴部皮肤黏膜状况; (2)病人的自理能力、合作程度及耐受力; (3)病人的心理反应; (4)环境的隐私性
2	准备	(1)医生准备:洗手、戴口罩、帽子; (2)病人准备:了解操作目的,病人愿意合作、情绪稳定; (3)环境准备:安静、整洁、舒适,寒冷天气注意保暖,注意隐私保护,如拉上窗帘、遮挡屏风等; (4)用物准备:按照病人情况准备(图2-23、图2-24)

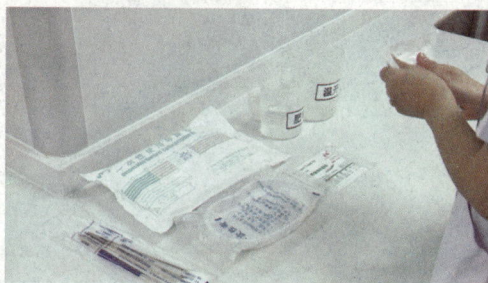

图2-23 所有一次性物品的有效性检查

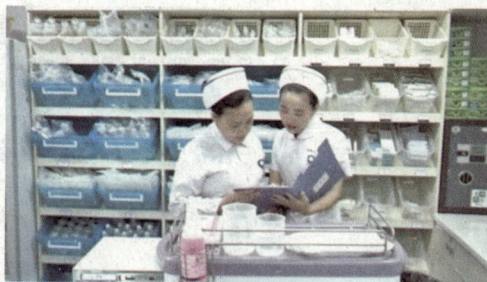

图2-24 双人核对医嘱

3	查对	位于病人右侧、呼唤病人姓名、查看手腕带
4	解释	向病人介绍自己、简要说明操作流程、注意事项及配合要点

序号	步骤	内容
5	摆体位	协助病人取屈膝仰卧位,帮病人脱去对侧裤腿,盖在近侧腿部上方,对侧裤腿用盖被遮盖,两腿略外展,暴露外阴(图2-25)

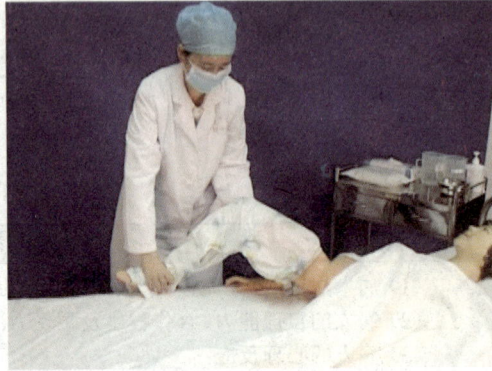

图 2-25 协助病人摆体位

序号	步骤	内容
6	会阴冲洗	将中单置病人臀下,防止污染床单位(图2-26);

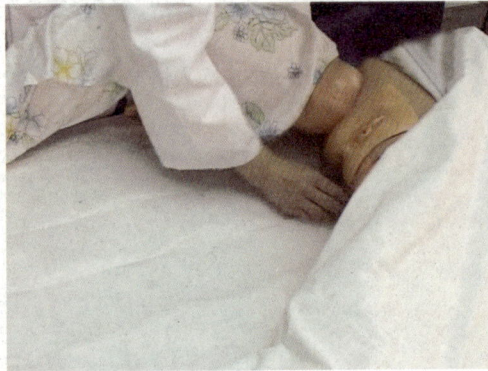

图 2-26 铺中单于病人臀下

进行会阴冲洗,肥皂水一遍,清水若干遍,直至会阴冲洗干净(图2-27、图2-28)

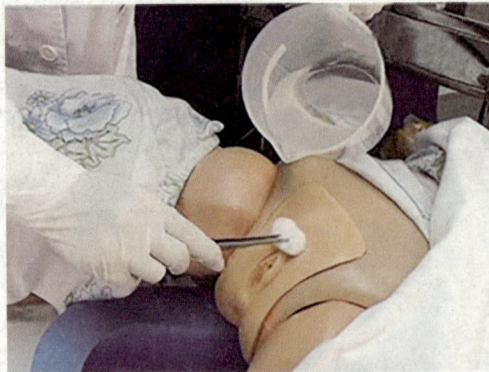

图 2-27 肥皂水冲洗会阴部

序号	步骤	内容
6	会阴冲洗	

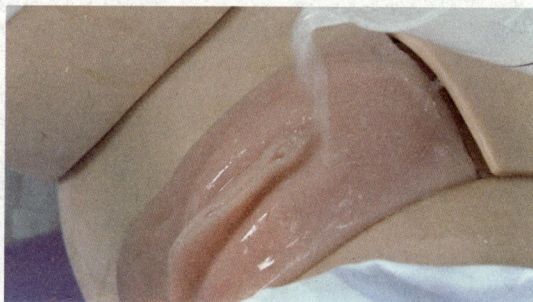

图 2-28 清水冲洗会阴部

| 7 | 消毒外阴 | 打开外消毒包,将弯盘置于病人会阴处,操作者左手戴手套,右手持镊夹取棉球(夹取棉球使棉球包绕镊子头端,避免消毒时镊子尖端损伤病人)由外向内、自上而下,消毒阴阜(上至耻骨联合,下至阴蒂,两侧达腹股沟)、大阴唇(外起自腹股沟向内至大小阴唇交界处)(图 2-29); |

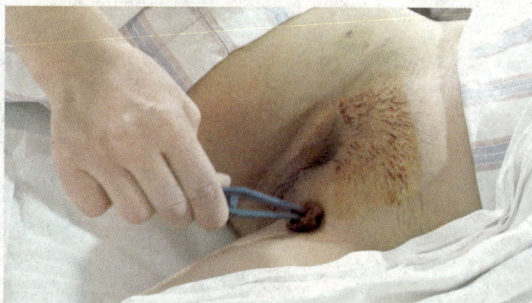

图 2-29 正确夹取棉球,消毒阴阜

以左手分开小阴唇(拇指、示指在大小阴唇交界部位轻轻按压),消毒小阴唇和尿道外口(顺序如同写"小"字,中间 1 个棉球,一侧小阴唇 1 个棉球,另一侧小阴唇 1 个棉球,再重复以上操作 1 次),最后一个棉球从尿道外口消毒至肛门(图 2-30～图 2-33)

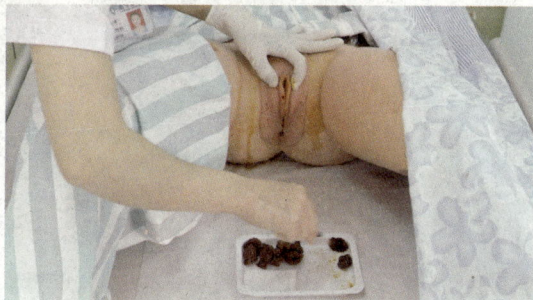

图 2-30 左手只有分开小阴唇的手指接触病人;固定,手指不能离开,直到消毒结束

序号	步骤	内容
7	消毒外阴	

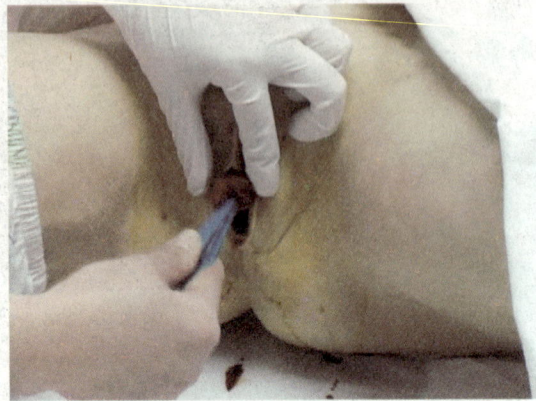

图 2-31　消毒尿道外口及小阴唇

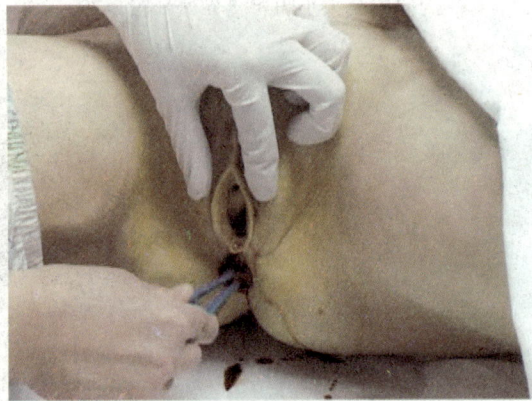

图 2-32　最后 1 个棉球从尿道外口消毒到肛门

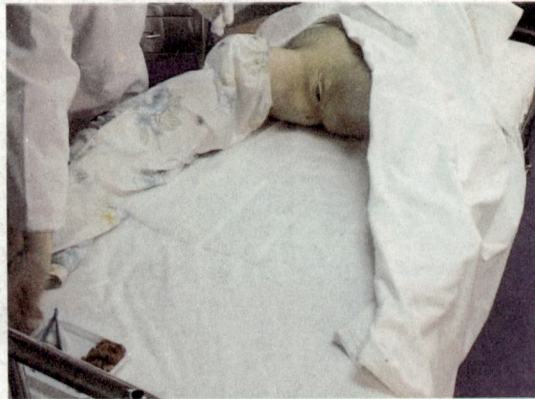

图 2-33　使用后弯盘置于床尾

序号	步骤	内容
8	开内包	应用无菌技术，在病人两腿间打开导尿内包(不在治疗车上打开)(图2-34)

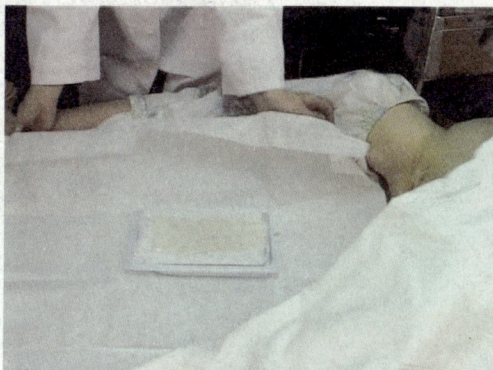

图 2-34　在病人两腿间打开内包

9	铺洞巾	双手戴无菌手套、铺洞巾(铺洞巾要领：一提、二展、三铺)，使洞巾和无菌导尿包布内层形成一宽大无菌区(图2-35)

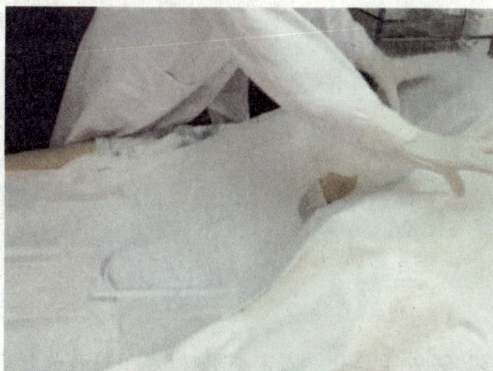

图 2-35　铺洞巾

10	准备尿管	(1)注射器检查尿管通畅与否(注射器乳头保护帽取下，检查完毕不需套回)(图2-36~图2-38)；

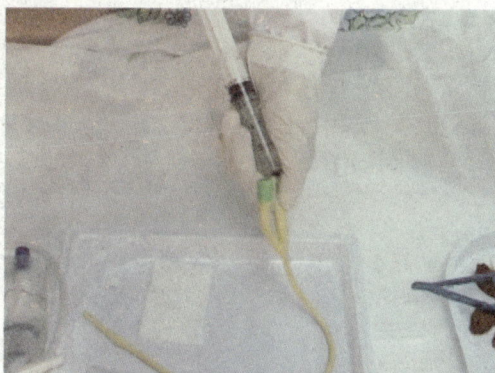

图 2-36　检查尿管通畅性

序号	步骤	内容
10	准备尿管	（2）气囊是否完好（不留置导尿时，此步骤可省略）；

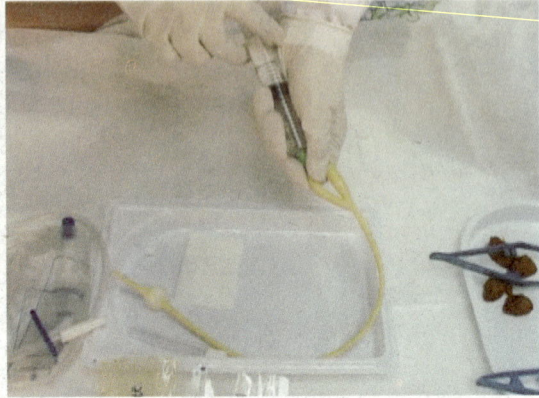

图 2-37　检查气囊是否完好

（3）液状石蜡棉球润滑导尿管前端（长度为尿管 1/3～1/2）

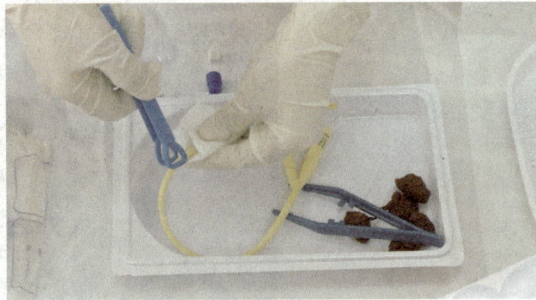

图 2-38　润滑尿管前端

| 11 | 消毒外阴 | 左手分开并固定小阴唇（左手只有分开小阴唇的手指接触病人；注意一旦固定，手指不能离开，直到插管结束），自尿道外口开始由内向外、自上而下依次消毒尿道外口及双侧小阴唇（方法同第一次消毒），最后再次消毒尿道口（图 2-39），消毒后棉球绕过无菌区扔到床旁弯盘 |

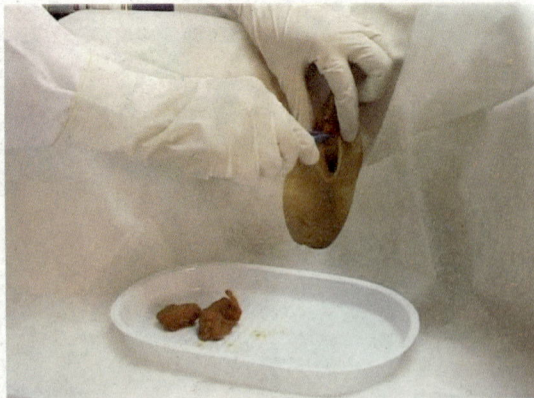

图 2-39　消毒外阴

序号	步骤	内容
12	插导尿管	嘱病人深呼吸,右手用无菌镊子夹住尿管放在近病人侧弯盘内,将尿管插入尿道4~6cm,见尿液流出后再插入4cm(图2-40、图2-41)

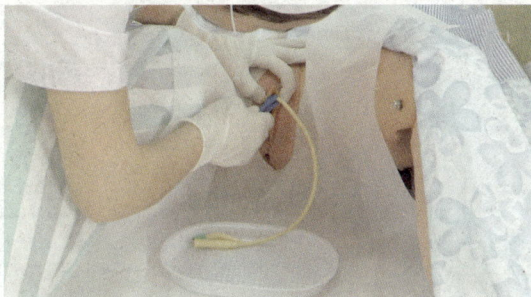

图2-40 女性导尿插尿管

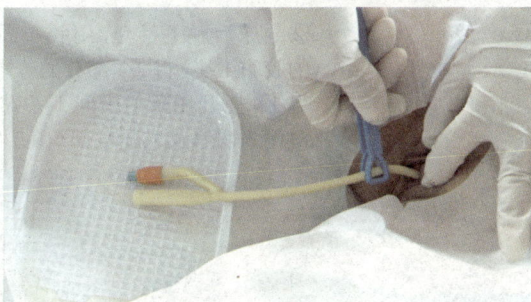

图2-41 插入尿道4~6cm,见尿液流出再插入4cm

| 13 | 根据临床病例采取不同措施 | 留置导尿 | 固定:
(1)气囊导尿管固定方法:向气囊内注入10~15ml生理盐水(气囊注液口阀门应充分顶开,注入完毕应以拇指抵住注射器活塞柄拔针)(图2-42); |

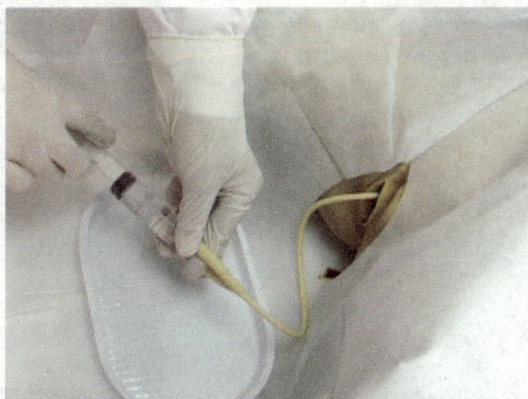

图2-42 向气囊注入生理盐水

轻拉尿管有阻力感,即证实尿管已固定于膀胱内(图2-43);
(2)橡胶尿管胶布固定方法
①清洁会阴前剃去阴毛,以便固定导尿管;

序号	步骤		内容
13	根据临床病例采取不同措施	留置导尿	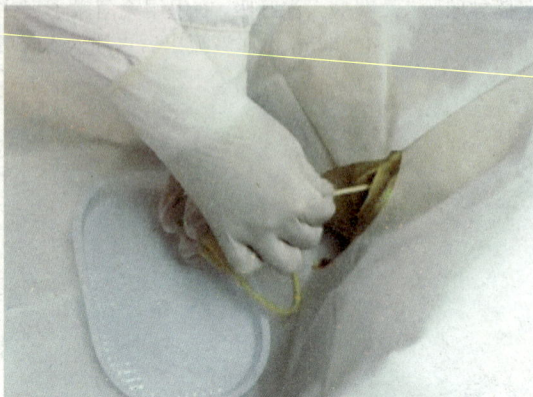 图 2-43 轻拉尿管,固定

②导尿后脱下手套,用胶布固定导尿管。女性:用宽 4cm 长 12cm 的胶布 1 块,将 2/3 部分的一端剪成 3 条。将完整的 1/3 部分贴于阴阜上,撕开 3 条的中间 1 条贴于导尿管上,其余两条分别交叉贴在对侧大阴唇及大腿根部(图 2-44~图 2-46);

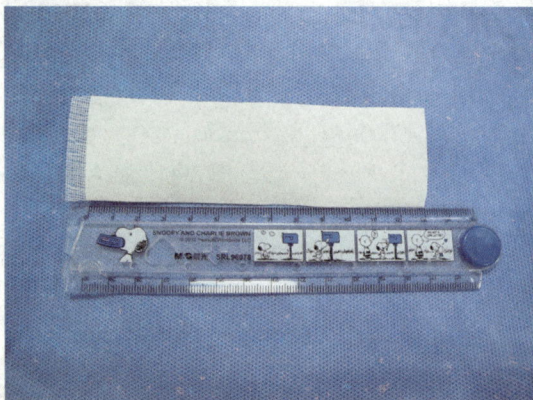

图 2-44　宽 4cm 长 12cm 的胶布

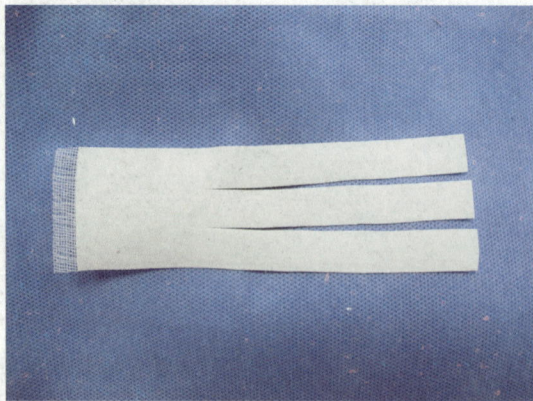

图 2-45　将 2/3 部分的一端剪成 3 条

序号	步骤	内容
13	根据临床病例采取不同措施	留置导尿 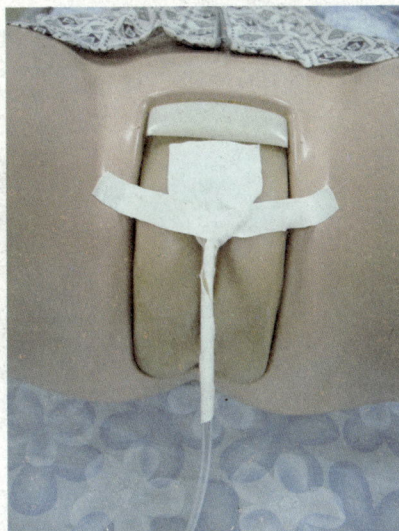 图 2-46 女病人留置导尿橡胶尿管胶布固定法 ③接集尿袋：取出导丝，连接集尿袋（图 2-47）； 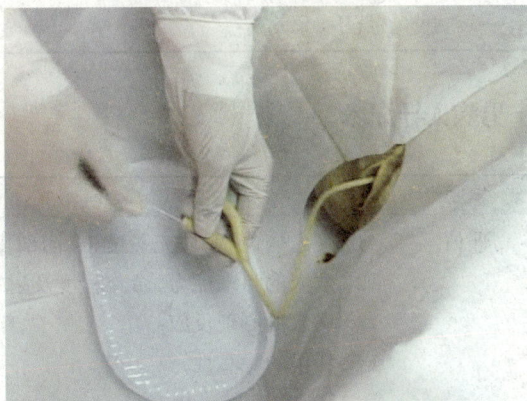 图 2-47 取出导丝，连接集尿袋
	不留置导尿	取试管接中段尿送检，立即拔除导尿管（图 2-48、图 2-49） 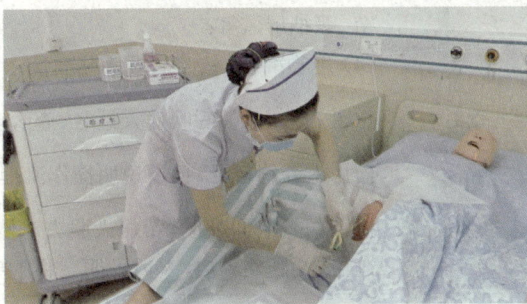 图 2-48 取试管接中段尿送检

序号	步骤	内容
13	根据临床病例采取不同措施	不留置导尿

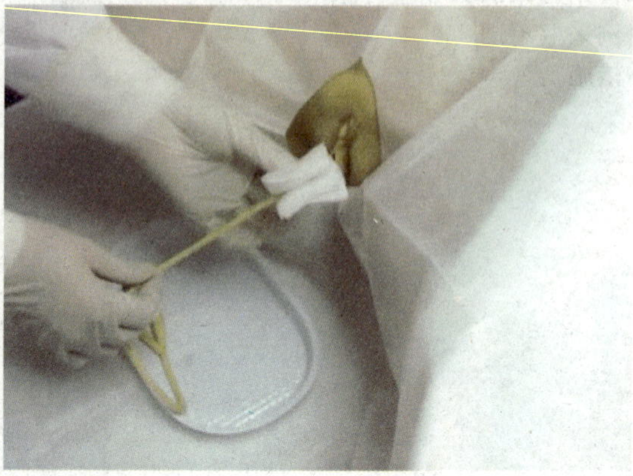

图 2-49 拔除导尿管

序号	步骤	内容
14	整理	撤去床上物品于车下层,脱手套; 协助病人穿裤子,取舒适卧位; 整理床单位(认真整理每一步,勿遗漏); 询问病人感受,给予指导; 洗手、记录

（二）男病人导尿术

序号	步骤	内容
1	评估	（1）病人病情、膀胱充盈度、会阴部皮肤黏膜状况; （2）病人的自理能力、合作程度及耐受力; （3）病人的心理反应; （4）环境的隐私性
2	准备	（1）医生准备:洗手、戴口罩、帽子; （2）病人准备:了解操作目的,病人愿意合作、情绪稳定; （3）环境准备:安静、整洁、舒适,寒冷天气注意保暖,注意隐私保护,如拉上窗帘、遮挡屏风等; （4）用物准备:按照病人情况准备
3	查对	位于病人右侧、呼唤病人姓名、查看手腕带
4	解释	向病人介绍自己,简要说明操作流程、注意事项及配合要点
5	摆体位	协助病人取仰卧位,帮病人脱去对侧裤腿,盖在近侧腿部上方,对侧裤腿用盖被遮盖,两腿略外展,暴露外阴。将中单置病人臀下(图 2-50)

序号	步骤	内容
5	摆体位	

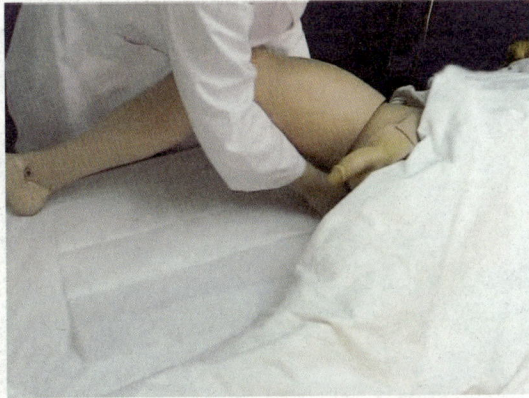

图 2-50　协助病人摆体位,并将中单置病人臀下

| 6 | 会阴冲洗 | (1)肥皂水会阴冲洗(图 2-51); |

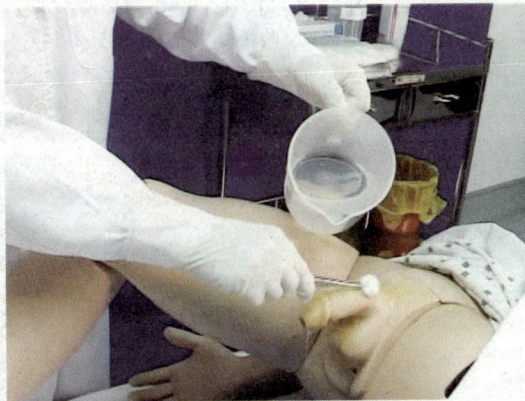

图 2-51　肥皂水会阴冲洗

(2)翻开包皮清洗冠状沟(图 2-52);

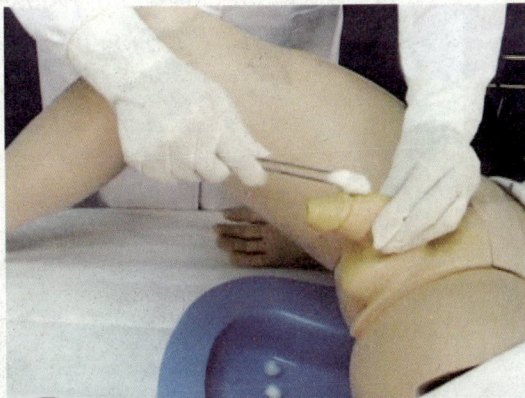

图 2-52　翻开包皮清洗冠状沟

序号	步骤	内容
6	会阴冲洗	（3）清水冲洗会阴至清洁为止（图2-53）

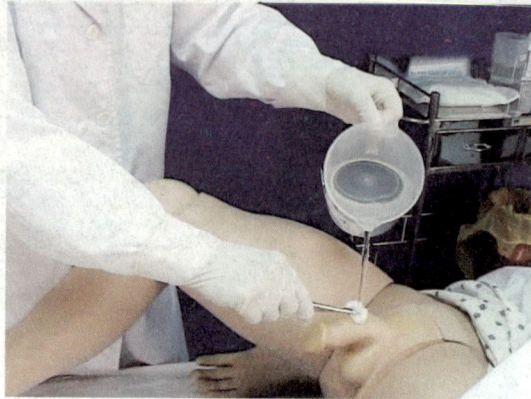

图2-53　清水冲洗

7	消毒外阴	（1）打开外消毒包，将弯盘置于病人会阴处，操作者左手戴手套，右手持镊夹取棉球由外向内、自上而下（消毒区域全面，不能留白），消毒阴阜（上至耻骨联合，下至阴茎根部，两侧达腹股沟）（图2-54）；

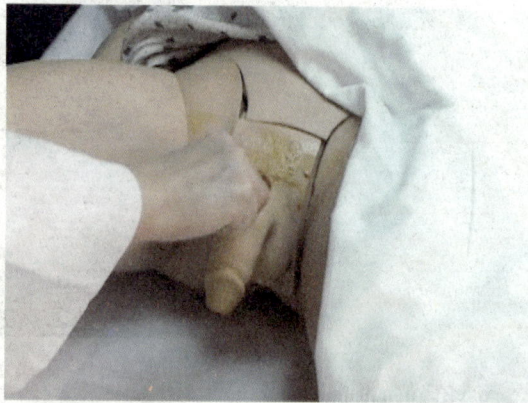

图2-54　消毒阴阜

（2）阴茎背面（自阴茎根部起始至冠状沟）（图2-55）；

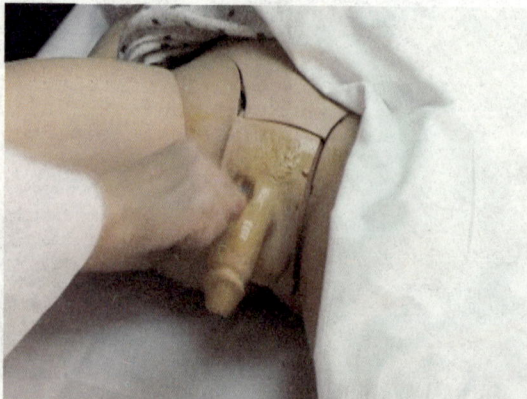

图2-55　消毒阴茎背面

续表

序号	步骤	内容
7	消毒外阴	（3）放纱布于阴茎背面，左手环指及小指退去包皮，露出冠状沟（图2-56），其余3指固定阴茎（注意左手只有手指接触病人，一旦固定，手指不能离开，直到消毒结束）；

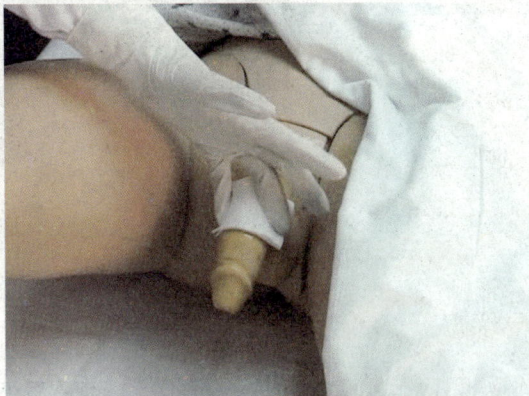

图2-56　左手环指及小指退去包皮

（4）提起阴茎消毒阴茎下面及阴囊，从冠状沟开始至阴囊，顺序是中间、侧面、中间、另一侧、中间1次各1个棉球（图2-57）；

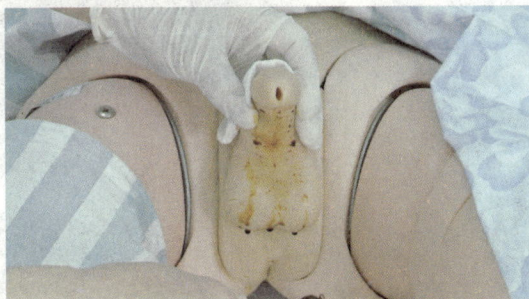

图2-57　消毒阴茎下面及阴囊

（5）最后螺旋消毒尿道外口至冠状沟3次（图2-58）；

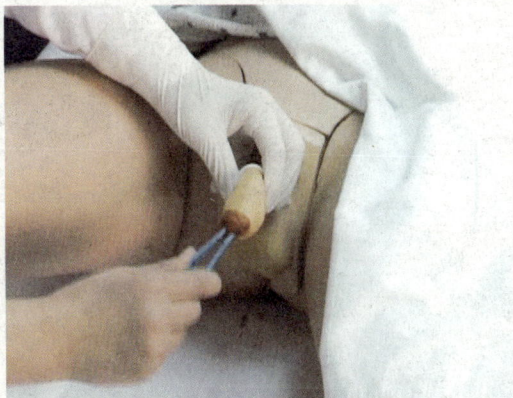

图2-58　消毒尿道外口

序号	步骤	内容
7	消毒外阴	（6）脱手套，第一次消毒后弯盘放床尾备用（图2-59）

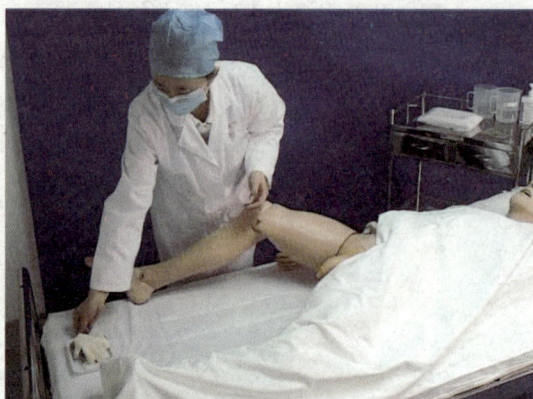

图 2-59　消毒后弯盘放床尾备用

| 8 | 开内包 | 应用无菌原则，在病人两腿间打开导尿内包（不在治疗车上打开）（图2-60） |

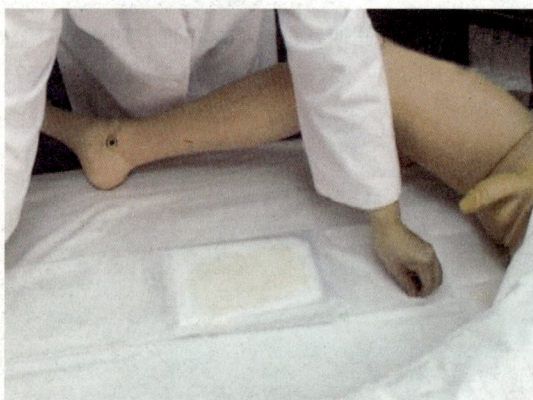

图 2-60　在病人两腿间打开内包

| 9 | 铺洞巾 | 双手戴无菌手套、铺洞巾（铺洞巾要领：一提、二展、三铺），使洞巾和无菌导尿包布内层形成一宽大无菌区（图2-61） |

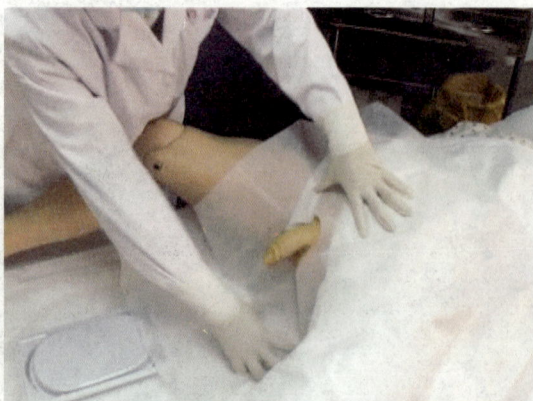

图 2-61　铺洞巾

序号	步骤	内容
10	准备尿管	(1)注射器检查尿管通畅与否(注射器乳头保护帽取下,检查完毕不需套回); (2)气囊是否完好(不留置导尿时,此步骤可省略),液状石蜡棉球润滑导尿管前端(长度为尿管1/2~2/3)
11	消毒外阴	放纱布于阴茎背面,左手环指及小指退去包皮,其余3指固定阴茎(注意左手只有手指接触病人,一旦固定,手指就不能离开,直到插管结束),露出冠状沟,螺旋叠瓦式消毒尿道外口至冠状沟3次(消毒区域完全,不能留白)(图2-62),消毒后棉球绕过无菌区扔到床旁弯盘

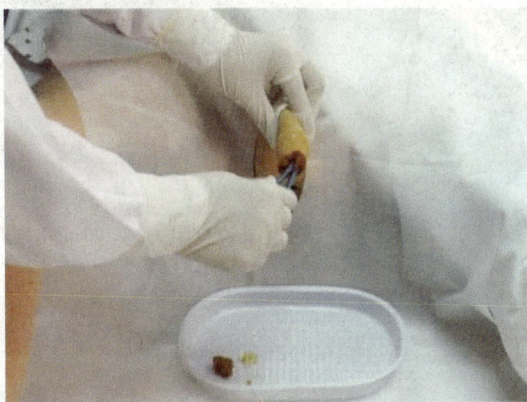

图2-62 消毒尿道外口

12	插导尿管	右手持镊夹住尿管放在近病人侧弯盘内,将尿管插入尿道10~15cm,提起病人阴茎与其腹平面成60°角,消除耻骨前弯,缓慢插入尿管20~22cm,见尿液流出再插入4~6cm(插管时会略有阻力,此时可嘱病人深呼吸,再轻轻插入导尿管)(图2-63)

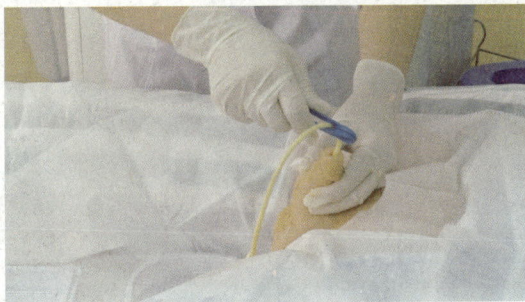

图2-63 提起阴茎与其腹平面成60°

13	根据临床病例采取不同措施	留置导尿	固定: ①气囊导尿管固定方法: 向气囊内注入10~15ml生理盐水(气囊注液口阀门应充分顶开,注入完毕应以拇指抵住注射器活塞柄拔针)(图2-64);

序号	步骤	内容
13	根据临床病例采取不同措施	留置导尿

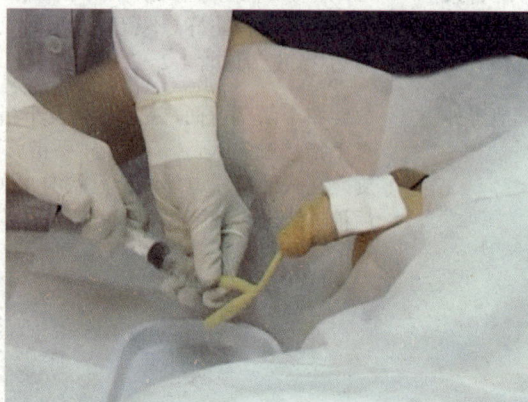

图 2-64　向气囊内注入生理盐水

轻拉尿管有阻力感，即证实尿管已固定于膀胱内（图 2-65、图 2-66）。

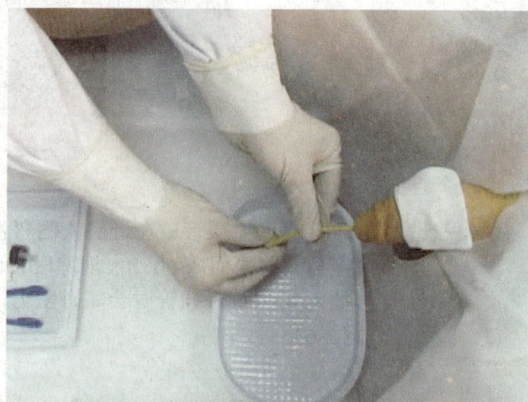

图 2-65　轻拉尿管

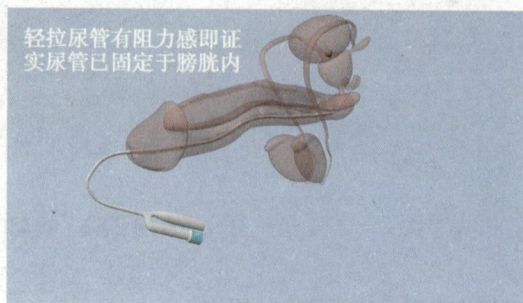

图 2-66　固定尿管于膀胱内

续表

序号	步骤	内容
13	根据临床病例采取不同措施	留置导尿	②橡胶尿管胶布固定方法： 备单翼蝶形胶布2块，固定于阴茎两侧，再用条状胶布环形一周于阴茎上加固，开口处向上，勿使两端重叠，以免压迫阴茎。胶布折叠部分应超出龟头2cm，在距尿道口1cm处用胶布将折叠的两条胶布环形固定于导尿管上（图2-67～图2-70）。如果病人离床活动可将尿管向上固定于腹股沟处（图2-71）

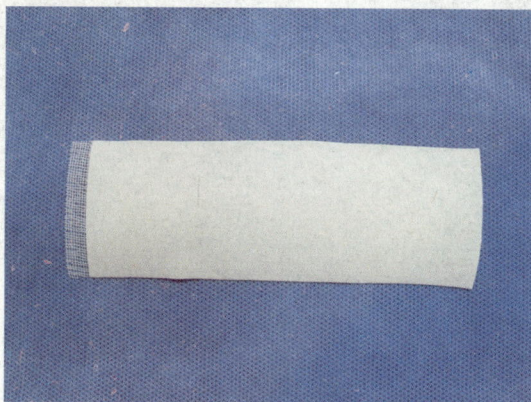

图 2-67 制作单翼蝶形胶布 1

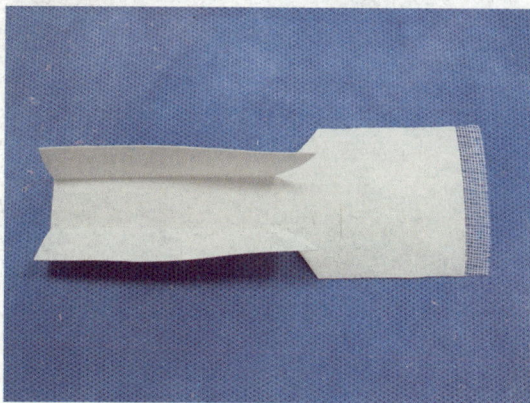

图 2-68 制作单翼蝶形胶布 2

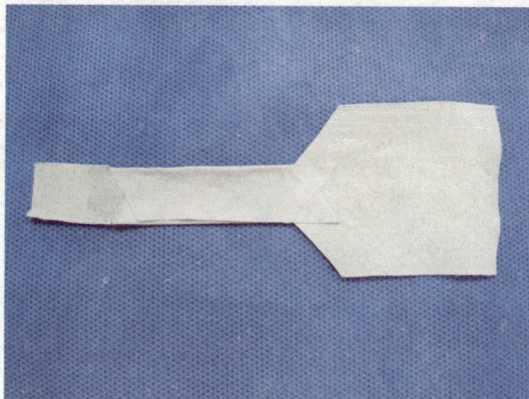

图 2-69 制作单翼蝶形胶布 3

序号	步骤	内容
13	根据临床病例采取不同措施	留置导尿

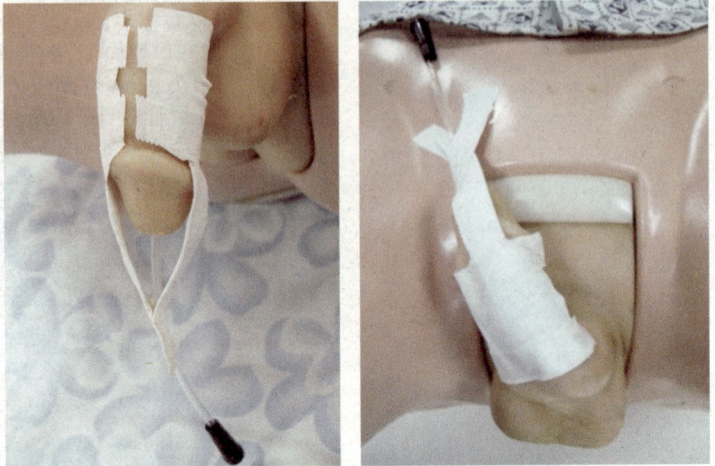

图 2-70/71 男性病人无气囊尿管胶布固定方法

接集尿袋：取出导丝，连接集尿袋（图 2-72）

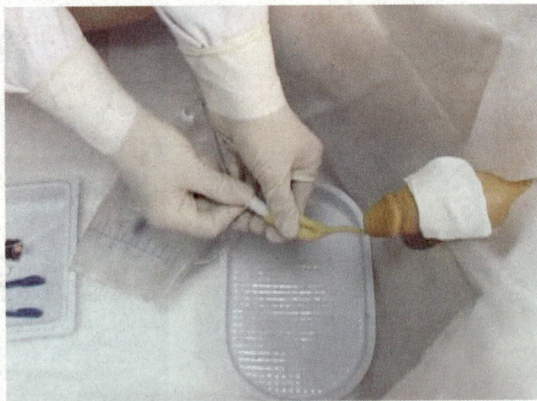

图 2-72 取出导丝，连接集尿袋

不留置导尿 取试管接中段尿送检，立即拔除导尿管（图 2-73）

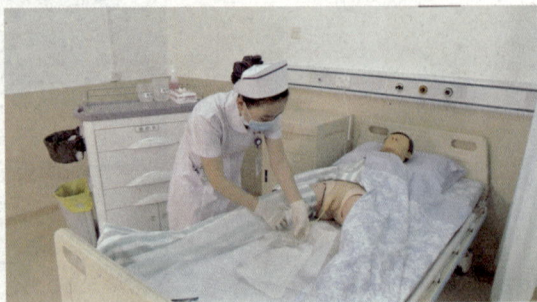

图 2-73 取试管接中段尿送检

续表

序号	步骤	内容
14	整理	撤去床上物品于车下层,脱手套; 协助病人穿裤子,取舒适卧位; 整理床单位(认真整理每一步,勿遗漏); 询问病人感受,给予指导; 洗手、记录

【注意事项】

1. 导尿过程中,若导尿管接触到尿道口以外区域,应重新更换导尿管。

2. 膀胱过度膨胀且衰弱的病人第一次放尿不宜超过 1 000ml,以免引起虚脱和血尿。因大量放尿,可导致腹腔内压力突然降低,大量血液滞留在腹腔血管内,引起血压突然下降,产生虚脱。另外,膀胱突然减压,可引起膀胱黏膜急剧充血,发生血尿。

3. 消毒尿道口时应停留片刻,使消毒液与尿道口黏膜接触,达到消毒目的。

4. 每只消毒棉球只用 1 次,不能重复使用。

5. 注意观察尿量,多尿为 24h 尿量经常超过 2 500ml;少尿为 24h 尿量少于 400ml;无尿为 24h 尿量少于 100ml 或 12h 内无尿。

6. 所有一次性物品均需检查物品的有效期、有无破损、有无变质等不能使用的问题,确定操作安全。

7. 动作轻柔、自然、流畅、有节奏、有张有弛,体现爱伤观念。

【知识点小结】

1. 导尿术的适应证包括哪些?
(1) 留取尿标本常规或细菌学检查;
(2) 解除尿潴留;
(3) 危重病人观察尿量变化;
(4) 盆腔内器官术前常规留置导尿;
(5) 测定膀胱内残余尿量;
(6) 膀胱内药物灌注或膀胱冲洗;
(7) 探测尿道有无狭窄;
(8) 行膀胱注水试验。

2. 导尿术的禁忌证包括哪些?
(1) 急性尿道炎;
(2) 男性急性前列腺炎;
(3) 男性急性副睾炎;
(4) 女性月经期。

3. 女性病人会阴部从上到下开口依次有哪些?
尿道口、阴道口和肛门。

4．女性尿道解剖特点是什么？

短且直。

5．女性尿道全长为多少？

4～6cm。

6．为女性病人导尿时，左手固定小阴唇消毒开始一直到消毒完毕手指才可以离开，为什么？

消毒未毕手指离开，分开的小阴唇会重新闭合，消毒无效。

7．为女病人导尿时，如误插入阴道，应如何处理？

应换管重插。

8．男性尿道解剖特点是什么？

长且弯曲。

9．男性尿道全长为多少？

20～22cm。

10．男性尿道解剖特点中 3 个狭窄指的是哪些？

尿道内口、膜部和尿道外口。

11．男性尿道解剖特点中两个弯曲指的是哪些？

耻骨下弯和耻骨前弯。

12．为男性病人导尿时，左手固定小阴唇消毒开始一直到消毒完毕手指才可以离开，为什么？

消毒未毕手指离开，后退的包皮回弹，使冠状沟部位消毒无效。

13．男性导尿插管过程中哪一个生理弯曲可以消除？

耻骨前弯。

14．为病人留置导尿时，为何见尿液流出还要再插入 4～6cm？

使气囊在膀胱中充分打开。

15．为病人留置导尿时，气囊注入生理盐水后需要轻轻回拉尿管，其目的是什么？

使气囊固定于尿道内口位置。

16．膀胱过度膨胀且衰弱的病人第一次放尿不宜超过多少？为什么？

1 000ml，以免引起虚脱和血尿。

【临床案例题目】

（一）男病人导尿

1．万某，男性，36 岁。骨肉瘤腰麻术后尿潴留，请为他解除尿潴留症状。

2．肖某，男性，62 岁。前列腺指诊 Ⅲ 度肿大，质硬，压痛（+），中央沟消失，血尿素氮增高。前列腺、双肾、输尿管、膀胱 B 超示前列腺大小为 6.4cm×6.5cm×6.3cm，重量约 137.15g，呈球形，突入膀胱 2.8cm×5.9cm×4.8cm，重量约 41.49g；膀胱排尿后 3.7cm×5.1cm×5.7cm，重量约 86mg；左肾中度积水，左输尿管扩张。请施行导尿术为该病人测定残余尿量。

3．范某，男性，36 岁，工人。发病 2 周前有过上呼吸道感染病史，此次无明显诱因出现下肢麻木、无力，当时未重视，考虑打工劳累所致。2d后突然瘫痪，大小便障碍，急诊入当地医院治疗，病变不断上升，迅速出现呼吸困难、吞咽困难，急转入院。入院查体：T 39.4℃，P 98 次/min，BP 140/80mmHg，张口呼吸，发绀面容，骶尾部 2 度压疮。病人自主神经功能障碍表现为无张力性神经源性膀胱，请为该病人行导尿术。

4．孙某，男性，32 岁。3 周前不慎将右足第一脚趾趾甲压伤，未经医生处理，自行包扎。两周后感觉下颌关节不利，下肢走路不稳，前来就诊。主诉口齿不利，下肢无力，行走困难 5d。查体生命体征平稳，被动体位，苦笑面容，张口困难，怕光，厌声响。右下肢肌肉间断性抽搐，右足第一脚趾趾甲剥离，甲下无血迹，无分泌物。病人因膀胱括约肌痉挛而导致尿潴留。请为该病人行导尿术。

5．刘某，男性，42 岁，司机。因车祸伤 2h 急诊入院，病人极度烦躁、面色苍白、肢体冰凉，主诉全腹剧烈疼痛。查体：T 38.3℃，P 136 次/min，R 32 次/min，BP 75/53mmHg，CVP 0.4kPa，全腹明显压痛、反跳痛、腹肌紧张，以左上腹为甚。1h 尿量 7ml，实验室检查 WBC 25×10⁹/L。腹腔穿刺抽出食物残渣和气体，腹部 X 线检查示膈下游离气体。诊断为胃穿孔、急性腹膜炎、感染性休克。请给予相关处理。

考核重点：

（1）静脉输液。

（2）吸氧术。

（3）导尿术。

（4）静脉穿刺。

（5）胃插管术。

6．张某，男性，60 岁。有高血压病史 2 年余，曾间断服用"尼群地平""卡托普利"等降压药，具体用法药量不详。因突起右侧肢体活动障碍、言语不能、尿失禁 2d 入院。起病以来，自觉右侧上、下肢完全不能活动，不能讲话，进食少，饮水有呛咳现象；无头晕、呕吐。查体：T 36.6℃，P 90 次/min，R 20 次/min，BP 150/95mmHg。神志清楚，双侧瞳孔等大等圆，对光反应灵敏，直径 3mm。头部 CT 示脑内多发性腔隙性脑梗死（部分为陈旧性）。请完成相关处理。

考核重点：

（1）导尿术。

（2）胃插管术。

7．王某，男性，55 岁，患慢性支气管炎 10 余年，高温作业 4h 后突然昏倒，神志不清急诊入院。查体：T 39.8℃，P 120 次/min，R 28 次/min，BP 90/64mmHg。深度昏迷，双侧瞳孔等大等圆，直径 1.5mm，对光反射消失。双下肢阵发性抽搐，听诊双肺痰鸣音明显，大小便失禁。请为该病人行导尿术。

考核重点：

（1）吸氧术。

（2）静脉输液。

（3）导尿术。

8．胡某，男性，34 岁。输血 15ml 后出现头部胀痛、面部潮红、恶心呕吐，心前区压迫感、四肢麻木、腰背部剧烈疼痛等溶血反应。停止输血后，给予氧气吸入，建立静脉通道后给予升压药物治疗,将剩余血、病人血标本、尿标本送检,双侧腰部封闭。碱化尿液,记录尿量等。请给予相关处理。

考核重点:

(1)吸氧术。

(2)静脉输液。

(3)静脉采血。

(4)导尿术。

(二)女病人导尿

1. 王某,女性,65岁。重度肺气肿,现拟行肺减容术。请为该病人留置尿管。

2. 孙某,女性,25岁,阑尾炎切除术术前准备。请为该病人留置尿管。

3. 王某,女性,60岁。尿路感染,急性尿潴留,需行尿标本采集,并放尿解除尿潴留不适症状后拔除尿管。

4. 王某,女性,65岁。既往有高血压史,3d前与人发生口角后突然倒地,送急救室抢救。查体:T 39℃,P 110次/min,R 22次/min,BP 220/110mmHg,神志清楚,24h未排尿。请给该病人进行导尿并建立静脉通道。

5. 方某,女性,30岁,已婚。因转移性右下腹痛20h入院。查体:T 38.8℃,P 90次/min,R 24次/min,BP 124/78mmHg,体重52kg,神清,心肺无异常,腹部平坦,右下腹压痛、反跳痛、肌紧张,以麦氏点最明显,未扪及包块。请为该病人行术前留置导尿。

6. 刘某,女性,70岁。在家摔倒后骨盆骨折急诊入院。病人意识清醒,诊断为骨盆骨折、尿道损伤、低血容量性休克。请完成相关处理。

考核重点:

(1)静脉输液。

(2)导尿术。

(3)吸氧术。

7. 白某,女性,54岁。因背部疼痛且向肩胛部放射3d,双下肢无力2d,昏迷1h入院。查体:T 36.8℃,P 100次/min,R 28次/min,BP 120/84mmHg。病人昏迷,双侧瞳孔等大等圆,直径2mm,对光反射存在,颈软,无抵抗。气管插管,呼吸机辅助呼吸,双肺底湿啰音,心音低钝、律齐,无杂音,腹软、肝脾未触及,双下肢无水肿,病理反射未引出。请给予相关处理。

考核重点:

(1)胃插管术。

(2)导尿术。

(3)吸痰术。

(4)吸氧术。

8. 谢某,女性,73岁。糖尿病病史10年,在家如厕时摔倒,自觉右侧大腿根部剧烈疼痛,右腿不能活动急诊入院。查体:T 37.8℃,P 90次/min,R 20次/min,BP 130/84mmHg。病人神志清楚,痛苦面容,疼痛评分7分,焦虑评分21分。左下肢活动正常。查空腹血糖10.3mmol/L,餐后2h血糖9.6mmol/L,白细胞计数$0.75×10^9$/L。X线示右侧股骨颈骨折。术后右下肢外展中立位。医嘱给予头孢孟多酯钠4g,静脉输液;伤口大换药,完全胃肠外营养

（total parenteral nutrition，TPN）1 500ml，氧气雾化吸入，血糖监测，餐前胰岛素注射等。请完成相关处理。

考核重点：

（1）静脉输液。

（2）吸氧术。

（3）皮下注射。

【操作评分标准】

男病人导尿操作评分标准

项目		评分细则	满分	得分	备注
查对、解释 （0.3 分）	01	核对病人身份	0.1		
	02	解释操作目的、取得配合	0.2		
医生准备 （0.4 分）	03	消毒双手	0.4		
物品准备 （0.3 分）	04	核对医嘱	0.1		
	05	检查无菌物品	0.2		
环境准备 （0.4 分）	06	保护病人隐私	0.4		
病人准备 （0.4 分）	07	病人体位正确、舒适，注意保暖	0.2		
	08	会阴冲洗	0.2		
会阴部消毒 （1.8 分）	09	左手戴无菌手套方法正确	0.2		
	10	棉球夹取方法正确	0.4		
	11	消毒范围正确	0.4		
	12	消毒顺序正确	0.4		
	13	退去包皮、消毒冠状沟手法正确	0.4		
导尿包内包准备 （1.0 分）	14	导尿内包放置合理	0.2		
	15	打开导尿内包不污染	0.2		
	16	取戴无菌手套方法正确	0.2		
	17	铺孔巾方法正确	0.2		
	18	滑润导尿管方法正确	0.2		
插尿管前消毒 （1.0 分）	19	检查导尿管气囊	0.2		
	20	检查导尿管通畅性	0.2		
	21	消毒龟头、尿道外口方法正确	0.2		
	22	消毒完，左手固定在阴茎上不动	0.4		

续表

项目		评分细则	满分	得分	备注
尿管、尿袋处理 （3.6分）	23	插尿管方法正确	0.8		
	24	消除尺骨前弯方法正确（插入 10～15cm 提起阴茎与腹平面成60°）	1.1		
	25	插入深度合适	0.9		
	26	气囊注水量合适	0.2		
	27	尿管固定稳妥	0.2		
	28	接尿袋方法正确	0.2		
	29	放置尿袋方法正确	0.2		
整理、给予指导 （0.6分）	30	给予指导注意事项	0.1		
	31	使用后物品处理正确	0.1		
	32	消毒双手	0.4		
人文关怀 （0.2分）	33	有爱伤观念，动作轻稳，与病人沟通语言文明，态度和蔼，注意隐私保护	0.2		
总分			10.0		

如严重违反无菌原则（以下任意一项或多项），在总分上扣除 5 分（请打勾）
□ 插管前未消毒
□ 未戴手套进行插管操作
□ 操作中无菌用物污染后直接使用
□ 物品掉落后未补充物品，继续操作
□ 物品损坏，继续操作，后续操作不得分

是否扣分
□是　□否

□ 跨越无菌区等违反无菌操作原则扣2分

是否扣分
□是　□否

女病人导尿操作评分标准

项目		评分细则	满分	得分	备注
查对、解释 （0.3分）	01	核对病人身份	0.1		
	02	解释操作目的、取得配合	0.2		
医生准备 （0.4分）	03	消毒双手	0.4		
物品准备 （0.2分）	04	检查无菌物品	0.2		

续表

项目		评分细则	满分	得分	备注
环境准备 （0.4分）	05	保护病人隐私，如果男医生操作，需要第三方在场	0.4		口述
病人准备 （0.4分）	06	病人体位正确、舒适，注意保暖	0.2		
	07	会阴冲洗	0.2		
会阴部消毒 （1.8分）	08	左手戴无菌手套方法正确	0.2		
	09	棉球夹取方法正确	0.4		
	10	消毒范围正确	0.4		
	11	消毒顺序正确	0.4		
	12	左手手指分开小阴唇方法正确	0.4		
导尿包内包准备 （1.0分）	13	导尿内包放置合理	0.2		
	14	打开导尿内包不污染	0.2		
	15	取戴无菌手套方法正确	0.2		
	16	铺孔巾方法正确	0.2		
	17	滑润导尿管方法正确	0.2		
插尿管前消毒 （0.9分）	18	检查导尿管气囊	0.2		
	19	检查导尿管通畅性	0.2		
	20	消毒尿道外口	0.2		
	21	消毒完，左手固定在小阴唇上不动	0.3		
尿管、尿袋处理 （3.8分）	22	插尿管位置正确	1.2		
	23	插尿管方法正确	1.2		
	24	插入深度合适	0.6		
	25	气囊注水量合适	0.2		
	26	尿管固定稳妥	0.2		
	27	接尿袋方法正确	0.2		
	28	放置尿袋方法正确	0.2		
整理、给予指导 （0.6分）	29	给予指导注意事项	0.1		
	30	使用后物品处理正确	0.1		
	31	消毒双手	0.4		

项目		评分细则	满分	得分	备注
人文关怀 （0.2分）	32	有爱伤观念，动作轻稳，与病人沟通语言文明，态度和蔼，注意隐私保护	0.2		
总分			10.0		
如严重违反无菌原则（以下任意一项或多项），在总分上扣除5分（请打勾） □ 插导尿管前未消毒尿道口 □ 未戴手套进行插尿管操作 □ 操作中无菌用物污染后直接使用 □ 物品损坏，继续操作，后续操作不得分				是否扣分 □是　□否	
□ 跨越无菌区等违反无菌操作原则扣2分				是否扣分 □是　□否	

基础护理操作三
胃 插 管 术

【概述】

（一）概念

胃插管术（gastric tube placement）是将胃导管经鼻腔或口腔插入胃内的一项诊疗技术。用于管饲食物或给药、各种目的的洗胃、抽取胃液检查、胃肠减压以及三腔二囊管的使用等。

鼻饲法（nasogastric gavage）是将导管经鼻腔插入胃内，从管内灌注流质食物、水分和药物的方法。

洗胃法（gastrolavage，gastric lavage）是指将胃管经一侧鼻孔插入到胃内，利用虹吸或负压或重力作用，将洗胃液灌入胃内将其洗净的方法。

胃肠减压术（gastrointestinal decompression）是利用负压吸引和虹吸原理，将胃管自口腔或鼻腔插入，通过胃管将积聚于胃肠道内气体及液体吸出的诊疗技术。

（二）相关解剖

食管有 3 处狭窄：①食管入口处（距离切牙约 15cm）。②平气管分叉处（距离切牙约 25cm）。③穿过膈肌的食管裂空处（距离切牙约 40cm）。

【发展史及研究进展】

1790 年，英国约翰医生首次提出胃管置入术，经过 200 余年发展，已成为临床护理中常用技术操作之一。1933 年，Wangensteen 等首次在急性肠梗阻治疗中提出并采用术后留置鼻胃管进行胃肠减压的技术。相当一段时间，腹部手术中广泛常规采用预防性留置鼻胃管，起到诊断和治疗双重作用。但循证医学依据证实，择期腹部手术后不必须常规应用胃肠减压，这有利于病人恢复，如减低肺部并发症发生率、缩短住院时间、有助于术后胃肠功能恢复而尽早进食。胃肠减压只能作为治疗肠麻痹和胃扩张的手段。

（一）胃管种类

1921 年，Levin 设计鼻胃管被命名为列文管（Levin tube）。其长度约 127cm，每 20cm 有一条刻度线，管腔较大，导管外径按国际通用的查理尔标准规格"Frech"标注，缩写为"F"，1F=0.33mm，有 12F、14F、16F 3 种规格；现在大多为硅胶管或硅塑料管或带导丝鼻胃管。

1. 橡胶胃管　胃管全长 120cm。有 4 个刻度：第一刻度 45cm，胃管达贲门；第二刻度 55cm，胃管进胃体；第三刻度 65cm，胃管进入幽门；第四刻度 75cm，胃管进入十二指肠。

传统胃管为橡胶胃管,有管厚、腔小、弹性差、有异味、刺激性强、与组织相容性小等缺点,临床基本不用(图3-1)。

2. 硅胶胃管 硅胶胃管弹性好、无异味、与组织相容性大;刺激性小,刻度清晰。目前使用普遍,可用于病情较重、置管时间较长的病人(图3-2)。

3. 弯头胃管 弯头胃管前端为一长约4cm实心段,实心段向前端头渐渐变细并向一侧弧形弯曲30°,端头为一圆滑尖头;实心段与空心段夹角处有一侧孔,且沿管尾4cm有一孔,共4个,不在同一直线上;距管尾4cm处一侧稍凸起与弯头相对应,用于判断弯头的指向。弯头胃管与传统胃管相比,不需要病人更换特殊体位,易插入,引流效果好,解决了昏迷、危重病人误入气管、插管困难的难题。

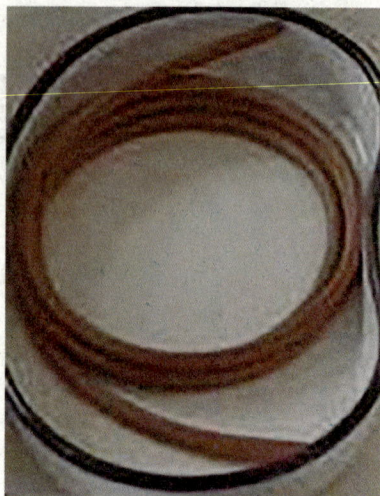

图 3-1 橡胶胃管

4. 复尔凯胃管 一种新型胃管,具有软、细、耐腐、有导向引丝、病人反应小、端口可与普通注射器连接等优点,置管期可达90~180d,适合鼻饲时间超过3个月的病人。缺点是内径很小,容易被胃内容物堵塞,不可作为胃肠减压的引流管(图3-3)。

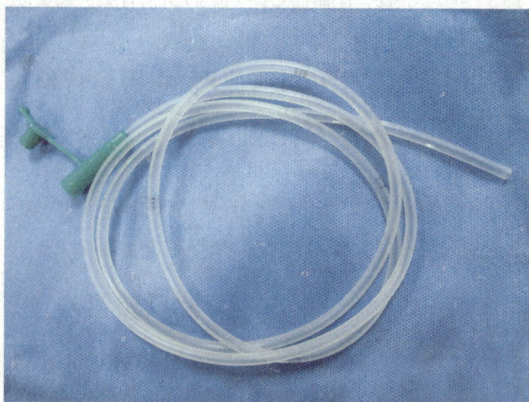

图 3-2 硅胶胃管

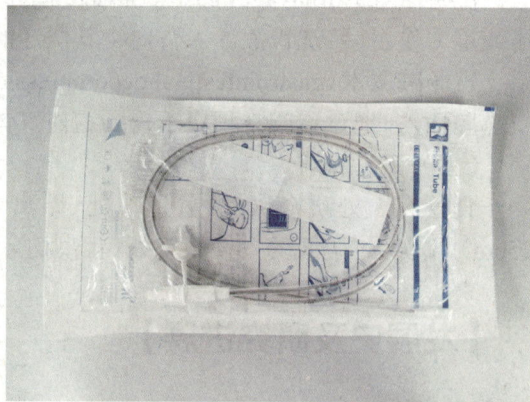

图 3-3 复尔凯胃管

(二)插管长度

1. 成人插管长度 传统插管长度为鼻尖至耳垂再至剑突,或前额发迹至剑突,成人45~55cm。人体食管长25~30cm,咽部长约12cm,鼻部长约8cm。胃管有3个侧孔,从顶端至第3个侧孔的距离为10cm,传统置入长度仅使胃管顶孔在胃内不能进行有效引流,且注入刺激性药液时,可造成食管下段黏膜损伤。故插管深度必须在55cm以上,当插入长度为55~70cm时,胃管侧孔全部进入胃内,降低药物对人体刺激。病人置管长度按照常规长度,分别根据病人性别、身高、体型、疾病等影响因素增加5~15cm(常规女病人身高165cm以下增加5cm左右,165cm以上增加8cm左右;男病人175cm以下增加10cm左右,175cm以上增加15cm左右)。此外,需根据病人个体化情况确定置入胃管长度。研究报道在胃管上做3个标记,分别为55cm、65cm、75cm。矮胖型55~60cm,中等型60~70cm,瘦长型

65～75cm。老年病人胃位置比年轻人稍有下垂,胃大部切除术前置胃管深度略长,插管时需考虑。

2．未成年人插管长度

（1）体表标志法：小儿消化道疾病及小儿外科腹部手术等常需要留置胃管进行胃肠减压,置管长度按常规置入 14～16cm,往往抽不出胃液,减压效果不佳。根据新生儿食管起点位置比成人高 3 个椎体的生理解剖特点,将常规"耳垂—鼻尖—脐"的体表测量方法,改为"前额正中发际—脐",此置管长度比常规测量置管长度长 8～10cm,即 22～26cm,这一置管长度使胃管顶端到达胃窦部,能顺畅抽出胃液和气体。

由于早产儿各组织器官系统发育尚不成熟,胎毛多,头发呈短绒样,前额正中发际不及成人明显,不易掌握,按"发际—剑突"测量的胃管长度容易产生误差,因此,出生 48h 以内的早产儿,采用"印堂穴（两眉连线中点）—脐"的体表测量长度留置胃管为宜。

（2）图表法：1992 年,Scalzo 等研究发现,36 名患儿胃管位置不适当达 50 %,从而对 1979 年 Strobel 等提出的计算胃管插入长度公式加以改进,加入矫正值,以图表方式表示,简称图表法（图 3-4）。鼻胃管插入长度（cm）=6.7 +［0.226× 身高（cm）］；口胃管插入长度（cm）=5.0 +［0.252× 身高（cm）］。图表法插管长度比传统体表标志法更加精确。

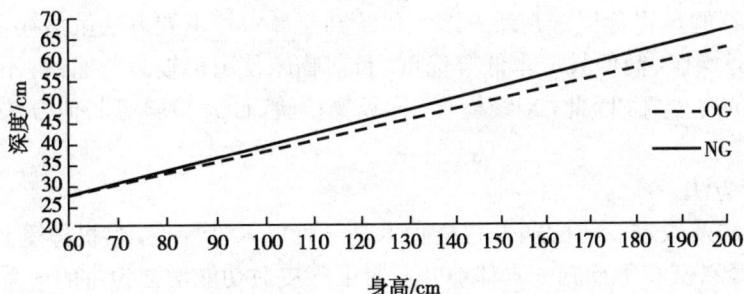

图 3-4　胃管插入深度（OG 口胃管,NG 鼻胃管 ）

（三）体位

1．平卧位　常规插管的常用体位。

2．侧卧位　对于脑出血早期及有明显颅内压升高病人,插管时将病人头部托起有脑疝危险,宜采取侧卧位插管法,不仅能防止呕吐误吸,还适用于气管插管状态下留置胃管。

3．坐位或半坐卧位　此体位有利于维持胃肠生理位置、改善舌后坠问题、减少误吸等并发症。

4．俯卧位　适用于昏迷病人,可使舌后坠减轻,口咽通道不再受阻,口腔分泌物自然流出,使呼吸道通畅、置管顺利。

（四）鼻胃管位置判断方法及进展

1．传统插管方法及局限性

（1）注射器抽取胃内容物

1）无法抽取到胃液：病人因手术前禁食等原因导致胃内容物极少,或因个人生理结构不同,若护士缺乏经验对胃管插入长度无法把握,或胃管在消化道内壁扭曲折叠,从而导致胃管头端不能置于胃液面以下,因而注射器抽取不到胃液。此外胃管被胃内容物堵塞也给注射器抽取胃液带来困难。

2）抽取物为少量胃液或痰液：由于胃内容物可反流误吸入气管，在胃管插入气管后可抽到少量胃液，但不是胃腔内的积液。而意识障碍、昏迷或老年病人胃管误入气管，其出现剧咳、发绀、烦躁等症状不明显，抽取物有可能为痰液，因此，仅靠抽取胃液来判断胃管位置的方法值得商榷。

（2）将胃管末端置于水中查看气泡：将胃管末端置于水中，有气体逸出，并不一定表示胃管在气管内，如胃胀气病人插入胃管后就有气泡逸出。此外，临床上还发现老年慢性支气管炎病人或昏迷病人由于痰液堵塞，胃管误入气管后，往往无气泡逸出。有研究认为，把胃管末端置于水中观察有无气泡逸出会增加病人吸气时误吸的危险，尤其对于使用呼吸机的病人。临床上一般将该法作为另外两种胃管在胃内的辅助判断方法，并不单独使用。

（3）听气过水声：将听诊器置于病人胃部，一次性注射器快速经鼻胃管向胃内注气10ml，听有无气过水声，但当鼻胃管插入太浅未达到胃腔液面下或胃管插入太深末端在胃腔内盘旋迂回液面之上，通常只能听到注气声。另外，该方法常受到肠鸣音、摩擦音等干扰，因此并不能有效判断胃管位置。2007 年，美国重症护理协会（American Association of Critical Care nurses，AACN）提出警告：建议放弃听证胃管在胃内方法，因其判断胃管位置并不可靠。

2. 目前推荐的鼻胃管位置判断方法　传统判断鼻胃管位置方法虽然存在争议，但是因为其具有在床旁操作、简便且成本低等优点，目前临床使用仍较为普遍，但不少临床工作者质疑这些方法的有效性，因此，X 线检查、抽吸物检验、CO_2 检验等其他方法正逐渐代替传统的判断方法。

（五）插管方法

1. 常规方法及改进　清醒病人胃插管术是一种侵入性操作，当机体受到强烈刺激，可出现以交感神经兴奋和下丘脑—垂体前叶—肾上腺皮质功能增强为主的一系列神经内分泌反应，并由此引起各种功能和代谢变化。所有病人操作过程中会出现不同程度恶心、呕吐、呛咳，甚至恐惧、烦躁而致插管失败以及影响心血管系统功能。插管时，还常出现胃管误入气管或盘曲口中的情况而致插管失败，增加病人痛苦。当胃管沿鼻腔缓缓插至咽喉部时，嘱病人吞咽，将胃管缓缓插入，并根据病人反应调整插管速度。如病人反应强烈或有阻力时，应减慢插管速度或暂停后再缓缓插入胃内。

观察呼吸巧置胃管法：向病人讲解呼吸配合方法，当胃管插入 10～15cm 时，让病人深呼吸，于吸气末迅速将胃管插入。

屏气插管法：插管前嘱病人练习屏气，插管时将胃管沿鼻孔向前推进，通过咽部时，嘱病人屏气至少 10s，当插管达 30～40cm 时，嘱病人停止屏气并深呼吸，继续插管。

2. 麻醉插管法

（1）利多卡因局麻咽喉法：插管前首先滴 3 滴 1% 麻黄碱液进一侧鼻腔内，1min 后再滴3 滴利多卡因，抬高床头，将病人头偏向一侧，1min 后测量胃管所需长度，润滑胃管，以止血钳夹持胃管从一侧鼻孔缓缓插入，可减轻病人痛苦。

麻醉诱导气管插管后采用止血钳置入胃管病人，因为正处于麻醉后状态，由于使用肌松药，麻醉药的止吐效果，而使病人在无任何反应下接受操作，有效避免各种不良反应。

（2）口含冰块插管法：利用冰块对口腔的冷刺激，使口腔麻木，再行插管。先将食用冰块（2cm×2.5cm×2cm）放入口腔，待完全溶化后，口腔有麻木感时再行插管。其优点是冷刺激可阻断感觉神经纤维传导，在低温下神经活动电位、传导速度、兴奋性均下降，可以减轻插管不适反应。

3. 垂直留置胃管法　病人去枕平卧位，保持头、颈、躯干处于同一水平线能够有效拉直咽喉部通道，胃管前端沿食管轴线降低，气管与气管套管相对前移，扩大病人咽喉部与食管间隙，减缓胃管咽壁抵触、刺激度，方便胃管插入，插入时尽量避免病人咽部与胃管形成角度，减少插入胃管反折情况，降低误入口腔与喉的概率。顺时针方向以螺旋前进方式向下置入胃管所需长度，固定。

4. 冷冻胃管插入法（改良冻硬法）　由于硅胶胃管质地较软，插管时易盘曲于咽喉部，导致插管失败。可将胃管置冰箱速冻层（−20℃）冷冻备用，使用前拆除包装，将其浸泡于约4℃冰盐水弯盘中备用。插管时，病人取仰卧位，头偏向一侧，胃管以液状石蜡润滑后插管。

5. 带导丝胃管插管法　气管插管病人插胃管时导丝顶端圆洞，应选择质地柔韧材质。将导丝或浸泡消毒后的胃镜配备标本刷或标本钳（长约100cm，直径约3mm）插入胃管，距胃管尖端侧孔上方0.5cm处，长度多于胃管10cm，拔出导丝等内置物。此方法克服气管插管对食管的压迫，减轻插管阻力，避免胃管卷曲、盘绕，导丝的良好韧性使胃管置入过程中能调节弯度，易于到达胃部。

6. 诱导吞咽法　病人取半坐卧位，口含温开水5～8ml，或置管前口服液状石蜡10ml，当胃管插至咽喉部时，嘱病人吞咽温开水或液状石蜡，随之插管。或病人口含化维生素C片60s后，插管约15cm，再随病人吞咽动作置管。

7. 左侧卧位插管法　病人取左侧卧位，将胃管由鼻孔插入，达食管上口约15cm时稍感阻力，继续向前推进即可顺利插入胃内。此法不依赖病人做吞咽动作，成功率达98%，且特别适用于脑出血急性期、有明显颅内压升高病人及颈强直病人。

8. 气管插管后置管与胃镜引导置管法　急性中毒昏迷和并发呼吸衰竭病人插胃管时，即使胃管在胃内，也常因洗胃液反流引起呛咳、窒息；呼吸衰竭病人容易出现呼吸停止，可采取气管插管后再置管洗胃。对于插管不合作或昏迷中毒病人，可采取胃镜引导置管法。操作时用听诊器三腔管连接电动洗胃机灌洗管及胃镜吸引孔和活检孔，因可视性强不会造成食管及胃黏膜损伤，避免盲灌洗、盲插伤，而且能提高插管速度和一次性插管成功率，此置管法要求急诊医生掌握胃镜操作规程。

9. 喉镜明视下置管　病人去枕平卧，操作者位于病人头侧，使用喉镜充分暴露声门和食管，喉镜直视下插入胃管。此方法具有简单、便于掌握、直观、定位准确等优点。

10. 特殊病人插管法

（1）昏迷病人插管法：昏迷病人，因吞咽和咳嗽反射消失，不能合作，为提高插管成功率，在插管前应将病人头后仰（图3-5、图3-6），当插入14～16cm（会厌部）时，以左手将病人头部托起，使其下颌靠近胸骨柄，以增大咽喉部通道的弧度（图3-7、图3-8），胃管可顺利通过食管口。

深昏迷伴有舌后坠病人，用拉舌钳拉出舌，同时插管。大部分病人食管位于气管口左后方，少部分位于正后方，极少数位于右后方，因此，为昏迷病人插管时，除了常规去枕后仰，插管至咽喉部抬起病人头部，使其下颌尽量贴近前胸，增大咽喉部弧度以利于插管外，还应注意插胃管指向，指向左后方可以提高插管成功率。

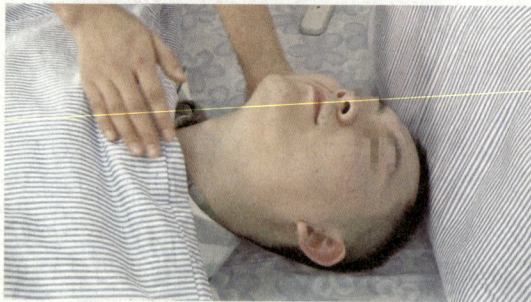

图 3-5 昏迷病人插胃管头向后仰

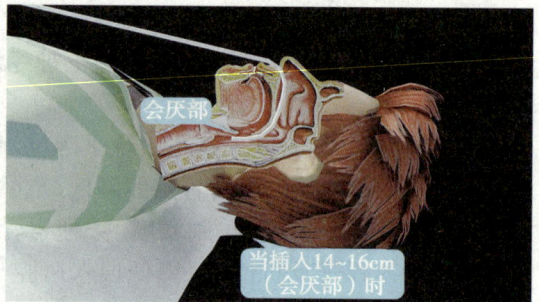

会厌部

当插入14~16cm
（会厌部）时

图 3-6 昏迷病人插胃管头向后仰解剖图

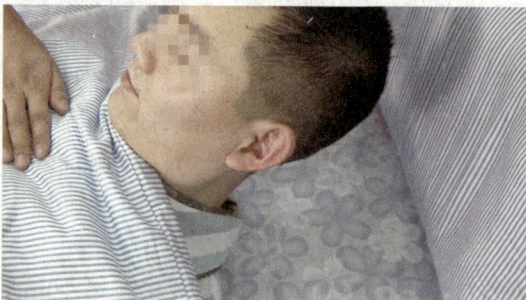

图 3-7 抬高头部增大咽喉通道的弧度

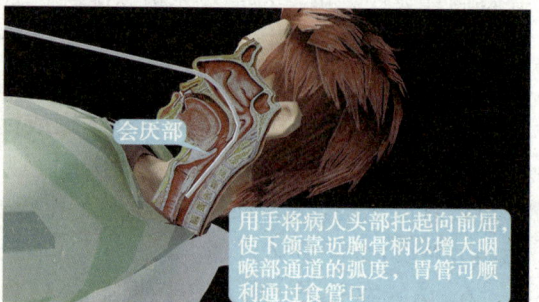

会厌部

用手将病人头部托起向前屈，
使下颌靠近胸骨柄以增大咽
喉部通道的弧度，胃管可顺
利通过食管口

图 3-8 抬高头部增大咽喉通道的弧度解剖图

（2）口服中毒病人插管法：口服中毒早期病人置管前需先刺激悬雍垂将胃内容物呕出，同时给予心理指导。

（3）婴幼儿插管法：极度紧张病人可适当使用镇静药，新生儿破伤风早期鼻饲在插管前应静脉注射安定2~3mg，新生儿特别是早产儿吞咽、吸吮反射不完善，应采取仰头位，使口腔与食管角度构成120°~130°，患儿口腔自然张开，将胃管插入咽后部后，抬高胃管贴近上腭，沿咽后壁向后下方置入；此外，新生儿在插胃管达5~7cm时用消毒棉签蘸少许温度适宜的糖水或奶汁放入患儿口腔，使其安静并产生吸吮动作，迅速将胃管插至胃内，易于成功。3岁以上不合作患儿，可采用仰卧位，固定头部，将特制注射器（一次性5ml注射器去掉活塞，减去乳头及根部，修整切面使其平滑）插入口腔至舌根部，助手固定口腔外空筒柄部，操作者将胃管沿注射器内壁送下直至胃部。

11. 并发症 鼻胃管错位是指鼻导管误入其他器官（气管、肠道等），包括安放错误和留置期间移位，两者均可导致潜在危险。胃管误入呼吸道可引发肺部吸入或其他肺部并发症；若用于喂养的胃管进入十二指肠，可引起消化吸收不良、体重减轻、腹泻及倾倒综合征。

（六）固定方法

临床上非计划拔（脱）管（unplanned extubation，UE）现象屡见不鲜，为避免反复插管对病人鼻腔、食管、胃黏膜刺激损伤，减少病人痛苦，探索更加牢固的固定方法尤为重要。如胃管"∞"悬吊法、Y形宽胶布鼻梁固定胃管法、使用绢质胶布等新固定方法，使留置时间较长病人胶布更换频率明显减少，医护人员工作量降低。

1. 传统固定胃管法 由于胃管粗、硬，加上病人面颊部出汗，采用常规胃管固定法，固定胶布易松脱，导致胃管自行滑出、增加病人不适等。

2. Y形宽胶布/3M弹力胶带固定法　取普通2.5cm宽胶布9~12cm、3.5cm×8.0cm 3M弹力胶带1条，将胶带一端用剪刀向中心方向剪开5cm，置未剪开一端于鼻尖部贴好，将剪开的左右两边胶带分别沿顺时针和逆时针方向绕胃管向上贴于鼻尖部，具有固定较牢固、不适程度降低、美观等优点（图3-9）。

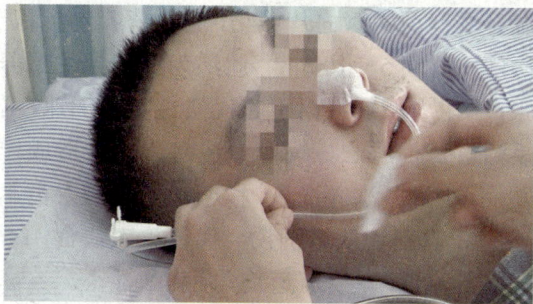

图3-9　3M弹力胶带固定法

3. 耳部环套固定法　胃管置入胃内后，鼻尖部胶布固定，面颊部胃管按照病人耳郭大小环套在耳郭后合适位置，胶布缠绕固定环套耳垂侧（图3-10、图3-11）。

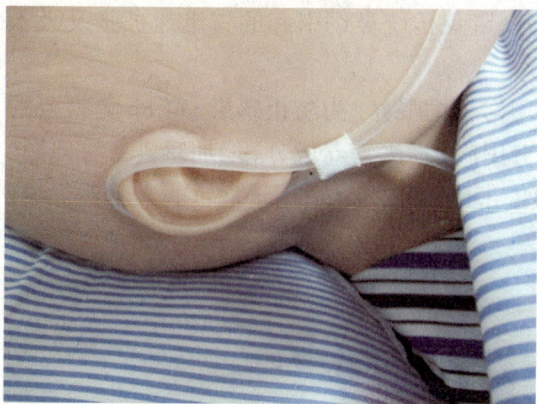

图3-10　耳部环套固定法1

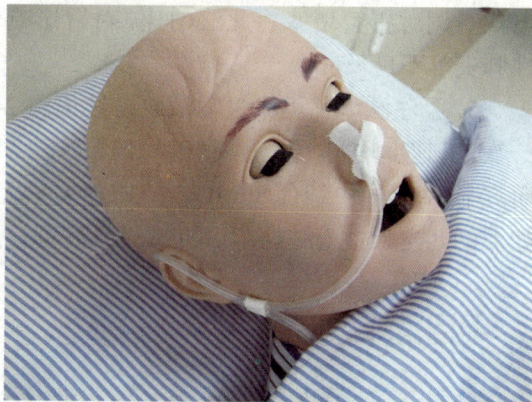

图3-11　耳部环套固定法2

为避免翻身时将胃管拉出，可用安全别针将鼻胃管固定于衣服上，胃管与身体稳步移动，切不可将胃管固定于床单或枕上。

（七）胃管留置时间

按《护理学基础》教科书要求，长期鼻饲病人7d更换1次橡胶胃管。而硅胶管胃管留置时间没有明确界定。研究表明30d或4周更换1次，既减少插管次数，又不增加并发症发生率。复尔凯胃管置管期可达90~180d。

（八）护理

留置胃管对病人心理和生理都是一种创伤，容易引起呼吸道感染，口腔、鼻咽部溃疡，食管黏膜受损等并发症，因此要加强观察和护理。

1. 每日口腔护理2次。

2. 每日用生理盐水棉签清洗鼻腔，温水毛巾擦净鼻翼、脸部后更换固定的胶布。

3. 每日雾化吸入2次，减轻病人口干症状。

4. 观察引流液颜色和量，保持引流通畅，每4h用生理盐水冲洗，冲洗前应先回抽判断胃管是否在胃内。

（九）鼻饲液的灌注

1. 传统方法　证实胃管在胃内后，每次灌注鼻饲液不超过200ml，鼻饲前后注入适量温开水冲净胃管内营养物,避免营养物沉积于管腔变质,间隔时间不少于2h,4~6h/次,每次注入时间5~10min。此法为人工推注喂养,难以控制速度,如注入过快,可引起胃迅速扩张,肺阻力增加从而引起代偿性呼吸加速,心率加快,SpO_2下降,部分病人出现恶心、呕吐、反流等。推注法鼻饲由于注射器抽吸造成一定食物浪费和环节污染,病人容易出现多种并发症,少量多次灌注鼻饲,增加了医护人员工作量,耗费操作时间。

2. 自动流质鼻饲仪 代替手工喂食,食毕可自动停止;速度可根据需要调整,可喂浓度较高的流食,饮食流速均匀,刺激性小。

3. 鼻饲袋输注法 可根据需要持续输注和间歇输注,有效预防食物反流,减少胃肠道不适,降低细菌感染率。

4. 重力滴注法 用去掉活塞的50ml注射器或灌食器连接好胃管,倒入流质食物,利用重力原理,通过膈肌上、下移动,食物自然流向胃内,然后取适量温开水把胃管冲干净,避免下次鼻饲时胃管堵塞。此法匀速,对胃影响较小,避免传统鼻饲引起的胃迅速扩张及吸入性肺炎等不良反应。

5. 泵注法 使用微量输液泵持续恒温24h均匀鼻饲喂养,为防止感染,每8h更换泵管一次,其速度均匀,泵入量精确。但泵注法存在费用高、损失营养成分、增加感染率等问题。研究显示,24h中禁食8h,ICU肺炎发生率从54%下降到12%。适用于危重病人营养供给,如婴幼儿先天性心脏病术后机械通气鼻饲。

【目的】

1. 病人能够通过鼻饲获得基本的蛋白质、热能、水分及药物。
2. 减轻毒物的吸收、胃黏膜水肿和炎症。
3. 为胃切除手术做准备。

【适应证】

1. 胃扩张、幽门狭窄及食物中毒等。
2. 钡剂检查或手术治疗前准备。
3. 昏迷、极度厌食者插管行鼻饲营养治疗。
4. 口腔及喉手术须保持手术部位清洁。
5. 胃液检查。

【禁忌证】

1. 严重食管静脉曲张。
2. 腐蚀性胃炎。
3. 鼻腔阻塞、食管或贲门狭窄或梗阻。
4. 严重呼吸困难。

【操作方法】

序号	内容	操作要求
1	评估	（1）病人情况、意识状态（插管前若发现病人有眼镜或义齿应取下妥善放置）； （2）病人鼻腔情况，有无肿痛、生理性异常及鼻孔通气情况； （3）病人的心理反应及合作程度
2	医生准备	洗手、戴口罩、帽子
3	物品准备	治疗车上层：快速手消毒剂、治疗巾、一次性胃管、手套（图3-12、图3-13）。

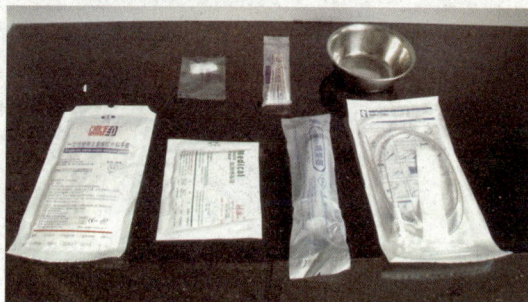

图 3-12　治疗室中需准备的物品

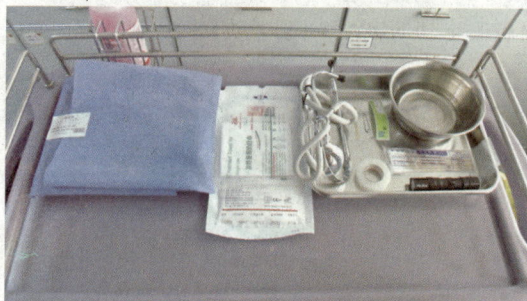

图 3-13　准备好的物品放治疗车上层

标准盘的准备：

大治疗盘内从左到右：听诊器、手电筒、盛有温开水的治疗碗、棉签、压舌板、橡皮筋、安全别针、胃管标识；

鼻饲包中小治疗盘从左到右：弯盘1个（需将胃管打开，用止血钳夹取放入、略加整理、盘好、液状石蜡棉球若干）、3块纱布、止血钳1把、50ml空针1个（图3-14）。

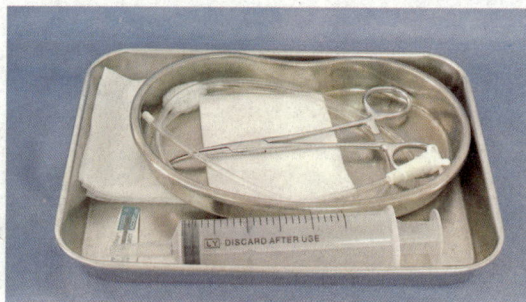

图 3-14　鼻饲包中的操作物品

序号	内容	操作要求
3	物品准备	如果没有鼻饲包,可以换药包代替鼻饲包,换药包中物品包括:弯盘2个、镊子2把,其余物品按照鼻饲包内物品夹取准备。 治疗车下层:套黄色、黑色垃圾袋的垃圾桶各1个; 鼻饲需另备水温计、盛有流质食物的量杯; 双人核对医嘱(图3-15)

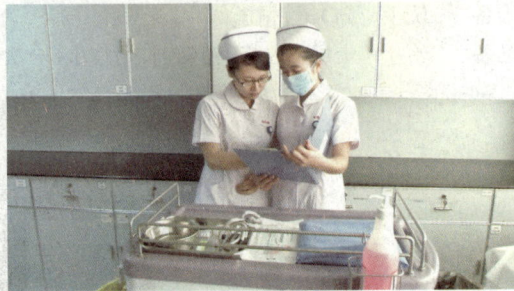

图3-15 双人核对医嘱

4	查对	呼唤病人姓名、查看手腕带
5	解释	向病人介绍自己、简要说明操作流程(指导病人如何做吞咽动作,配合插管,以减轻不适)
6	摆体位	协助病人摆平卧位头偏向一侧、铺治疗巾(图3-16);

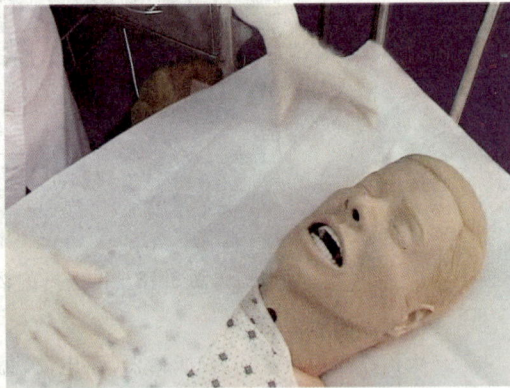

图3-16 协助病人摆体位、铺治疗巾

洗胃时轻症者取半坐卧位或坐位,头偏向一侧(图3-17、图3-18);

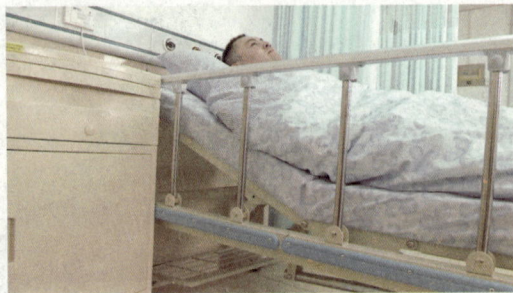

图3-17 半坐卧位

序号	内容	操作要求
6	摆体位	

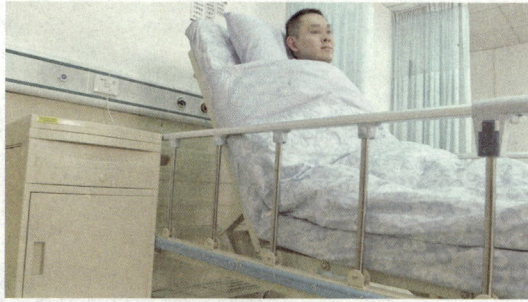

图 3-18　坐位

重者取左侧卧位（可减少胃内容物排入十二指肠）（图 3-19）；

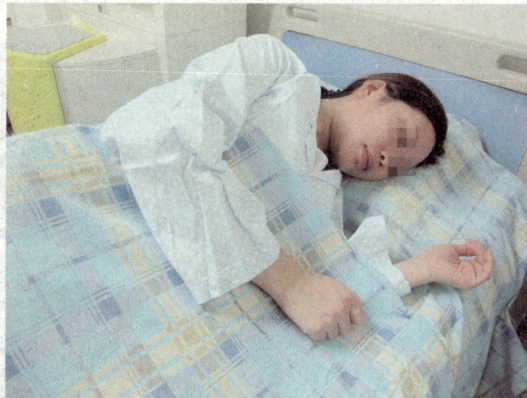

图 3-19　侧卧位

昏迷病人取去枕仰卧位（图 3-20）

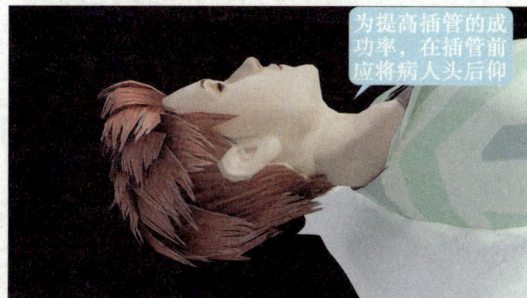

为提高插管的成功率，在插管前应将病人头后仰

图 3-20　昏迷病人去枕仰卧位

序号	内容	操作要求
7	检查、清洁鼻孔	双手戴无菌手套（图 3-21）；

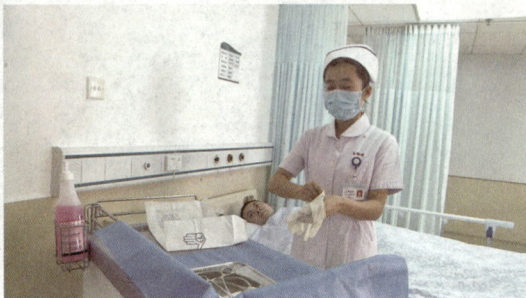

图 3-21　双手戴无菌手套

用手电筒查看鼻孔；
用棉签蘸温开水清洁鼻孔（棉签蘸液不能过多，为棉签棉头的 1/2～2/3，拿取棉签时棉签头端保持向下，不能上抬）（图 3-22、图 3-23）

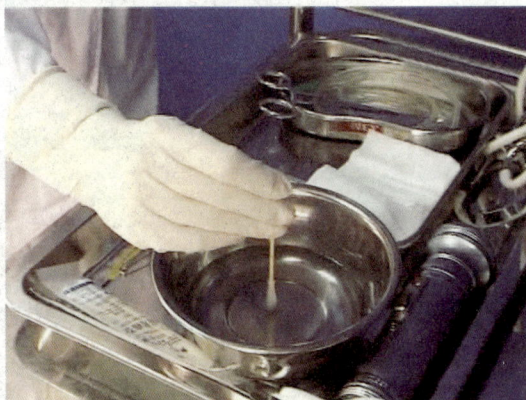

图 3-22　棉签蘸温开水

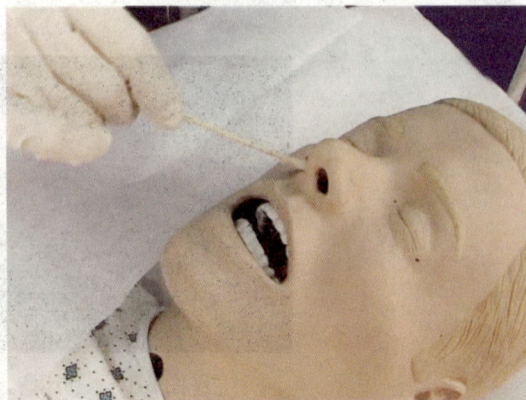

图 3-23　清洁鼻腔

续表

序号	内容	操作要求
8	准备胃管	（1）检查胃管通畅性：以止血钳夹取纱布1块放于左手，夹取胃管引流端口放于纱布上，取空针连接胃管引流端口，左手固定，右手向内注入空气，检查胃管通畅性（图3-24）；

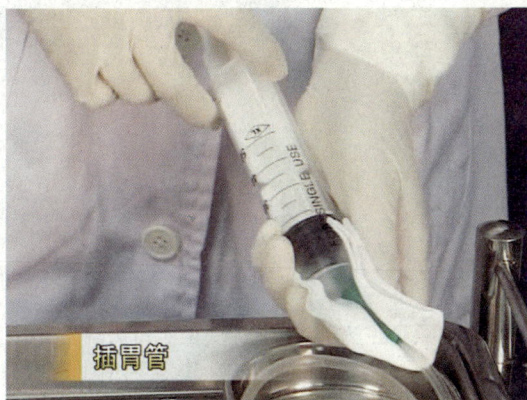

图 3-24　检查胃管通畅性

（2）润滑胃管前端：夹取液状石蜡棉球放在左手纱布中央，夹取胃管前端放于液状石蜡棉球上，向前拉动胃管，润滑胃管前端。将止血钳放在弯盘中（图3-25）

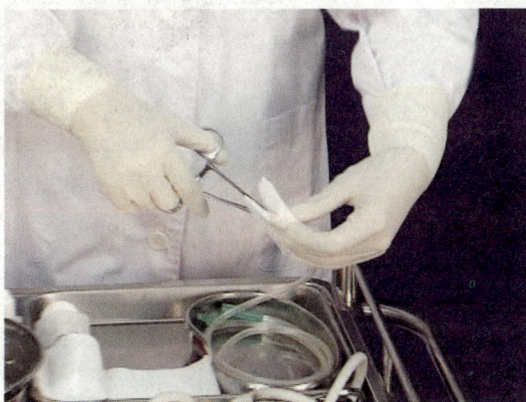

图 3-25　润滑胃管前端

| 9 | 放盘 | 右手将弯盘放于病人口角（注意弯盘曲边靠近病人侧） |
| 10 | 测长 | 夹取缠绕好的胃管放于左手纱布上，松开外环，夹住胃管前端，测量胃管插入长度，从病人发际到剑突长45～55cm，左手标记（注意测长度时双手要抬高，翻腕，以免病人额头、毛发及衣物污染胃管），右手夹胃管前端，将松开的外环缠回（注意胃管缠绕的顺序及方向，尽量保持，以免胃管缠绕打折）（图3-26） |

续表

序号	内容	操作要求
10	测长	

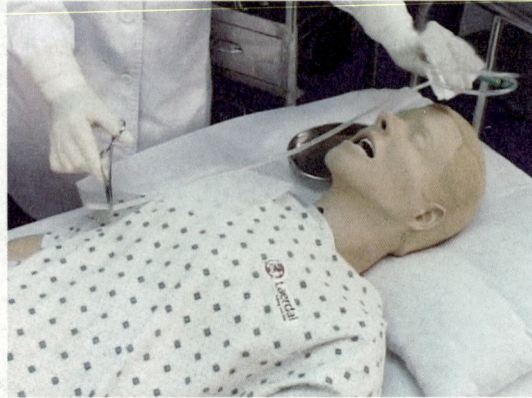

图 3-26　测量胃管插入长度，从病人发际到剑突

| 11 | 插管 | 顺鼻腔解剖走行插管（止血钳头端与胃管垂直，不能指向病人鼻孔，以免损伤病人。插管手法为小抛物线型向前下方用力），至病人 14～16cm（咽喉部）时指导病人放松、深呼吸、做吞咽动作，当病人吞咽时插管（病人无法做吞咽动作时可帮助病人饮少量温开水，以使胃管顺利进入食管）（图 3-27） |

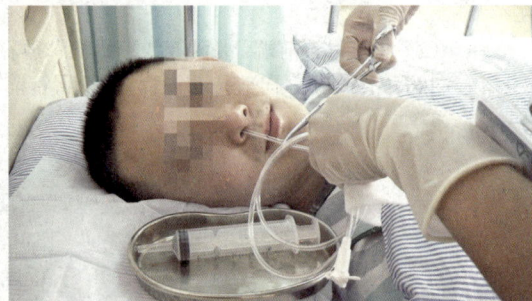

图 3-27　指导病人吞咽方法，插胃管

至标记位置（图 3-28）

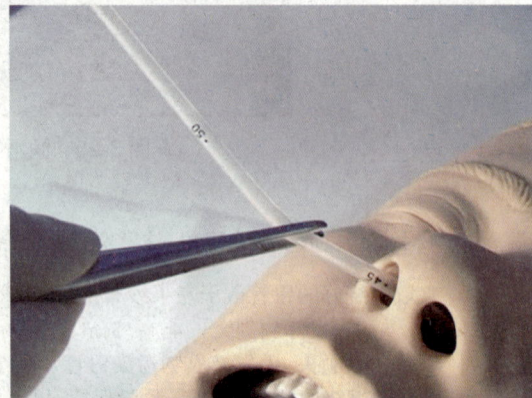

图 3-28　插入胃管至所需长度

序号	内容	操作要求
12	确定胃管位置	（1）抽：调整胃管引流端口放纱布中央，用止血钳夹闭胃管，拿注射器连接胃管引流端口，打开止血钳，向外抽取胃液，抽到胃液证明胃管在胃内（图3-29）；

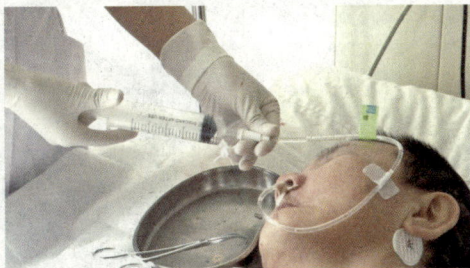

图 3-29　抽吸胃液，检查胃管是否插入胃内

（2）看

1）将胃管引流端口放入盛有温开水的治疗碗中，如果有气泡说明胃管插入气道，需要换管重新插入（图3-30）；

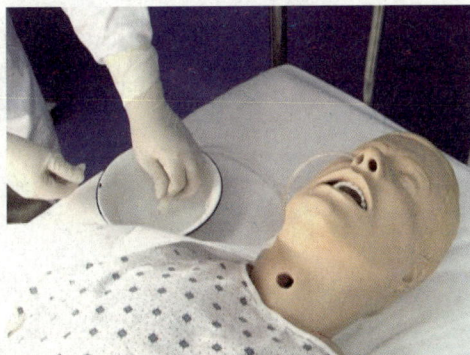

图 3-30　将胃管引流端口放入盛有温开水的治疗碗中

2）用压舌板打开病人口腔，看胃管是否盘绕于口腔；

（3）听：将听诊器听筒放在病人剑突下，拿注射器抽取 10ml 空气连接胃管引流端口，打开止血钳，快速向内注入空气，听到气过水声证明胃管在胃内（图3-31）

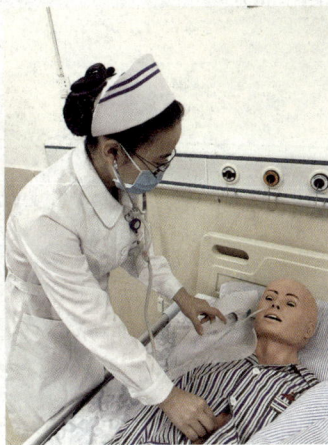

图 3-31　听气过水声

序号	内容	操作要求
13	固定	撕取短胶布固定于病人鼻尖（图 3-32）；

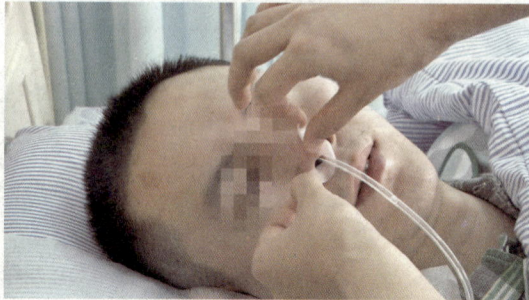

图 3-32　固定鼻尖部胶布

长胶布固定于病人面颊（要求固定美观、牢固，注意贴胶布的方法及长度）（图 3-33）

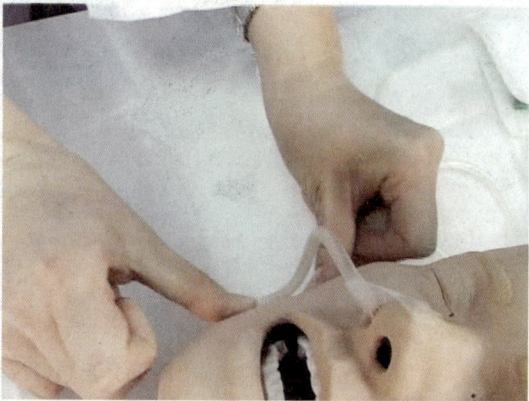

图 3-33　固定面颊部胶布

| 14 | 整理 | 用第一块纱布擦拭口角分泌物，夹取另一块未使用的纱布包裹胃管末端（图 3-34）； |

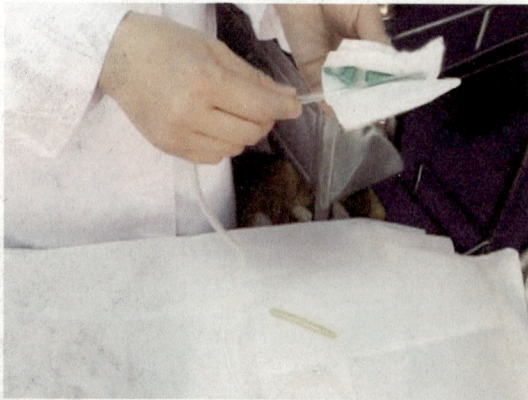

图 3-34　纱布包裹胃管末端

序号	内容	操作要求
14	整理	用橡皮筋缠绕固定（图3-35）；

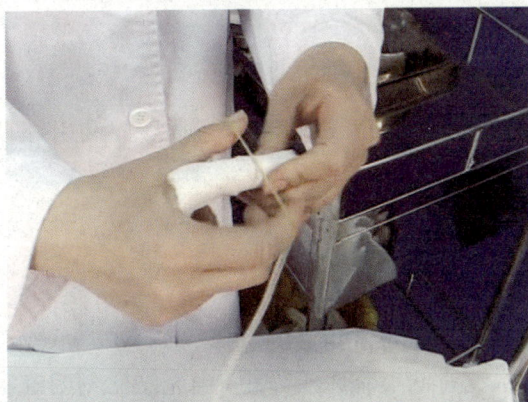

图3-35　橡皮筋缠绕固定

撤弯盘和治疗巾于车下层、脱手套；

安全别针妥善固定胃管头端；

协助病人取舒适卧位，整理床单位，询问病人感受，给予指导，洗手（按步骤整理用物，无遗漏）（图3-36）；

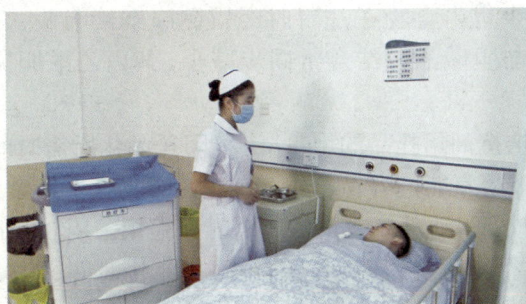

图3-36　询问病人感受，给予指导

回治疗室处理操作用物（图3-37）

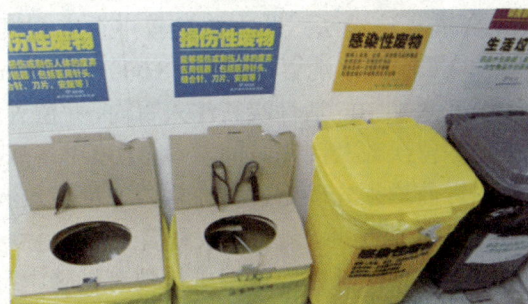

图3-37　处理操作用物

胃插管术应用之一：洗胃

【概念】

是指将胃管经一侧鼻孔或口腔插入到胃内，利用虹吸或负压或重力的作用，将洗胃液灌入胃内将其洗净的方法。

【发展史及进展】

（一）有机磷农药中毒洗胃液的选择

1. 生理盐水洗胃法　临床工作中，当无法立刻明确病人中毒药物种类时，为了避免判断错误，多常规采用清水洗胃。清水洗胃时，短时间内大量清水进入胃肠道，导致水分大量吸收，细胞外液量明显增加，血浆渗透压下降，水由细胞外移向细胞内，从而出现稀释性低钠血症。同时，由于细胞外液量增加，肾素 - 血管紧张素系统被抑制，尿液中的钠排泄量增加；另一方面，细胞外液量的增加使心房释放心房钠尿肽进入循环，使尿钠增加，进一步加重低钠血症。采用生理盐水洗胃可避免上述不良反应。

2. 去甲肾上腺素洗胃法　去甲肾上腺素能兴奋血管 α 受体，引起胃黏膜血管强烈收缩，阻止或减少胃内毒物在洗胃时经胃黏膜继续吸收。毒物吸收量减少，降低血中毒物的浓度，毒物与胆碱酯酶结合量同步减少，体内乙酰胆碱（ACh）水平亦会相应下降。表现为：

（1）ACh 拮抗剂阿托品的用量减少，阿托品化所需时间缩短；

（2）胆碱酯酶复能剂容易与相对减少的毒物竞争结合胆碱酯酶。

因此，胆碱酯酶活性恢复正常所需时间缩短。用 0.001% 去甲肾上腺素溶液对有机磷农药中毒病人进行彻底洗胃能明显缩短阿托品化时间、胆碱酯酶活力恢复时间及住院天数，减少阿托品总用量，防治胃黏膜出血，提高抢救成功率。

3. 解磷定溶液洗胃法　常规洗胃术基础上，洗胃液（主要为清水）中加入解磷定 2.0～3.0g，洗胃结束后，再用 1.0～3.0g 保留灌胃。同时，清洗皮肤，根据中毒程度使用阿托品、解磷定不同剂量静脉或肌内注射及对症支持治疗。

4. 活性炭联合重复洗胃法　此方法抢救中重度有机磷农药中毒病人，经口或鼻插入洗胃管，应用 30～33℃温开水洗胃，洗胃液 8 000～20 000ml，直至洗出液澄清、无味。首次洗胃后将 200ml 温开水加 10g 活性炭粉注入胃内，并留置胃管，妥善固定。然后，根据病情及引流液性质决定洗胃次数及间隔时间，一般中度中毒病人 1.5～2h，重度中毒者 0.5～1h，并注意每次重复洗胃前均须先确定胃管在胃内方可注入液体，每次注入量不可过多，300～500ml 为宜，并保持出入量平衡，至引流液澄清无味为止。

5. 其他　近年来，20% 甘露醇可用于抢救有机磷中毒病人，其原理甘露醇溶液被认为高渗溶液，洗胃时可提高胃肠道渗透压，能有效加速毒物排泄，减少胃肠道对毒物吸收，并且可减轻周围组织、肾血管内皮细胞及肾间质水肿，减少肾衰竭发生。

（二）有机磷中毒病人洗胃方法

1．胃镜直视下镜管合用抢救有机磷农药中毒病人　洗胃时，将普通胃管前端处理成30°角，断面光滑，侧孔接普通胃管。将胃镜可弯曲部和胃管前端用两根橡皮筋固定在一起，两端平齐。病人左侧卧位，神志清醒者用2%可卡因麻醉黏膜后，放置咬口器，行胃镜常规操作；昏迷者用开口器打开口腔，清洗口腔分泌物后放置咬口器，将镜管一并插入。插管过程中注意观察，保持视野清晰，及时吸净胃腔内存留液体，插入胃时调整视野冲洗食管、前后胃壁及胃大弯皱襞，反复灌洗至洗出液无色、无味为止；当胃管进至十二指肠抽吸至无潴留液；清洗完毕后注入药用活性炭悬混液200ml，退镜观察，对有黏膜糜烂处喷洒药物治疗。

2．间断反复洗胃联合胃肠道负压引流法　常规洗胃基础上，留置胃管，洗胃后灌入生理盐水300ml，连接负压器行胃肠道负压引流，每4h取负压引流器中引流物行有机磷定性检测，呈阳性者再洗胃1次，一般轻度中毒病人洗1次或2次，重度中毒病人洗4次或5次，直至胃肠道负压引流物有机磷定性检测呈阴性。若有食物残渣堵塞引流管，则及时更换。同时根据病情给予阿托品、解磷定、重要器官功能支持、机械通气等综合治疗。

3．有机磷农药中毒气管插管与洗胃同步抢救法　重症有机磷中毒病人，立即清除病人口腔内异物及分泌物，及时气管插管接呼吸机，建立呼吸通道。气管插管后，立即经口腔插入胃管，证明胃管在胃内，接洗胃机反复彻底洗胃，直至洗出液完全清澈无味为止。此方法不出现胃管误入气管，因反流液引起呛咳、窒息等问题而中断洗胃，可缩短洗胃过程，避免中毒以外的致死因素。插入方法：暂时撤去牙垫，由助手扶持气管导管以免脱出，放出气管导管气囊内气体以免挤压食管。在喉镜直视下，将胃管轻轻送入食管，胃管插入后，气管导管气囊再充气，以防机械通气时漏气或洗胃液反流到气管内，双管固定稳妥后，进行洗胃。

4．剖腹洗胃法　针对重度有机磷农药中毒病人，可在急诊手术室局麻下（深昏迷者可不用）作上腹部正中切口，切口长度以胃显露良好为宜，一般为7～10cm，并分别切开各层至胃前壁，切开胃壁3～5cm，置入胃管，用生理盐水反复冲洗至冲洗液无味为止，然后注入导泻剂，逐层关闭腹腔，放置引流管。洗胃同时，采用解毒剂等综合治疗。

（三）洗胃时间

采用洗胃后留置胃管间断洗胃，每天4次，每次用生理盐水1 000ml，间断洗胃5d，可明显降低阿托品中毒率及农药中毒反跳。洗胃后改用16号硅胶胃管置入，连接负压吸引器吸引24～48h，前8h每30～60min给予病人温开水300～500ml，8h后进水1次/90～120min，量同前，给予反复进水持续负压吸引，能有效冲洗食管、胃及十二指肠，将残留于胃皱襞间毒物及胃肠道吸收后再分泌的毒物彻底排出体外。对血液灌流者，不必行长时间留置胃管洗胃，既可避免长时间留管发生并发症，也可早期实施胃肠道内营养及恢复胃肠道功能，但有必要在灌流前再次洗胃，以彻底清除残存在胃皱襞中的有机磷农药。

（四）有机磷农药中毒洗胃术常见的并发症及处理

1．寒战、高热　洗胃过程中洗胃液过冷，抽吸灌入过程中也可消耗大量热能，或由于环境温度过冷而未采取保暖措施，多种因素可造成病人在洗胃过程中出现寒战、高热。洗胃液温度要保持在32～38℃，同时，采取保暖措施。当病人出现高热时，可给予物理降温，或给予退热药物。

2.出血　洗胃时可造成病人咽部出血和胃黏膜出血。前者主要因病人不配合,胃管较粗或较硬,插管时用力过猛或反复插管所致;后者是因毒物和插管刺激胃黏膜,引起剧烈呕吐致黏膜充血,或由于操作不当,负压过大引起。出血可引起病人不同程度紧张,操作人员在插管前应尽量取得病人配合,选择粗细、软硬合适的胃管;插管动作应轻柔,洗胃负压适宜。针对出血情况给予云南白药等对症治疗,同时静脉输入胃黏膜保护剂等。

3.吸入性肺炎　有机磷中毒昏迷病人,洗胃时无法合作,洗胃过程中可出现反射性呕吐,导致呕吐物、分泌物和洗胃液误吸引起吸入性肺炎。摆体位时应将病人头偏向一侧,及时吸出口腔分泌物及呕吐物;严重者可采用气管插管呼吸支持后插胃管;叩背、吸痰,协助病人排痰,同时抗感染治疗。

4.急性胃扩张　由于洗胃方法不当,或体位不正确,胃管盘曲且大量灌注,使洗胃液难以排出,不能保持出入液量平衡,导致急性胃扩张。操作人员须保证采取正确的洗胃方法,洗胃过程中检查胃管是否盘曲,保持出入量平衡并准确记录,注意每次洗胃液进量应在300～500ml为宜。

5.窒息

(1)原因:①体位不正确,平躺时口腔呕吐物及分泌物误吸入气管。②插管时误入气管。③胃管未进入胃内,盘曲于口中。④应用洗胃机向胃内进液过程中未消除负压拔管,使液体进入气管。

(2)预防措施:①选择合适体位,保持病人头偏向一侧。②胃管插入后验证是否在胃内并标记长度,妥善固定。③胃管脱出或拔出时应先关闭洗胃机或反折胃管外端。④及时吸出口鼻分泌物,病人出现呼吸困难时及时查找原因并给予吸氧。

6.心脏骤停　有机磷农药中毒时,病人呼吸中枢被抑制,大量分泌物堵塞呼吸道,插管过程中因咽喉部黏膜受刺激,引起迷走神经兴奋,反射性引起心脏骤停。

预防措施:

(1)插管前做好抢救准备,并向病人家属交代洗胃可能诱发心脏骤停的可能性。

(2)密切观察病情变化,并对病人进行生命体征监护。

(3)出现心脏骤停后,立即行胸外心脏按压、气管插管和呼吸机辅助呼吸,出现室颤者给予电除颤治疗。

【目的】

1.清除毒物,避免毒物吸收。

2.减轻幽门梗阻病人痛苦,将胃内潴留食物洗出,以减轻胃黏膜水肿。

3.为胃部手术或检查做准备。

【适应证】

1.催吐无效或有意识障碍不能合作者。

2.需留取胃液标本送毒物分析者。

3.口服毒物6h内且无禁忌证者。

【分类】

1. 漏斗胃管洗胃法　指利用虹吸原理,将洗胃溶液灌入胃内后,再用漏斗胃管吸引出来的方法(图3-38)。

2. 注洗器洗胃法　胃管经鼻腔插入胃内,用注洗器冲洗,适用于幽门梗阻、休克、胃扩张病人以及小儿、胃手术前的洗胃(图3-39)。

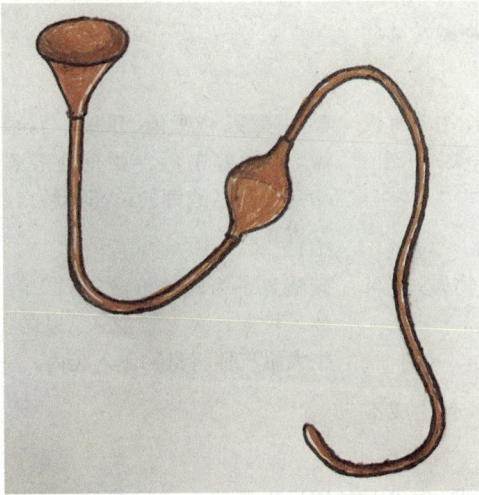

图 3-38　漏斗胃管

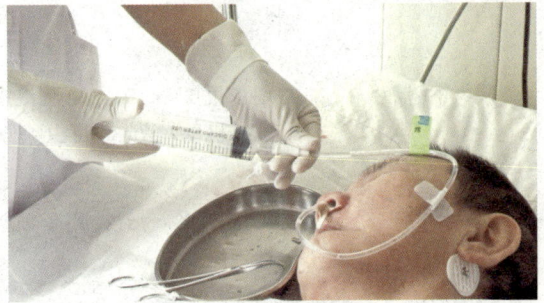

图 3-39　注洗器洗胃法

3. 电动吸引洗胃法　利用负压吸引原理,用电动吸引器连接胃管进行洗胃的方法(图3-40)。

4. 自动洗胃机洗胃法　利用电动原理,用自动洗胃机连接胃管进行洗胃的方法(图3-41)。

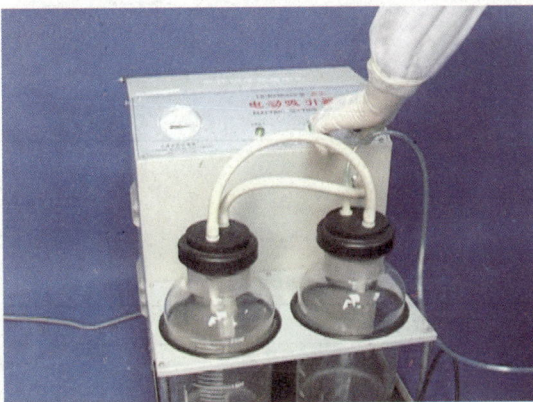

图 3-40　电动吸引器

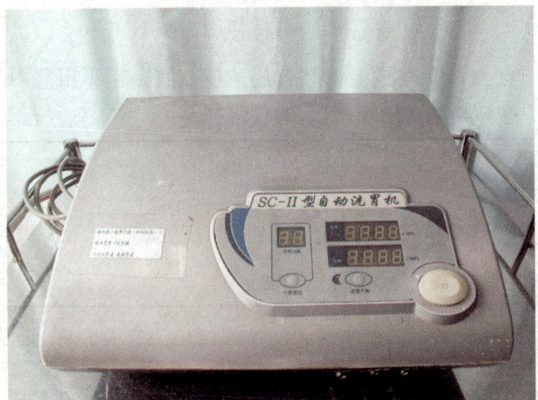

图 3-41　自动洗胃机

【各种中毒的灌洗溶液（解毒剂和禁忌药物）】

名称	作用及用量	注意事项
温水及生理盐水	物理溶解、机械冲洗作用，用于毒物不明的急性中毒：成人 300～500ml/次，儿童 100～200ml/次，反复洗胃	液体温度 36～37℃左右，以防血管扩张加速毒物吸收，注意出入量平衡
活性炭混悬液	吸附作用，用于多种药物及化学物质的急性中毒；2～5g 置于 1 000ml 水中，摇匀，反复洗胃	
鞣酸溶液	浓度 2%～4%；沉淀作用，用于生物碱及某些金属（砷、汞除外）中毒	
高锰酸钾溶液	浓度 1∶10 000～1∶5 000；氧化作用，用于有机毒物及多种药物（如巴比妥类、阿片类）中毒	禁用硫酸、内吸磷、乐果、马拉硫磷、硫特普中毒。要充分溶解，切勿使高锰酸钾的结晶接触口腔及胃黏膜
碳酸氢钠溶液	常用浓度 2%～5%；可沉淀多种生物碱，也可分解有机磷农药（敌百虫除外）	碳酸氢钠为碱性溶液，可产生气体，不能一次大量灌入，以防产生大量气体将毒物驱入肠内
硫酸钠溶液	常用浓度 2%～5%；用于钡盐中毒，使生成不溶性钡沉淀	
硫酸铜溶液	常用浓度 0.2%～0.5%；用于黄磷中毒，生成不溶解的磷化铜	用后再用清水或生理盐水洗胃，以防硫酸铜被人体吸收
葡萄糖酸钙及氯化钙溶液	常用浓度 1%；用于氟化物、草酸盐中毒，使生成氟化钙、草酸钙沉淀	
硫代硫酸钠溶液	常用浓度 5%；用于碘、砷、汞、氰化物中毒，使结合生成无毒的硫化物	
米汤、面糊	常用浓度 1%～10%；用于碘中毒，使碘灭活	至洗胃液不显蓝色为止
甲醛次硫酸钠溶液	常用浓度 2% 溶液 250ml；用于升汞中毒，起沉淀作用	
氨水、醋酸铵、碳酸铵溶液	常用浓度 0.2%；用于甲醛中毒，使形成不活泼的乌洛托品	

【操作步骤】

序号	内容	操作要求
1	评估	同前
2	医生准备	同前

序号	内容	操作要求
3	物品准备	自动洗胃机、盛有洗胃液的进液桶、出液桶、连接导管（图3-42）

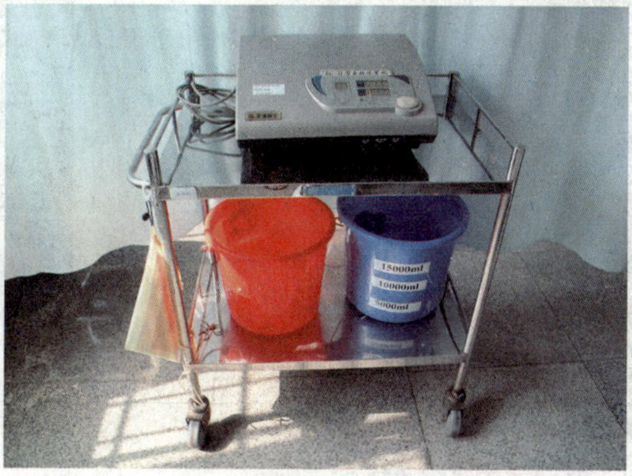

图 3-42　洗胃相关物品

序号	内容	操作要求
4	病人体位	左侧卧位
5	洗胃	按要求正确连接各管道，调节参数，配制洗胃液，接通电源，按"手吸"键，吸出胃内容物，按"自动"键，机器自动冲洗，操作完成后按"停机"键
6	拔管	（1）将胃管反折迅速拔出，避免误吸； （2）整理床单位，协助病人取舒适卧位； （3）将注药管、胃管和污水管同时放入清水中，按"清洗"键，自动清洗各管腔。然后将胃管、注药管和污水管同时提出水面，按"停机"键，关机
7	观察和记录	（1）记录所服毒物名称、量、服毒时间； （2）洗胃方法，洗胃液的名称、量及性质，洗出液的总量与性质，呕吐物的颜色、量、气味等； （3）洗胃过程病人的病情变化，以及洗胃的效果

胃插管术应用之二：胃肠减压术

【概念】

胃肠减压术是利用负压吸引原理，将胃肠道积聚的气体和液体吸出，以降低胃肠道内压力，改善胃肠壁血液循环，有利于炎症的局限，促进伤口愈合和胃肠功能恢复的一种治疗方法（图3-43、图3-44）。

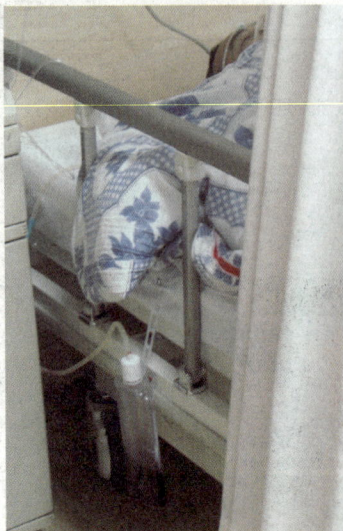

图 3-43 成人胃肠减压

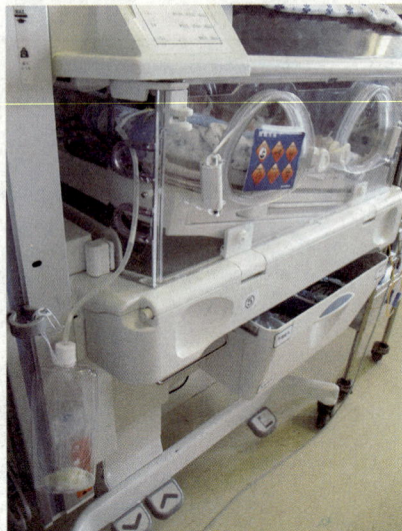

图 3-44 新生儿胃肠减压

【目的】

胃肠减压术的目的是引流胃内积液及胃肠道内积气,减轻腹胀及缝合口张力,利于伤口愈合。

【研究进展】

1. 压力 胃肠减压负压值应根据不同疾病、不同方式来调整。一般成人负压为 $-5 \sim -4kPa$,负压吸引力过大,可使胃黏膜吸附胃管头端小孔而致引流不畅,甚至损伤胃黏膜使胃黏膜出血。负压吸引力过小,则达不到胃肠减压作用。一般胃部手术负压不超过 $-6.6kPa$,肠道手术不超过 $-7.5kPa$,非胃肠道手术不超过 $-5.5kPa$。目前有观点认为腹部手术无出血征象前提下持续吸引造成大量消化液丢失,延迟胃肠功能恢复。正常留置情况下,胃肠减压间断开放,间隔一定时间负压抽洗胃管内引流液,观察胃潴留情况。

2. 装置及方法 临床常用的负压吸引装置主要包括手提式负压吸引器、电动式胃肠减压器、一次性胃肠减压器和其他胃肠减压器。

(1)抽吸法:早期多采用抽吸法,耗费大量人力、时间,不能控制抽吸力度和间隔时间,也不能进行持续胃肠减压。

(2)中心负压吸引法:中心负压吸引是由医院统一设置的负压吸引装置,由中心吸引站、负压吸引管网和终端等部分组成。终端结构由简易负压表、耐用蓄瓶组、安全瓶、连接管组成。该装置利用管道通路到达各病室单位,应用时开动终端结构小开关,即可抽吸。中心负压吸引装置可同时供应多个需要,但存在负压不稳定、负压表头调节不灵敏等缺点,且一旦装置损坏,修理困难,耗时耗物,不能移动。使用过程中,医生或护士应定时巡视压力表头读数,检查引流管是否通畅,及时倾倒引流液,防止引流液吸入负压装置,造成装置损坏。在调整负压时，应先夹闭负压引流管，再调整读数。

（3）胃肠减压器减压法

1）手提式胃肠减压器：压力是 75～100mmHg（1mmHg=0.133kPa），能维持 6～8h，可以多次使用，但是，手提式胃肠减压器比较重，容易老化，应用时可能产生漏气，负压不准确，不能达到充分减压的效果。应用过程中，医生或护士要观察减压器是否处在正常负压状态，防止发生无效引流情况。电动式胃肠减压器压力恒定，便于操作，但是很多胃肠减压器的噪声过大，病人不能耐受。

2）一次性胃肠减压器：操作方法简单，无噪声，体积小，轻便易携带，负压恒定，同时可清楚看到引流液的性状、颜色、量，一次性使用，减少医院内感染。应用时负压不宜过大，一般在 5kPa 左右即可，可将胃肠减压器压下 2/3，在吸引过程中应待其完全膨胀后，再将其取下，这样既保证气体和液体引出，又不会损伤胃黏膜，防止胃肠道出血，同时避免管道扭曲，影响引流效果。胃肠减压器内引流液超过 2/3 时应及时倾倒，以免发生逆行性感染，并注意观察引流液色、量的变化，做好记录。运用一次性胃肠减压器时要妥善放置好，适当固定，防止因重力作用使引流管脱出；对躁动病人可适当约束病人手足，防止将减压器或引流管扯脱。一次性胃肠减压器是目前临床运用最多的装置，但也具有以下缺点：①不能精细调节负压大小。②如果引流液较黏稠，不易倒出。③只能供一位病人使用。

3）肠减压引流袋：1998 年，国内某医院应用一次性塑料卫生手套（PE 薄膜手套）自制成胃肠减压引流袋，适用于 3 岁以下体外循环术后婴幼儿，也应用于体外循环转流时间大于 2h、胃肠黏膜严重水肿充血的成年病人。收集胃液标本时，可直接将 PE 薄膜手套内胃液结扎送检。长期使用呼吸机患儿，需胃肠营养时，可直接从胃管末端断开并连接，行鼻饲后，用输液夹夹闭胃管末端，需要胃肠减压时再接上减压袋。

3. 拔出胃肠减压管

（1）拔出胃肠减压管的指征：肠鸣音恢复，有肛门排气或排便。在拔管前，可试行夹管24h，如果病人没有恶心、呕吐、腹胀，可考虑拔管；或者当病人肠鸣音活跃（标志着胃肠功能恢复）、胃管通畅、无明显腹胀、引流量 <800ml/d 且无增多趋势（提示上消化道液体大部分已进入下消化道）时即应停止胃肠减压。

（2）拔出胃肠减压管的方法：为了减轻病人不适，拔管前嘱病人喝一至两口水，充分润滑胃管，减轻胃管与咽喉壁、食管黏附程度，然后反折胃管轻轻拔出，擦净面部，嘱病人漱口，取舒适卧位休息。曾有停用胃肠减压拔出胃管时，阻力大，拔出后胃管打结的报道。病人应取半卧位，拔出胃管时反折胃管末端，防止管内液体滴入气管，边捻转边拔出，可防止打结。

【适应证】

1. 急性胃扩张。

2. 麻痹性肠梗阻，如急性原发性腹膜炎、出血性小肠炎、低血钾等引起，以解除或减轻梗阻。

3. 外科手术后、感染、外伤等引起的动力性肠梗阻。

4. 机械性肠梗阻。

【后续操作步骤】

将胃管远端与胃肠减压器接好。打开胃肠减压器,调节压力为 10~14kPa 注意保持胃管通畅,记录每日引流液容量和性质。

【注意事项】

1. 胃管必须完好通畅。插管时,动作轻稳,当胃管通过食管的 3 个狭窄处,尤应轻、慢,以免损伤食管或胃黏膜。

2. 防止将胃管插入气管内。

3. 插好后密切注意,防止病人体位变动脱落。

4. 流质饮食温度要求 38~40℃(放于前臂内侧不觉烫)。

5. 鼻饲饮食时,用温开水 20ml 冲洗管道,缓慢灌入鼻饲液,每次进食毕用 20~50ml 温开水冲洗管道。

6. 一次鼻饲量不超过 200ml,时间间隔不少于 2h;鼻饲营养液悬挂时间应不超过 4~8h。

7. 必须证实胃管在胃内,方可灌注食物。

8. 通过鼻饲管给药时,应将药片研碎,溶解后再灌入。

9. 若灌入新鲜果汁,应与奶液分别灌入,防止产生凝块。

10. 长期鼻饲者,应每日进行口腔护理,每周更换胃管,晚上拔出胃管,翌晨再由另一侧鼻孔插入。

11. 服毒后 6h 内洗胃最有效。

12. 中毒物不明时,应抽取胃内容物送检,洗胃液可先用温开水或生理盐水,待毒物性质明确后,再采用解毒剂洗胃。急性中毒者如病人合作,应迅速采用口服催吐法,必要时洗胃,以减少毒物吸收。

13. 洗胃过程中,密切观察病人生命体征及有无异常情况,如病人出现腹痛、流出血性液体或有虚脱表现,应立即停止操作,并进行处理。幽门梗阻病人洗胃宜在饭后 4~6h 或空腹时进行,需记录潴留量,以了解潴留情况。

14. 洗胃一次灌洗量以 300~500ml 为宜,每次灌入量不得超过 500ml,总洗胃量一般不超过 10 000ml。洗至流出的液体清澈、无异味为止。记录灌入液名称、量、洗出液的量、颜色、气味等。

15. 吞服强酸、强碱类腐蚀性药物禁止洗胃;消化道溃疡、食管梗阻、食管静脉曲张、胃癌、急性心肌梗死、重症心力衰竭、严重心律失常者一般不洗胃;昏迷者洗胃应慎重。

16. 使用前应先检查机器各管道衔接是否正确、紧密,运转是否正常。用毕要及时清洗,避免污物堵塞管道。

17. 在进行胃肠减压前,应详细检查胃管是否通畅,减压装置是否密闭,吸引管与排水管连接是否准确等防止引起事故。若减压效果不好,应仔细检查发生故障的原因并及时排除。

18. 减压期间应禁止进食和饮水,若必须经口服药者,应在服药后停止减压 2h。为保持减压管的通畅，应定时用温开水冲洗胃管，以免堵塞。

19．根据每日吸出液体量的多少，应适当补充液体，以维持病人水和电解质的平衡。

20．电动吸引器收集瓶内吸出的液体应及时倒掉，液面不可超过瓶身的 2/3，以免将水吸入抽气机内，损坏马达。

21．病情好转，肠蠕动恢复或开始排气后，可停止胃肠减压。

22．所有一次性物品均需检查物品的有效期、有无破损、有无变质等不能使用的问题，确定本次操作安全。

23．动作轻柔、自然、流畅、有节奏、有张有弛，体现爱伤观念。

【知识点小结】

1．食管有几处狭窄？分别位于哪个位置？

食管有 3 处狭窄：食管入口处（距离切牙约 15cm）、平气管分叉处（距离切牙约 25cm）、穿过膈肌的食管裂空处（距离切牙约 40cm）。

2．胃插管术目的是什么？

（1）病人能够通过鼻饲获得基本的蛋白质、热能、水分及药物。

（2）减轻毒物的吸收、胃黏膜水肿和炎症。

（3）为胃切除手术做准备。

3．成人胃插管术测量插管长度方法主要有哪些？

鼻尖→耳垂→剑突；发际→剑突。

4．插胃管过程中若发现病人出现咳嗽、呼吸困难或脸色发绀等现象，应如何处理？

表明胃管误入气管，应立即停止插管且把胃管撤回，休息片刻再重新插入。

5．鼻饲食物温度是多少？

38～40℃。

6．鼻饲前后用 20ml 温开水冲洗胃管的目的是什么？

避免食物残留在胃管内发酵或变质，引起病人胃肠炎或堵塞管腔。鼻饲药物，可使药物注入胃内充分。

7．昏迷病人的插管方法是什么？

为昏迷病人插管时，首先使头部后仰，插管至咽喉部抬起病人头部，使其下颌尽量贴近前胸，增大咽喉部弧度以利于插管。

8．证实胃管在胃内的方法有哪些？

（1）抽：抽吸到胃液证明胃管在胃内。

（2）看：将胃管引流端口放入盛有温开水的治疗碗中，如果有气泡说明胃管插入气道，需要换管重新插入；用压舌板打开病人口腔，看胃管是否盘绕于口腔。

（3）听：将听诊器听筒放在病人剑突下，拿注射器抽取 10ml 空气连接胃管引流端口，打开止血钳，快速向内注入空气，听到气过水声证明胃管在胃内。

9．洗胃的适应证有哪些？

（1）催吐无效或有意识障碍不能合作者。

（2）需留取胃液标本送毒物分析者。

（3）口服毒物6h内且无禁忌证者。

10．洗胃通常采取什么体位？

左侧卧位。

11．洗胃方法有哪些？

漏斗胃管洗胃法、注洗器洗胃法、电动吸引洗胃法、自动洗胃机洗胃法。

12．未明原因中毒病人洗胃液首选哪种？

温开水或生理盐水。

13．中毒后多长时间内洗胃最适宜？

6h。

14．洗胃液量一次最多为多少？一般用量为多少？总洗胃液量是多少？

洗胃液量一次最多为500ml，一般用量为300～500ml，总洗胃液量一般不超过10 000ml。

15．胃肠减压合适的负压为多少？

10～14kPa。

16．胃肠减压病人根据每日吸出液量适当补充液体的原因是什么？

以维持病人水和电解质的平衡。

【临床案例题目】

（一）胃肠减压

1．吴某，男性，52岁。11年前无明显诱因出现柏油样便，伴头晕、乏力，但无腹痛、呕吐、呕血等。当地胃镜示"胃窦炎"，给予硫糖铝等药物治疗，大便颜色转黄。以后间歇发作过多次，曾用奥美拉唑、枸橼酸铋钾等治疗，时好时坏。每次发作均有上腹部胀痛，多数是在进餐后半小时疼痛更甚，进餐后不能缓解。最近2个月来厌食，上腹痛时间较之前长且重，有时半夜，有时餐前，并逐渐加剧，体重明显下降。查体：T 37.8℃，P 88次/min，R 20次/min，BP 120/87mmHg；神志清，贫血貌，焦虑，神经系统检查无异常发现；皮肤黏膜无黄染、出血点、蜘蛛痣及肝掌，浅表淋巴结未触及，心、肺无异常发现；腹软，剑突下有轻度压痛，肝、脾未触及；下肢无水肿。辅助检查：血常规中红细胞 $3.0×10^{12}$/L，血红蛋白92g/L，白细胞 $4.7×10^9$/L，其中中性粒细胞占0.62，淋巴细胞占0.31。尿常规阴性，大便潜血试验（++）。胃肠钡剂造影检查幽门前区钡剂充盈缺损，蠕动波消失。请为该病人进行胃肠减压治疗。

2．张某，男性，25岁。午餐饮酒并进食4罐可乐与150g米线，2h后发生腹胀腹痛，家属急送医院就诊。查体心率120次/min，呼吸稍促，BP 106/68mmHg。病人意识模糊，腹部膨隆，叩诊鼓音，全腹压痛不明显，无肌紧张及反跳痛。辅助检查：腹部CT提示胃腔可见大量气体密度影、胰腺形态正常；腹部立卧位片：胃腔扩张，未见膈下游离气体；血常规检查：WBC：$7.35×10^9$/L，RBC：$4.1×10^{12}$/L，Hb：115g/L，HCT：45%，PLT：$222×10^9$/L，中性粒细胞数目：$5.86×10^9$/L，淋巴细胞数目：$1.27×10^9$/L，大核细胞数目：$0.09×10^9$/L；血淀粉酶：62U/L，尿淀粉酶：104U/L。请完成相关处理。

3．霍某，男性，42岁，司机。因车祸伤2h急诊入院，病人极度烦躁、面色苍白、肢体冰凉，主诉全腹剧烈疼痛。查体：T 38.3℃，P 136 次 /min，R 32 次 /min，BP 75/53mmHg，CVP 0.4kPa，全腹明显压痛、反跳痛、腹肌紧张，以左上腹为甚。1h 尿量 7ml，实验室检查 WBC25×10⁹/L。腹腔穿刺抽出食物残渣和气体，腹部 X 线检查示膈下游离气体。诊断为胃穿孔、急性腹膜炎、感染性休克。请给予相关处理。

考核重点：

(1) 静脉输液。

(2) 吸氧术。

(3) 导尿术。

(4) 静脉穿刺。

(5) 胃插管术。

4. 肖某，女性，67 岁。以"急性腹痛、呕吐、血性便 10h"为主诉入院。病人在家中小便时突感头晕、大汗淋漓，不能站立，继而出现腹痛、腹胀、呕吐，呕吐物为胃内容物，解血性黏液便 150ml。腹胀、腹痛逐渐加重，以急性肠梗阻入院。高血压病史 10 年，查体：T 37.8℃，P 80 次 /min，R 28 次 /min，BP 175/94mmHg。病人满腹压痛、反跳痛明显，叩诊呈鼓音，听诊未闻及肠鸣音。腹部 X 线平片示小肠和结肠内有大量肠胀气体。按肠梗阻给予胃肠减压、禁食、禁水、输液等保守治疗。请完成相关处理。

考核重点；

(1) 胃插管术。

(2) 静脉输液。

（二）鼻饲

1. 陈某，女性，64 岁。5 年前曾患乙型肝炎，住院 3 个月后肝功能正常出院。仅隔 2d 又因全身乏力、厌食、皮肤黄染、肝功能检查 ALT 72U/L 再次入院。住院期间经保肝、支持治疗后，黄疸已退，症状基本消失，但 ALT 反复波动在 56～80U/L，半年后出院。1 年前又因乏力、腹胀、下肢水肿而第 3 次入院，经 B 超诊断为肝硬化腹水，通过保肝、利尿等治疗而出院。今晨因高热、咳嗽、胸痛入院。晚 7 时值班护士发现病人精神欣快，烦躁不安，言语不清，两上肢有扑翼样震颤。请为该病人鼻饲治疗。

2. 刘某，男性，70 岁，上消化道肿瘤晚期。因肿瘤引起吞咽困难，不能经口进食，需经鼻留置胃管，给予胃肠内营养。请完成胃插管术操作。

3. 吴某，男性，61 岁。肝炎后肝硬化终末期，在全麻下行背驮式肝移植手术，手术历时 12h，术后安置在肝移植隔离病房。常规应用免疫抑制剂［甲泼尼龙 / 环孢素（MP/CSA）等］治疗。查体：T 39.2℃，P 108 次 /min，BP 112/88mmHg；皮肤、巩膜黄染逐渐消退。病人痰多、黏稠，不易咳出；体温逐渐升高，精神烦躁导致胃管脱出。胆汁呈金黄色、黏液性，每小时 50ml。血常规检查示 WBC 1.1×10⁹/L，血液生化检查提示血清胆红素及肝功能其他指标逐渐恢复正常。X 线检查示肺纹理增粗。请完成相关处理。

考核重点：

(1) 吸痰术。

(2) 胃插管术。

(3) 穿脱隔离衣。

4. 谢某，男性，60 岁。上消化道肿瘤晚期，发生骨转移全身疼痛难忍。病人因肿瘤引起吞咽困难,不能经口进食。需哌替啶 100mg,肌内注射,经胃肠道插管,提供必需营养。请给予相关处理。

考核重点:

(1)肌内注射。

(2)胃插管术。

5. 张某,男性,60 岁。有高血压病史 2 年余,曾间断服用"尼群地平""卡托普利"等降压药,具体用法药量不详。因突起右侧肢体活动障碍、言语不能、尿失禁两天入院。起病以来,自觉右侧上、下肢完全不能活动,不能讲话,进食少,饮水有呛咳现象;无头晕、呕吐。查体:T 36.6℃,P 90 次 /min,R 20 次 /min,BP 150/95mmHg。神志清楚、双侧瞳孔等大等圆,对光反应灵敏,直径 3mm。头部 CT 示脑内多发性腔隙性脑梗死(部分为陈旧性)。请完成相关处理。

考核重点:

(1)导尿术。

(2)胃插管术。

6. 王某,女性,40 岁。头部受棒击,昏迷不醒 8h,偶能睁眼。查体:T 37.0℃,P 88 次 /min,R 20 次 /min,BP 130/85mmHg,右侧瞳孔散大,对光反应消失,右眼眶周围血肿,皮下有淤血。左上肢不能活动,左侧巴宾斯基征阳性,大小便失禁。腰椎穿刺示脑脊液压力 1.77kPa(180mmH$_2$O),呈均匀血性脑脊液。X 线颅骨平片示右眼眶骨折。CT 扫描右额颞部有低密度区。临床诊断为脑挫裂伤、颅内压升高、脑疝。请给予相关处理。

考核重点:

(1)静脉输液。

(2)导尿术。

(3)吸氧术。

(4)胃插管术。

7. 文某,女性,54 岁。因背部疼痛且向肩胛部放射 3d,双下肢无力 2d,昏迷 1h 入院。查体:T 36.8℃,P 100 次 /min,R 28 次 /min,BP 120/84mmHg。病人昏迷,双侧瞳孔等大等圆,直径 2mm,对光反射存在,颈软,无抵抗。气管插管,呼吸机辅助呼吸,双肺底湿啰音,心音低钝、律齐,无杂音,腹软、肝脾未触及,双下肢无水肿,病理反射未引出。请给予相关处理。

考核重点:

(1)胃插管术。

(2)导尿术。

(3)吸痰术。

(4)吸氧术。

(三)洗胃

某村民王某家造新房子,隔壁邻居百般阻挠,说王某家外挑的阳台挡住了他家的光线,三番五次带人到王某家的工地上阻止施工,王某多次据理力争、找有关干部出面调停无效,眼看新房不能按期完工,又气又急的王某便在对方又一次前去阻挠施工时,赌气打开了一瓶"乐果"。当时旁边有人起哄,说"乐果"瓶里是水,王某一怒之下,仰头喝下大半瓶"乐果",立刻头晕、呕吐、大汗,倒地不起,急诊入院。请为该病人洗胃。

(四) 小儿病例

1. 鼻饲

(1) 患儿,男性,5 岁。间断性呕吐半个月余,为行胃液检查,需经鼻胃插管术。

(2) 患儿,男性,3 岁 4 个月。化脓性脑炎伴意识障碍,不能自主进食、服药。查体:T 38.9℃,P 142 次/min,R 44 次/min,实验室脑脊液检查示脑膜炎双球菌感染。需经鼻胃留置胃管,给予胃肠内营养和服药,并予头皮静脉补液。

(3) 患儿,女性,1 岁 2 个月,因确诊淋巴细胞性白血病,化疗期间出现胃胀、恶心、呕吐黄绿色胃内容物多次,4d 无大便,左侧腹部触诊有块状物。为进一步加强病情诊治,需完成灌肠术、留置胃管行胃肠减压、头皮静脉输液处理。

(4) 患儿,女性,胎龄 30^{+2} 周。生后 3d,体重 1 050g,持续呼吸机辅助呼吸,无吸吮吞咽能力,腹部平软。需给予 5ml 早产儿配方奶 3h 一次,胃肠营养支持治疗。

(5) 患儿,男性,3 岁 4 个月。不能自主进食、服药,病毒性脑炎伴意识障碍。需经鼻胃留置胃管,给予胃肠内营养和服药。

2. 胃肠减压　患儿,男性,2 岁 1 个月,因反复高热、呕吐绿色胃内容物、腹胀、腹痛,3d 未排便。无进食、哭时泪少,尿少,皮肤弹性稍差。行腹部立位片示不完全性肠梗阻,见多个液气平。予禁食、抽血等处理。根据患儿情况需行静脉采血术、头皮静脉输液、胃肠减压及灌肠操作。

3. 洗胃　患儿,女性,1 岁 8 个月,家长诉误服清洁剂,出现反复呕吐、精神稍差,立即予催吐、抽血处理。需行头皮静脉输液及洗胃操作。

【操作评分标准】

胃插管术操作评分标准

项目		评分细则	满分	得分	备注
查对、评估、解释 (0.5 分)	01	核对病人身份	0.1		
	02	评估病情:检查鼻腔情况	0.2		
	03	解释操作目的、取得配合	0.2		
医生、物品、 病人准备 (2.1 分)	04	消毒双手	0.2		
	05	核查无菌物品方法正确	0.2		
	06	病人采取合适体位	0.5		
	07	清洁鼻腔	0.2		
	08	检查胃管通畅性	0.3		
	09	润滑胃管前端	0.3		
	10	测量胃管插入长度方法正确	0.4		
胃管 (6.6 分)	11	插管手法正确	2.3		
	12	指导病人放松、深呼吸、配合插管 (昏迷病人协助正确插管方法)	0.6		口述
	13	插管长度正确	1.0		

续表

项目		评分细则	满分	得分	备注
胃管 （6.6 分）	14	验证胃管在胃内方法正确	1.5		口述
	15	看胃管是否盘在口腔	0.2		
	16	胃管固定牢固：鼻尖固定胶布一块	0.2		
	17	面颊部固定胶布一块	0.2		
	18	胃管末端更换清洁纱布	0.2		
	19	胃管末端包裹正确，牢固	0.2		
	20	胃管外露段别针固定牢固	0.2		
整理 （0.6 分）	21	给予指导注意事项	0.1		
	22	使用后物品处理正确	0.1		
	23	消毒双手	0.4		
人文关怀 （0.2 分）	24	有爱伤观念，动作轻稳、与病人沟通到位，态度和蔼	0.2		
总分			10.0		
如严重违反无菌原则（以下任意一项或多项），在总分上扣除 5 分（请打勾） □ 操作中无菌用物污染后直接使用 □ 物品损坏，继续操作，后续操作不得分				是否扣分 □是　□否	

三腔二囊管压迫止血术

【概念】

三腔二囊管包括胃管、胃气囊和食管气囊。三腔二囊管压迫止血术（three-cavity tube Ⅱ capsule hemostasis）是利用柔软的气囊压力，直接压迫出血的曲张静脉，以达到止血目的（图4-1）。

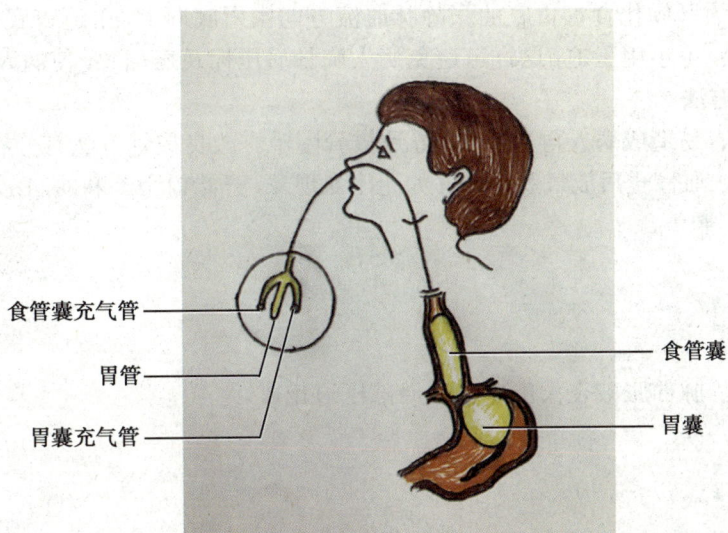

食管囊充气管

胃管

胃囊充气管

食管囊

胃囊

图 4-1　三腔二囊管插管示意图

【研究进展】

（一）病人体位

左侧卧位优于平卧位插管。传统病人体位为平卧位，头偏向一侧，操作者立于病人右侧插管。改良后病人体位为左侧卧位，头稍向前屈，操作者立于病人左侧插管。其优点：体位改良后，喉头位置向左前移位，左侧会厌壁呈"水平位"掩盖左侧梨状窝，右侧会厌壁呈"直立位"，右侧梨状窝变平坦，易使管道顺右侧梨状窝进入食管内，提高插管成功率；侧卧位可防止呕吐物吸入气管发生窒息；另外，由于重力作用，左侧卧位时胃内积血积存于胃大弯内,减少了呕血量。

(二)置管方法

除了传统的置管法,临床上有很多新的置管方法,如导丝交换法、改良导丝法置管,其插管成功率高,但步骤较烦琐,对医生护士操作技能要求较高。另外,还有插管的同时让病人吸服冰蒸馏水或纯净水的方法,该方法与吸服去甲肾上腺盐水有异曲同工之妙,但明显劣于后者,具体方法为插管前除常规准备外,备用去甲肾上腺素盐水(10～14℃的生理盐水100～150ml+ 去甲肾上腺素 0.8mg)和吸水管 1 根,常规插管至咽喉部(14～16cm)时,让病人用吸管吸服去甲肾上腺盐水 20～50ml,在其吞咽时迅速将三腔二囊管推进通过咽喉部,继续插至所需长度,充气、固定。此方法优点:产生吞咽动作,减轻对咽喉部刺激;转移病人注意力,减轻紧张、恐惧感;吸服液体时,声门闭合,不易误插入气管;冷去甲肾上腺素为止血剂,可起到预防和减轻出血的作用。

(三)充气量

三腔二囊管压迫止血时,运用食管囊充气的病人常有胸闷、呼吸困难等不良反应,且食管囊充气量越大,不良反应越重,临床研究认为食管囊充气量在 40～50ml 时,可获明显止血效果,相对理想食管囊充气量 70～100ml,可明显减轻病人不适感;胃囊单囊填塞止血可达满意效果,因为肝硬化食管胃底曲张静脉血流方向由胃底向上,压迫胃底后,食管曲张血管已无血液供应,可不用压迫,这样可避免病人胸骨后压榨及疼痛感,使病人易于耐受。

(四)拔管方法

拔管不当,容易造成病人再次出血,导致拔管困难。改良拔管方法有分次小剂量口服芝麻油方法:病人出血停止后放气观察 24h 如无出血现象,开始口服芝麻油,1 次 /4h,10ml/ 次,4h 后缓慢拔除三腔管。

【适应证】

食管、胃底静脉曲张破裂大出血病人局部压迫止血。

【禁忌证】

对病情垂危、咽喉食管肿瘤或曾经手术、胸腹主动脉瘤、伴有黄疸及肝功能严重失代偿腹水、年龄偏大、体质差或合并其他杂症、出血量大且时间长达 8h 以上及休克者,不宜施行此法。

【操作方法】

序号	内容	操作要求
1	评估	(1)病人情况、意识状态; (2)病人鼻腔情况,有无肿痛、生理性异常及鼻孔通气情况; (3)病人的心理反应及合作程度; (4)插管前眼镜或义齿应取下妥善放置

续表

序号	内容	操作要求
2	医生准备	洗手、戴口罩、帽子
3	物品准备	治疗车上层：快速手消毒剂、治疗巾、手套、三腔二囊管（图4-2、图4-3）；

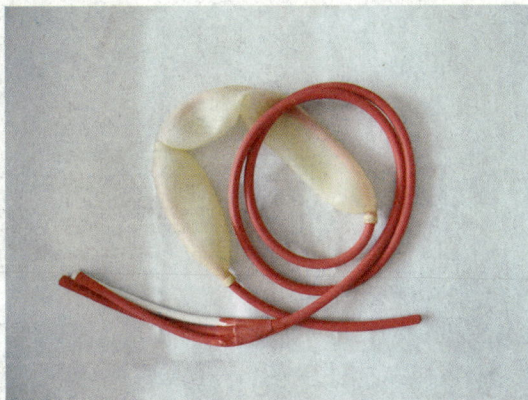

图4-2　橡胶三腔二囊管

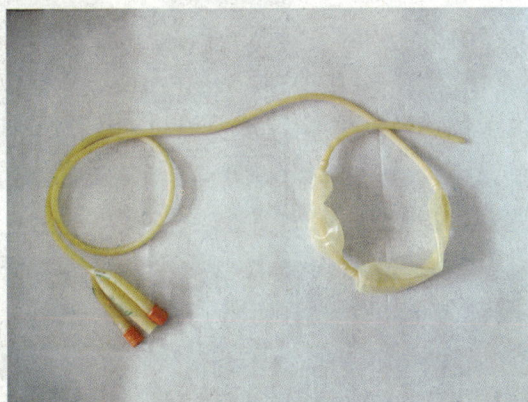

图4-3　乳胶三腔二囊管

标准治疗盘的准备：

大治疗盘内从左到右：听诊器、手电筒、盛有温开水的治疗碗、液状石蜡棉球（放弯盘上部）、棉签、压舌板；

小治疗盘从左到右：弯盘1个、3块纱布、止血钳1把（插管用）、50ml空针1个、另备止血钳2把（橡胶三腔二囊管配备用来夹闭胃管囊和食管囊注气口）（图4-4）；

另备0.5kg重沙袋（或盐水瓶）、滑轮、绷带、宽胶布；

治疗车下层：套黄色垃圾袋的垃圾桶

序号	内容	操作要求
3	物品准备	

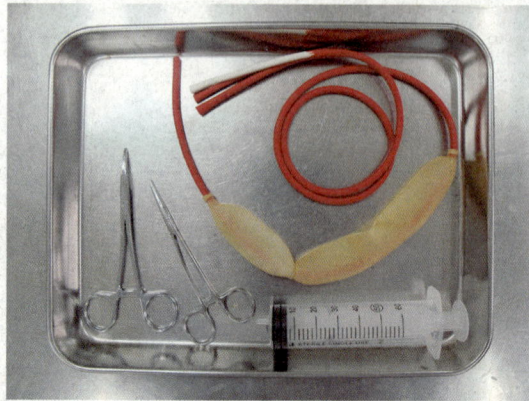

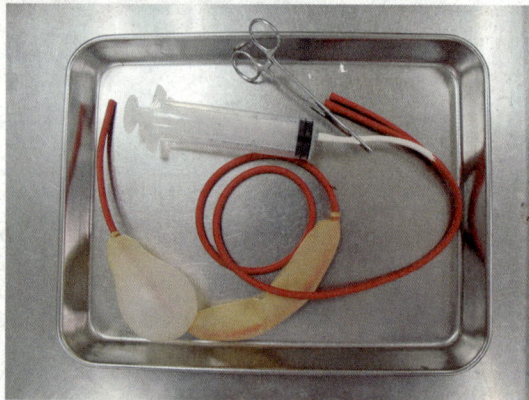

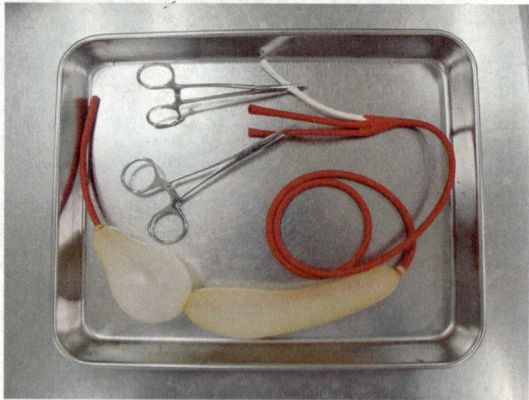

图 4-4 橡胶三腔二囊管夹闭胃管囊和食管囊注气口方法

序号	内容	操作要求
4	查对	呼唤病人姓名、查看手腕带
5	解释	向病人介绍自己、简要说明操作流程
6	摆体位	协助病人摆平卧位头偏向一侧、铺治疗巾

序号	内容	操作要求
7	检查、清洁鼻孔	用手电筒查看鼻孔； 用棉签蘸温开水清洁鼻孔（棉签蘸液不能过多，要求一下放入棉签棉头的1/2～2/3，拿取棉签时注意棉签头端一直向下，不能上抬）
8	准备胃管	（1）检查三腔二囊管通畅性：双手戴无菌手套，右手用止血钳夹取纱布1块放于左手，夹取三腔二囊管胃管端口放于纱布上，放下止血钳，空针连接胃管端，左手固定，右手向内注入空气，检查三腔二囊管通畅性（注意左右手的协调，动作自然、流畅）。认真检查三腔二囊管气囊有无松脱、漏气，充气后膨胀是否均匀，通向食管囊、胃囊和胃腔的管道是否通畅（注意胃气囊、食管气囊注入的空气要完全回抽）； （2）润滑胃管前端：夹取液状石蜡棉球放在左手纱布中央，夹取三腔二囊管放于液状石蜡纱布上，前后拉动，润滑充分
9	放盘	右手顺势将弯盘放于病人口角（注意盘弯曲边近病人侧）
10	测长	三腔二囊管放于左手纱布上，右手持三腔二囊管前端，测量插入长度，距离为食管囊下端开始，从病人发际到剑突，大约65cm，左手标记（注意测长时双手要抬高，翻腕，以免床头污染三腔二囊管）
11	插管	顺鼻腔解剖走行插管，至病人咽喉部时指导病人放松、深呼吸、做吞咽动作，当病人吞咽时插管，至标记位置（对躁动不安或不合作病人，可肌内注射安定5～10mg；结合临床病例与病人有效交流）
12	确定三腔二囊管位置	本项操作作为抢救技能，如果已看到血液自胃管涌出即明确在胃内，应尽快实施后续步骤。 （1）抽：拿注射器连接胃管端，向外抽取胃液，抽到胃液证明胃管在胃内； （2）看：将胃管端放入盛有温开水的治疗碗中，如果有气泡说明胃管插入气道，需要换管重新插入。用压舌板打开昏迷病人口腔，看是否胃管端盘于口腔； （3）听：将听诊器听筒放在病人剑突下，拿注射器抽取10ml空气连接胃管端，打开止血钳，快速向内注入空气，听到气过水声证明三腔二囊管在胃内
	注气与固定	（1）用注射器先向胃气囊注入空气200～300ml（囊内压5.33～6.67kPa即40～50mmHg），使胃气囊充气（血管钳将此管腔夹闭，用于橡胶三腔二囊管）然后将三腔管向外牵拉，感觉有中等度弹性阻力时，表示胃气囊已压于胃底部。再以0.5kg重沙袋通过滑车持续牵引三腔管，以达到充分压迫之目的； （2）经观察仍未能压迫止血者，再向食管囊内注入空气100～150ml（囊内压4～5.33kPa即30～40mmHg），以直接压迫食管下段的曲张静脉； （3）定时由胃管内抽吸胃内容物，以观察有否继续出血，并可自胃管进行鼻饲和有关治疗
13	整理	用纱布擦拭血迹及分泌物； 撤弯盘和治疗巾于车下层、脱手套； 协助病人取舒适卧位，整理床单位，询问病人感受，给予指导，洗手； 回治疗室处理用物
14	拔管	出血停止24h后，取下牵引沙袋并将食管气囊和胃气囊放气，继续留置于胃内观察24h，如未再出血，可嘱病人口服液状石蜡10ml，然后抽尽双囊气体，缓缓将三腔管拔出

【注意事项】

1. 插管应在呕血间歇进行，取得病人配合，以免引起胃液反流进入气管引起窒息。

2. 注意检查气囊是否漏气。

3. 橡胶三腔二囊管需要以止血钳夹住气囊注气口以免漏气。

4. 插管过程中若发现病人出现咳嗽、呼吸困难或脸色发绀等现象，表明胃管误入气管，应立即停止插管，拔管，休息片刻再重新插入。

5. 检查气囊内压力 1 次 /2～3h，如压力不足应及时注气增压。食管囊放气并放松牵引 1 次 /12～24h，同时将三腔管再稍深入，使胃囊与胃底黏膜分离，放气前先口服液状石蜡 10ml，以防胃底黏膜与气囊粘连或坏死。30min 后再使气囊充气加压。

6. 牵引沙袋不宜过重，压迫 24h 后放气减压，防止压迫过久导致胃肠黏膜糜烂以及鼻翼压迫性坏死。

【知识点小结】

1. 三腔二囊管压迫止血法用来抢救哪种病人？
食管、胃底静脉曲张破裂大出血病人。

2. 三腔二囊管插管长度为多少？
三腔二囊管从食管囊下端开始，从病人发际到剑突，大约 65cm。

3. 插管过程中若发现病人出现咳嗽、呼吸困难或脸色发绀等现象如何处理？
表明胃管误入气管，应立即停止插管，拔管，休息片刻再重新插入。

4. 三腔二囊管压迫止血法胃气囊注气量是多少？
200～300ml。

5. 三腔二囊管压迫止血法食管囊注气量是多少？
100～150ml。

6. 出血停止 24h 后，三腔二囊管可以立即拔除，是否正确？
出血停止 24h 后，取下牵引沙袋并将食管气囊和胃气囊放气，继续留置于胃内观察 24h，如未再出血，可嘱病人口服液状石蜡 10ml，然后抽尽双囊气体，缓缓将三腔管拔出。

7. 为了三腔二囊管插管顺利，应采取哪些有效措施？
用液状石蜡充分润滑三腔二囊管，在插管前嘱病人口服 10ml 液状石蜡。

【临床案例题目】

1. 霍某，女性，53 岁。反复呕血 1 年，1d 前进食油炸食物后突然呕血 800ml。病人精神紧张，查体示贫血貌，T 36.8℃，P 96 次 /min，BP 82/60mmHg，心肺无特殊，腹软，蛙状腹，脾肋下 3cm，移动性浊音（+）。纤维胃镜检查诊断为食管曲张静脉出血。请给予相关处理。
考核重点：
（1）三腔二囊管压迫止血法。

（2）静脉输液。

（3）静脉穿刺。

（4）吸氧术。

2．万某，男性，55岁。有慢性乙型病毒肝炎病史10年，近1年来常有腹胀不适感，在进食较油腻食物后容易出现腹泻。晚间外出进餐后约3h，出现腹痛，伴有频繁呕吐及腹泻，呕吐为胃内容物。半小时前在呕吐时突然呕出暗红色液体约400ml，并有头晕、心慌感，以"上消化道出血"诊断入院。入院后又呕吐鲜红色血液约300ml，病人精神倦怠，面色苍白。查体：T 36.8℃，P 102次/min，R 18次/min，BP 96/64mmHg；神志清醒，皮肤黏膜无黄染，前胸可见蜘蛛痣2个；腹部平坦，腹壁未见明显静脉曲张，柔软无压痛，在右锁骨中线肋缘下约1.5cm处触及肝下缘，质硬，无触痛；在左锁骨中线肋缘下约2cm处触及脾脏下缘，中等硬度、无触痛，无移动性浊音，肠鸣音活跃；双下肢无水肿。请给予相关处理。

考核重点：

（1）吸氧术。

（2）静脉输液。

（3）三腔二囊管压迫止血法。

（4）静脉采血。

3．周某，女性，54岁。肝炎后肝硬化8年，长期以来自觉肝区胀痛，食欲差，厌油腻，乏力。今晨突然大量呕血3h入院。呕血前1h曾进食油条、烧饼，呕血量约600ml。查体：T 35.8℃，P 120次/min，R 28次/min，BP 80/54mmHg。病人表情淡漠，面色苍白，四肢湿冷，巩膜黄染，肝掌。腹部膨隆，肝缘肋下2cm，质地硬，有轻压痛，脾未触及，腹部移动性浊音。B超示肝硬化波形，诊断为门脉高压伴食管-胃底静脉曲张、破裂。请给予相关处理。

考核重点：

（1）静脉输液。

（2）三腔二囊管压迫止血法。

（3）吸氧术。

【操作评分标准】

三腔二囊管压迫止血法操作评分标准

项目		评分细则	满分	得分	备注
查对、评估、解释 （0.5分）	01	核对病人身份	0.1		
	02	评估病情：检查鼻腔情况	0.2		
	03	解释操作目的、取得配合	0.2		
医生、物品、 病人准备 （2.1分）	04	消毒双手	0.2		
	05	核查无菌物品	0.2		
	06	清醒病人平卧位，头偏向一侧，昏迷病人去枕仰卧位	0.5		

续表

项目		评分细则	满分	得分	备注
医生、物品、病人准备（2.1分）	07	清洁鼻腔	0.1		
	08	检查三腔二囊管通畅性	0.3		
	09	润滑三腔二囊管前端	0.4		
	10	测量三腔二囊管插入长度方法正确	0.4		
胃管（6.6分）	11	插管手法正确	2.3		
	12	指导病人放松、深呼吸、配合插管（昏迷病人协助正确插管方法）	0.6		口述
	13	插管长度正确	1.0		
	14	验证三腔二囊管在胃内：抽吸到胃液、听气过水声两种方法任选一种	1.5		
	15	看三腔二囊管是否盘在口腔	0.2		
	16	胃囊注气量准确	0.2		
	17	食管囊注气量准确	0.2		
	18	止血充分	0.2		
	19	三腔二囊管固定牢固	0.2		
	20	固定方法正确	0.2		
整理（0.6分）	21	给予指导注意事项	0.1		
	22	使用后物品处理正确	0.1		
	23	消毒双手	0.4		
人文关怀（0.2分）	24	有爱伤观念，动作轻稳、与病人沟通语言文明，态度和蔼	0.2		
总分			10.0		
如严重违反无菌原则(以下任意一项或多项),在总分上扣除5分(请打勾) □ 操作中无菌用物污染后直接使用 □ 物品损坏,继续操作,后续操作不得分				是否扣分 □是 □否	

基础护理操作五

注 射 法

【概念】

1. 皮内注射法（intradermic injection，ID）　将少量药液注入表皮和真皮之间的一种方法。

2. 皮下注射法（hypodermic injection，H）　将少量药液注入皮下组织内的方法。

3. 肌内注射法（intramuscular injection，IM）　将药液注入肌内组织的方法。

【目的】

安全将生物制剂注射入病人体内，以减轻病人痛苦。

【用物】

注射器、针头、大小密封瓶及大小安瓿、基础治疗盘（图 5-1～图 5-5）。

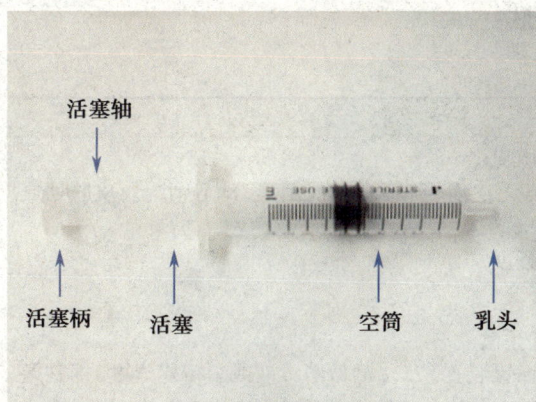

图 5-1　注射器

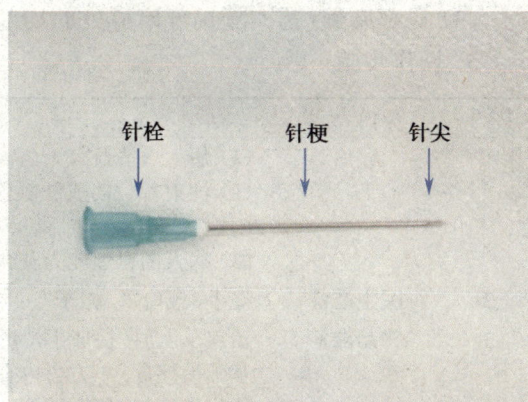

图 5-2　针头

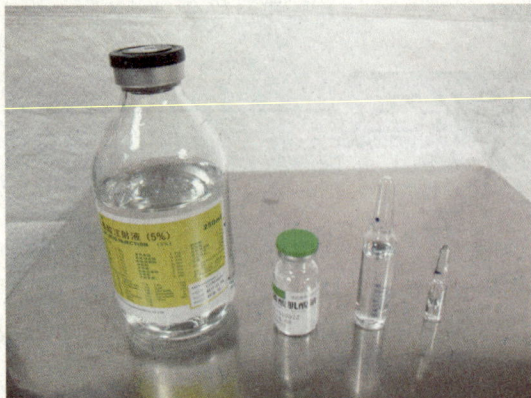

图 5-3　大小密封瓶及大小安瓿

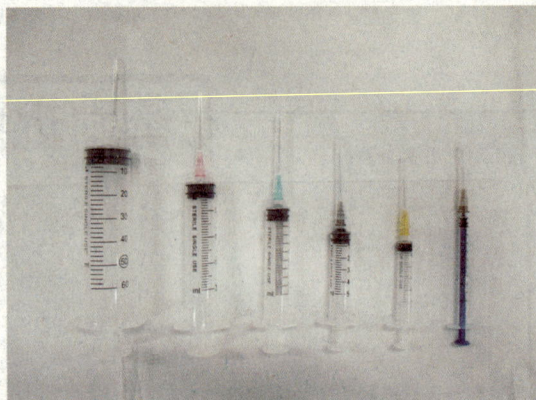

图 5-4　不同规格注射器

【分类】

(一) 皮内注射法

1. 适应证

(1) 手术前麻醉。

(2) 过敏试验。

(3) 预防接种。

2. 注射部位

(1) 皮内试验：常选用前臂掌侧下端，因该处皮肤较薄，易于注射，且此处肤色较淡，易于辨认局部反应。

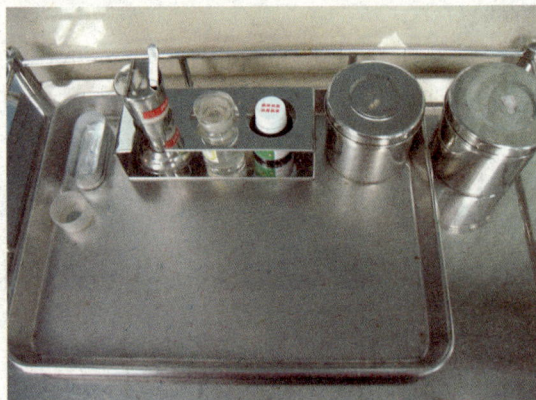

图 5-5　基础治疗盘

(2) 预防接种：常选用上臂三角肌下缘部位注射。

(3) 局部麻醉：需实施局部麻醉处的局部皮肤。

3. 操作步骤

序号	内容	操作要求
1	评估	(1) 病人病情及有无药物过敏史； (2) 注射部位的皮肤颜色，有无皮疹、炎症、硬结、瘢痕、痣等情况及皮肤划痕阳性； (3) 病人的自理能力及合作程度
2	医生准备	洗手、戴口罩、帽子
3	物品准备	治疗车上层：快速手消毒剂、手套 基础治疗盘：小方盘内有无菌镊装置、75% 酒精消毒液或酒精棉球罐、棉签罐或袋装棉签、肾上腺素、砂锯。另备 1ml 注射器 1 支、治疗巾 1 块、皮试液或药液； 治疗车下层：套黄色及黑色垃圾袋的垃圾桶各 1 个、锐器盒 1 个 携物至病人床前
4	查对	呼唤病人姓名、查看手腕带、药液（药液需双人查对药名、药物浓度、剂量、用法、用药时间、失效期）（操作前查对）

序号	内容	操作要求
5	解释	向病人介绍自己、简要说明操作流程,出现不适及时通知医务人员
6	摆体位	协助病人摆平卧位、端坐位或半坐卧位,暴露注射部位,铺治疗巾
7	选择注射部位	依据治疗情况选择注射部位
8	消毒	蘸75%酒精消毒液,以注射点为圆心,覆瓦式环形消毒,消毒直径6~8cm,消毒皮肤两遍(图5-6、图5-7)

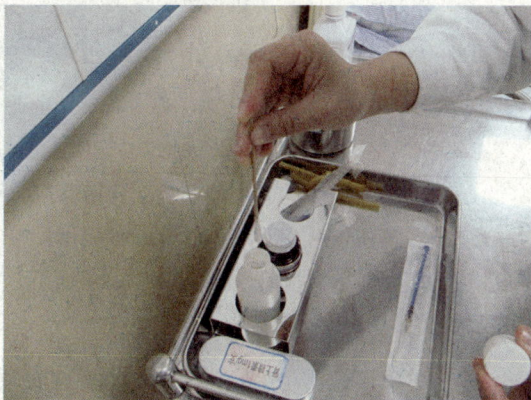

图 5-6　蘸 75% 酒精消毒液

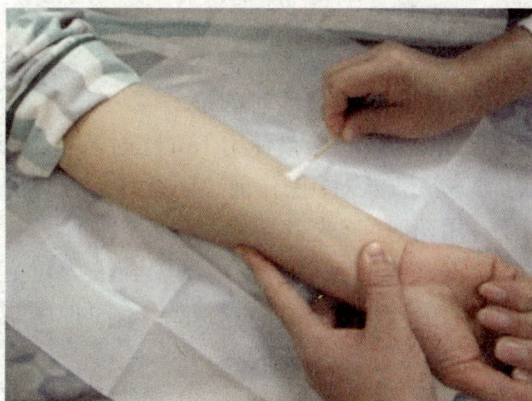

图 5-7　消毒皮肤

序号	内容	操作要求
9	排气	先回抽针梗内药液,垂直排气至乳头,排空注射器内空气,调整针尖朝向污物缸,排气时针尖距离污物缸至少10cm,排出针梗内气体,最后平持注射器,以药液不滴出为宜
10	注射	再次核对药名、药物浓度、剂量、用法、用药时间、失效期;左手绷紧前臂掌侧皮肤,右手平持注射器,示指固定针栓,针尖斜面向上,进针前再次呼唤病人姓名(操作中查对),与皮肤成5°进针,待斜面刺入皮肤即可(针尖斜面必须全部进入皮内,以免药液漏出),注入0.1ml药液,使局部形成一圆形隆起皮丘,拔针(标准皮丘直径1cm,圆形隆起,皮肤变白,毛孔变大)(图5-8)

续表

序号	内容	操作要求
10	注射	

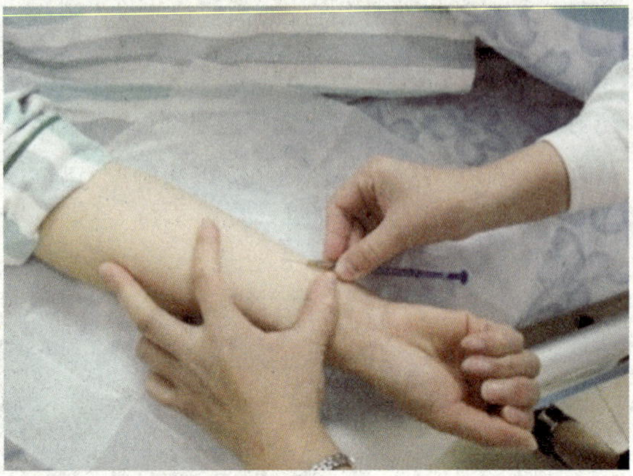

图 5-8 皮内注射法

序号	内容	操作要求
11	核对与整理	再次核对（操作后查对），清理用物，整理床单位，洗手
12	观察与记录	按时观察皮肤局部变化并记录： （1）皮内试验结果判断 ①阴性：局部皮丘无变化，周围不红肿，无红晕，无自觉症状。 ②阳性：局部皮丘隆起，出现红晕硬块，直径大于 1cm，或周围出现伪足、痒感。严重时出现过敏性休克。 （2）应嘱咐病人 30min 内不可离开病房，不可剧烈运动，如有不适应立即通知医务人员

4. 注意事项

（1）经常注射者应每次更换注射部位。

（2）注射少于 1ml 药液时必须使用 1ml 注射器，保证药液剂量准确。

（3）注射法要求三查八对：操作前、中、后查；查对病人床号/手腕带、姓名、药名、药物浓度、剂量、用法、用药时间、失效期。

5. 青霉素 G 皮试液的配制　皮内试验药液为每毫升含 100～500IU 青霉素 G 等渗盐水，以 0.1ml（含 10～50IU）为注入标准。上海地区规定 20IU 为注入标准，北京地区为50IU。

（1）以 80 万 U 青霉素为例：青霉素 80 万 IU/瓶：20IU/次或 50IU/次。

80 万青霉素加生理盐水溶解至 4ml（20 万 IU/ml）；

取上液 0.1ml+生理盐水至 1ml（2 万 IU/ml）；

取上液 0.1ml+生理盐水至 1ml（2 千 IU/ml）；

取上液 0.1ml 或 0.25ml+生理盐水至 1ml（200IU/ml 或 500IU/ml）；

取上液 0.1ml 进行皮试（即 20IU 或 50IU）

（2）以 40 万青霉素为例：青霉素 40 万 IU/瓶：20IU/次或 50IU/次。

40 万青霉素加生理盐水溶解至 2ml（20 万 IU/ml）；

取上液 0.1ml+生理盐水至 1ml（2 万 IU/ml）；

取上液 0.1ml+生理盐水至 1ml（2 千 IU/ml）；

取上液 0.1ml 或 0.25ml+ 生理盐水至 1ml（200IU/ml 或 500IU/ml）；

取上液 0.1ml 进行皮试（即 20IU 或 50IU）

6. 头孢菌素（先锋霉素）过敏试验

（1）皮内试验液的配制：取先锋霉素 0.5g，加生理盐水 10ml，稀释为 50mg/ml。取 0.1ml，加生理盐水至 10ml（0.5mg/ml）即得。

（2）试验方法：取皮内试验液 0.05～0.1ml（含 0.025～0.05mg）皮内注射，30min 后观察结果。

7. 疫苗接种　我国已经纳入儿童计划免疫疫苗有卡介苗、脊髓灰质炎疫苗、百日咳 - 白喉 - 破伤风联合疫苗、麻疹疫苗、乙肝疫苗 5 种，可以预防 7 种疾病。开展 20 多年计划免疫使传染病得到有效控制。20 世纪 80 年代，我国成功消灭天花，2000 年 10 月 29 日，中国宣布进入无脊髓灰质炎时代。我国儿童计划免疫疫苗及作用见表 5-1。

表 5-1　我国儿童计划免疫疫苗及作用

年龄	接种疫苗	可预防的传染病
出生 24h 内	乙型肝炎疫苗（1）	乙型病毒性肝炎
	卡介苗	结核病
1 月龄	乙型肝炎疫苗（2）	乙型病毒性肝炎
2 月龄	脊髓灰质炎糖丸（1）	脊髓灰质炎（小儿麻痹）
3 月龄	脊髓灰质炎糖丸（2）	脊髓灰质炎（小儿麻痹）
	百白破疫苗（1）	百日咳、白喉、破伤风
4 月龄	脊髓灰质炎糖丸（3）	脊髓灰质炎（小儿麻痹）
	百白破疫苗（2）	百日咳、白喉、破伤风
5 月龄	百白破疫苗（3）	百日咳、白喉、破伤风
6 月龄	乙型肝炎疫苗（3）	乙型病毒性肝炎
8 月龄	麻疹疫苗	麻疹
1.5～2 岁	百白破疫苗（加强）	百日咳、白喉、破伤风
	脊髓灰质炎糖丸（加强）	脊髓灰质炎（小儿麻痹）
4 岁	脊髓灰质炎糖丸（加强）	脊髓灰质炎（小儿麻痹）
7 岁	麻疹疫苗（加强）	麻疹
	白破二联疫苗（加强）	白喉、破伤风
12 岁	卡介苗（加强，农村）	结核病

注：括号中的数字表示接种针（剂）数。

（1）卡介苗（BCG）接种方法：新生儿出生后，需接种卡介苗和乙肝疫苗。卡介苗是一种用来预防儿童结核病的预防接种疫苗，是一种减去毒性和致病性的牛型结核杆菌，接种后可使儿童产生对结核病的特殊抵抗力。由于这一疫苗是由两位法国学者卡迈尔与介兰发明，为了纪念发明者，将这一预防结核病的疫苗定名为"卡介苗"。卡介苗接种常用方法有 3 种：皮内法、皮上划痕法和内服法。

1）皮内注射法：注射部位在左上臂三角肌下端外缘，注射后应起一皮丘。结核菌素试验阴性者，所用菌苗每毫升含卡介苗 0.5mg 或 0.75mg，用 0.1ml 做皮内注射用，严禁注入皮下。此法阳转率高且稳定。皮内接种的菌苗浓度为每毫升含菌 0.5mg，每人接种剂量为 0.1mg（图 5-9）。

2）皮上划痕法：皮上划痕所用卡介苗是乳白色混悬液，每 1ml 内含菌量 50～75mg。在左上臂三角肌下端外缘，用酒精消毒皮肤，待干后，滴 2～3 滴摇匀的菌苗液，用消毒的针划一"井"字，各长 1～15cm，间隙 0.5cm，以出现红痕为宜，涂匀菌苗，使其渗入皮内，菌苗干后才可穿衣服。此法操作简单，易于普及和推广，局部反应轻，淋巴结反应较少。

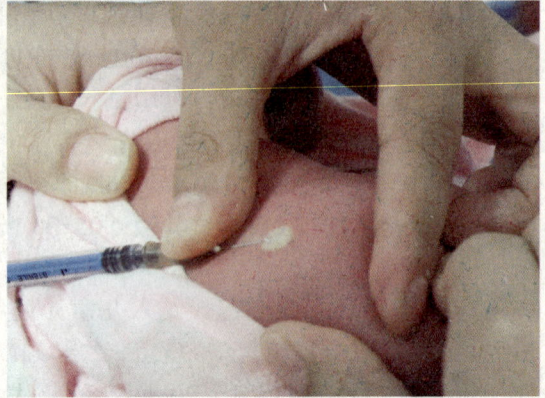

图 5-9 BCG 皮内注射法

3）口服法：只限于出生后 2 个月以内的婴儿。

以上 3 种方法中，皮内法和口服法阳转率较高。

当新生儿有发热，体温超过 37.5℃时，或者是早产儿、难产儿，有顽固性呕吐及显著消化不良时，或者小儿有湿疹、脓疱疹、流感等疾病时不能接种卡介苗，应待病情治愈后再打预防针。如果怀疑有先天性免疫缺陷的新生儿不能打任何预防针。

（2）破伤风抗毒素（TAT）过敏试验

1）破伤风概述：破伤风（tetanus）一词来源于希腊语，表示"痉挛"，经常发生在创伤之后。如果机体伤口被厌氧的破伤风梭状芽孢杆菌感染，该细菌在缺氧环境下生长并产生外毒素引起急性、致死性神经系统疾病。

破伤风梭菌是梭菌属成员，革兰氏阳性厌氧菌。芽孢呈正圆形，位于菌体一端，使菌体呈鼓槌状。芽孢抵抗力极强，在自然界中分布广泛，土壤、人和动物的粪便中都能分离到。破伤风梭菌有菌体抗原和鞭毛抗原。本菌可产生两种外毒素，一种为破伤风溶血素（tetanolysin）只在培养初期产生，以后逐渐减少并消失。另一种为破伤风痉挛毒素（tetanospasmin）是一种神经毒素，与破伤风梭菌的致病性有关，即通常所指的破伤风毒素。

发生机制是破伤风毒素与中枢神经系统抑制突出前膜的神经节苷脂结合，阻断该突触释放抑制性介质，运动神经元抑制解除，骨骼肌持续兴奋，发生痉挛，发病后症状明显，病人常见机体痉挛、四肢强直、角弓反张，最终因窒息或呼吸衰竭而死亡。

2）免疫程序：疫苗首次接种在婴儿出生后满 2 个月，以后满 4 个月，满 6 个月，分别接种 1 次作为基础免疫，随后在满 15～20 月龄及入学前要追加 1 次免疫。并在 11～12 岁时给予 1 次加强免疫，以后每 10 年再给予 1 次加强免疫。成年人在未接种过破伤风疫苗的情况下，也要给予 3 次的基础免疫，以后每隔 10 年给予 1 次加强免疫，以达到预防的作用（图 5-10）。

①皮内试验液的配制

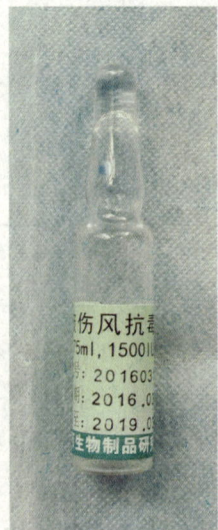

图 5-10 破伤风抗毒素药液

②试验方法

✓ 规格：0.75ml/1 500IU

✓ 配制方法：取 0.1ml+0.9%NS0.9ml

✓ 皮试浓度：200IU/ml

✓ 注射单位：0.05ml/10IU

✓ 观察时间：30min

③皮内试验结果判断

✓ 阴性：局部皮丘无变化，全身无反应

✓ 阳性：局部皮丘红肿硬结，直径大于 1.5cm，红晕超过 4cm，有时出现伪足、痒感。全身反应同青霉素全身变态反应。

✓ 全身变态反应：表现与青霉素变态反应类似，以血清病型反应多见。

脱敏的基本原理是：小剂量注射时变应原所致生物活性介质的释放量少，不至于引起临床症状；短时间内连续多次药物注射可以逐渐消耗体内已经产生的 IgE，最终可以全部注入所需药量而不致发病。

对皮试结果阳性者，可采用脱敏法（表 5-2）。

表 5-2 TAT 过敏试验阳性脱敏法

次数	皮试液剂量	注射方法	观察时间
第一次	0.2ml	皮下注射	30min
第二次	0.4ml	皮下注射	30min
第三次	0.8ml	皮下注射	30min
第四次	余下	皮下注射	30min

在脱敏注射的过程中，应密切观察病人反应。

TAT 过敏试验操作要点或标准：

✓ 准确稀释皮试液，1ml 注射器抽取 TAT 药液 0.1ml，加入 0.9ml 生理盐水稀释至 1ml。

✓ 将用物备齐携至床边，核对病人身份。向病人解释，以取得合作。

✓ 皮试前详细询问有无过敏史。

✓ 选取前臂掌侧下段，75% 酒精棉签消毒皮肤待干，左手绷紧皮肤，右手持注射器，使针头斜面向上，与皮肤成 5º 刺入皮内。

✓ 待针头斜面进入皮内后，放平注射器，注入药液 0.1ml。药量要准确，使局部形成一圆形隆起的皮丘，皮肤变白，毛孔变大。

注射完毕，迅速拔出针头，切勿按揉。清理用物，按时观察反应。

（3）麻疹疫苗

1）概述：麻疹通过飞沫由呼吸道传播，很少引起亚临床疾病。其典型三联征为咳嗽、鼻炎和结膜炎，具有诊断性皮疹。麻疹常见并发症有支气管炎、中耳炎、腹泻和脑炎。麻疹疫苗是一种活的减毒麻疹病毒，麻疹疫苗是较理想预防麻疹发作的疫苗，疫苗接种已显著降低麻疹死亡率。在 12～15 月龄时接种，有 95% 儿童可产生抗体。一般对大龄儿童实行 2 次接种以提高抗体阳转率。抗体滴度与保护作用有关，并且可能终生有效。

2）接种方法：通过对皮内、结膜、鼻内及气雾剂接种方法研究比较，气雾剂吸入是比较理想的接种方法,成功率达 90%～100%。但在小婴儿中因其不配合故不适用。气雾剂吸入可减少针头污染危险性。通过改变剂型可增加疫苗稳定性使其更容易保存。

（4）乙型肝炎疫苗

1）概述:1992 年世界卫生组织（WHO）建议,乙型肝炎高发国家应该把乙型肝炎疫苗的接种列入常规免疫程序。目前大约有 90 个国家已经实施。我国是乙肝高流行区大国,据 2006 年全国乙肝病毒血清学调查显示,HBsAg 携带率为 7.18%,较 1992 年的 9.75% 已明显下降,按照 WHO 分类标准,我国已从乙肝高流行区进入中流行区（8%>HBsAg 流行率>2%）。显然,乙肝疫苗接种功不可没。

2）免疫程序:一般要求在新生儿期按照 0-1-6 方法注射,即第一针后 1 个月接种第二针,6 个月后接种第三针（每次 15mg,生后立即及 1 月、6 月各注射 1 次）。进一步研究显示,0、1、6 组与 0、1、7 组和 0、1、8 三组间免疫效果无显著性差异。而对早产儿采用 1、2、7 月接种程序较 0、1、6 月的免疫应答效果佳（图 5-11、图 5-12）。

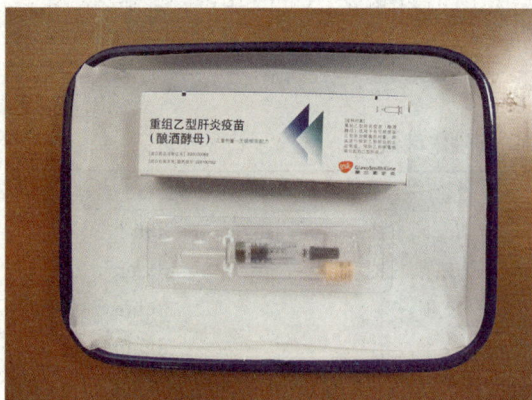

图 5-11 乙肝疫苗（儿童用）

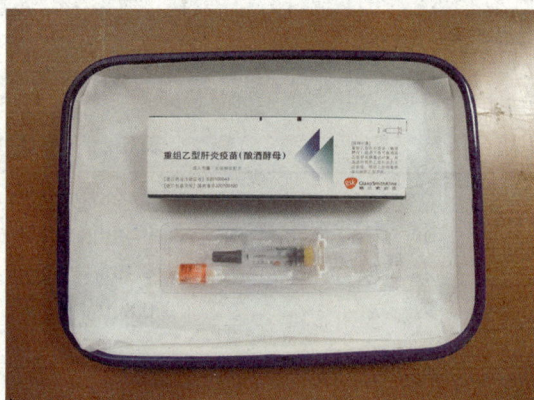

图 5-12 乙肝疫苗（成人用）

3）接种途径:皮下接种乙肝疫苗效果较差,皮内次之,肌内最佳,但血友病病人不可肌内接种,以免形成血肿。接种部位以上臂三角肌最佳,臂部效果较差,因臂部脂肪较厚,延缓疫苗进入血液循环,影响了吞噬细胞对抗原成分的提呈（图 5-13）。

8. 知识点小结

（1）皮内注射的适应证有哪些?

手术前麻醉、过敏试验、预防接种。

（2）注射法要求三查八对,其中三查指的是什么?

操作前、中、后查。

（3）注射法要求三查八对,其中八对指的是什么?

查对病人床号/手腕带、姓名、药名、药物浓度、剂量、用法、用药时间、失效期。

（4）皮内注射部位一般选择在哪里?

①皮内试验:常选前臂掌侧下端。

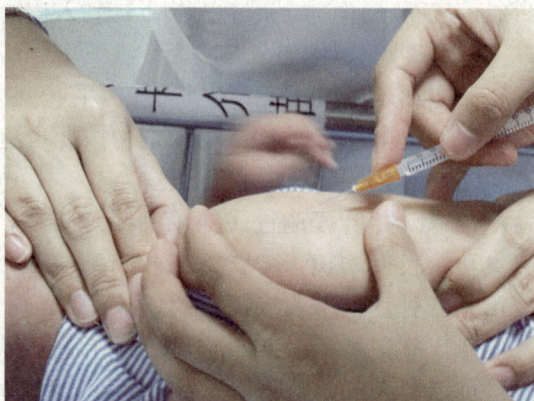

图 5-13 乙肝疫苗上臂三角肌肌内注射

②预防接种：常选上臂三角肌下缘。

③局部麻醉：需实施局部麻醉处的局部皮肤。

（5）皮内注射消毒液选择哪种？

75%酒精消毒皮肤两遍。

（6）青霉素过敏试验注射药液量是多少？需要使用多少容量的注射器？

0.1ml。需要使用 1ml 注射器。

（7）过敏试验注射完毕需用棉签按压注射点，是否正确？

不正确。

（8）青霉素过敏试验阳性反应表现有哪些？

局部皮丘隆起，出现红晕硬块，直径大于 1cm，或周围出现伪足、痒感。严重时出现过敏性休克。

（9）青霉素过敏试验皮内注射后应嘱病人注意哪些事项？

应嘱咐病人 30min 内不可离开病房，不可剧烈运动，如有不适应立即通知医务人员。

（10）出生 24h 内需要接种的疫苗有哪些？

乙肝疫苗、卡介苗。

（11）卡介苗接种方法有哪些？

皮内注射、皮上划痕法、口服法。

（12）TAT 皮试阳性病人，采用脱敏法如何实施？

次数	皮试液剂量	注射方法	观察时间
第一次	0.2ml	皮下注射	30min
第二次	0.4ml	皮下注射	30min
第三次	0.8ml	皮下注射	30min
第四次	余下	皮下注射	30min

（13）青霉素皮试液 0.1ml 中含有多少单位青霉素？

20IU 或 50IU。

9. 临床案例题目

（1）莫某，男性，24 岁。因右腕割裂伤入院，局麻下行清创缝合术。术后常规注射 TAT 1 500IU。病人主诉对青霉素过敏。若病人 TAT 皮试结果呈弱阳性，可采用何种处置措施？其原理是什么？

（2）李某，女性，40 岁，教师。病人主诉持续咽痛 3d，吞咽时疼痛加重，今日出现发热、头痛、全身无力（T 39.2℃）入院治疗，诊断为化脓性扁桃体炎。请为该病人行青霉素皮试操作。

（3）刘某，男，75 岁，退休工人。因右下肢红、肿、热、痛，高热，以右下肢蜂窝织炎收住院。既往有糖尿病病史 5 年，未给予规范治疗。查体：T 39.3℃，P 120 次/min，R 26 次/min，BP 120/55mmHg，病人既往有脑卒中史，左上肢、下肢肌力Ⅱ级，右上肢、下肢肌力Ⅲ级。诊断为右下肢蜂窝织炎、2 型糖尿病、脑卒中恢复期。请给予病人青霉素皮试、青霉素 80 万 IU 肌内注射。

（4）刘某，女性，28 岁。行"区域麻醉下乳房脓肿切开引流术"，平时身体健康，询问无麻醉药物过敏史,丁卡因过敏试验(-)。注药前回抽无血液后局部注入丁卡因 60mg 后 5min,病人突然出现眩晕、寒战、烦躁不安,继之四肢抽搐、惊厥,并迅速出现呼吸困难、血压下降、心率缓慢。请给予相关处理。

考核重点:

1)病人用丁卡因进行局部麻醉或行过敏试验和局部麻醉时

①皮内注射。

②皮下注射。

2)病人出现局麻药毒性反应后

①静脉输液。

②吸氧术。

(5)孙某,男性,23 岁。患急性扁桃体炎,医嘱予以青霉素 240 万 IU 静脉注射。皮试 5min 后病人出现胸闷、皮肤瘙痒、出冷汗、面色苍白、脉细速、血压下降等反应。请完成相关处理。

考核重点:

1)青霉素试敏——皮内注射。

发生变态反应后:

2)皮下注射 / 肌内注射。

3)静脉输液。

(6)王某,男性,23 岁。外出时被锈铁钉扎伤入院,处理伤口后,TAT 1 500IU 注射。对病人进行 TAT 过敏试验,呈阳性反应。给予小剂量多次脱敏疗法注射剩余药液。

考核重点:

1)皮内注射。

2)皮下注射。

【操作评分标准】

皮内注射操作评分标准

项目		评分细则	满分	得分	备注
评估 (0.2分)	01	评估病人及病情	0.1		
	02	评估注射部位	0.1		
准备、查对及解释 (3.0分)	03	环境准备正确	0.2		
	04	物品准备齐全(缺一样物品扣0.1)	0.4		
	05	物品有效(一样物品无效扣0.1)	0.4		
	06	戴口罩规范	0.2		
	07	戴帽子规范	0.2		
	08	洗手规范	0.2		
	09	药品双人核对	0.2		
	10	药液抽吸方法正确	0.4		
	11	药液抽吸剂量准确	0.4		

续表

项目		评分细则	满分	得分	备注
准备、查对及解释 （3.0分）	12	药液抽吸不污染	0.2		
	13	病人核对准确	0.1		
	14	解释到位	0.1		
体位及注射部位 （1.0分）	15	体位摆放正确	0.4		
	16	注射部位正确	0.4		
	17	注射部分无瘢痕、炎症、硬结	0.2		
消毒 （0.8分）	18	消毒方法正确	0.4		
	19	消毒范围正确	0.4		
注射及核对 （3.8分）	20	排气方法正确	0.2		
	21	药液内无气泡	0.2		
	22	持针方法正确	0.4		
	23	进针前再次核对准确	0.2		
	24	绷皮方法正确	0.4		
	25	消毒区域无污染	0.2		
	26	注射方法正确	0.4		
	27	进针速度快	0.2		
	28	进针深度适宜	0.2		
	29	推药速度慢	0.2		
	30	注射药液完全	0.2		
	31	未使用棉签按压	0.2		
	32	拔针速度快	0.2		
	33	再次核对病人准确	0.2		
	34	再次核对药液准确	0.2		
	35	及时计时	0.2		
整理及观察 （0.8分）	36	整理用物规范	0.2		
	37	洗手规范	0.2		
	38	记录及时、准确	0.2		
	39	观察用药后病人反应	0.2		
无菌观念（0.2分）	40	无菌观念强	0.2		
爱伤观念（0.2分）	41	爱伤观念强	0.2		
总分			10.0		
如严重违反无菌原则（以下任意一项或多项），在总分上扣除5分（请打勾） □ 操作中无菌用物污染后直接使用 □ 物品损坏，继续操作，后续操作不得分			是否扣分 □是　□否		

（二）皮下注射法

1. 研究进展

（1）低分子肝素皮下注射进展：低分子肝素（low molecular weight heparin，LMWH）是由肝素裂解和纯化后得到低分子量肝素（相对分子质量2 000～10 000Da）组成的混合物，是一种糖胺聚糖。与肝素相比，LMWH 不需要持续静脉滴注，经皮下注射吸收完全，生物利用度可达 90%，半衰期较长，为 3～5h，血小板减少症发生率较低，出血不良反应较少，对白陶土部分凝血活酶时间（KPTT）、凝血酶时间（TT）影响小，一般不需要检测凝血指标。低分子肝素主要用于预防和治疗静脉血栓、防治心血管疾病（如治疗不稳定型心绞痛和心肌梗死）、治疗急性缺血性脑卒中、体外循环和肾脏疾病血液透析者。除血液透析时采取血管内注射给药外，通常采取皮下注射给药。

低分子量肝素钙作用机制　低分子肝素有多种不同的生物效应，而它对凝血过程的影响效应最具有临床意义。作为一个直接抗凝剂，它作用于凝血过程不同阶段。低分子肝素的抗血栓和抗凝血作用相互独立，通过与抗凝血酶 Ⅲ 及其复合物结合，加强抗凝血酶 Ⅲ 对 Xa 因子的灭活而起抗凝作用，而对 Ⅱa 抑制作用相对较弱，故低分子肝素的最大作用是在凝血过程初始阶段，抗凝效果呈明显量效关系。低分子肝素钙具有快速和持续抗血栓形成作用，由于其对血小板影响较小，故出血概率低，因此，用小剂量低分子肝素钙皮下注射时无需实验室检测，该药为抗凝血酶，它可以刺激血管内皮细胞释放组织型纤溶酶原活化剂（tissue type plasminogen activator, t-PA），从而可促进纤溶系统活性，还可活化纤维蛋白酶原前活化因子，对分解纤维蛋白原和纤维蛋白，降低血液黏稠度，改善血液流变学，均有显著效果。

1）注射前注射部位的处理

①热敷：注射前使用 50℃毛巾热敷注射部位 3min，可以促进血液循环，促进药物吸收，迅速降低局部血药浓度，降低皮下出血发生率。但如果病人发生皮下出血和瘀斑，48h 内不建议热敷，以免增加炎症反应，加重出血。

②按摩：注射前按摩局部皮肤 2min，皮肤发红后，再常规消毒注射部位皮肤，垂直进针。按摩可加速血液循环，使皮下毛细血管扩张，加速局部血液循环，促进药物吸收，使局部药物浓度较快降低，利于药物吸收使局部药物浓度较快降低，明显降低皮下出血发生率。同时避免由于皮下血肿形成而阻碍药物的有效吸收，提高了临床疗效。

③冷敷：利用空气锁定技术、注射前不抽回血、注射部位注射前局部冷敷 2min，可以减少皮下出血发生的次数及出血面积，减少疼痛。

2）注射部位：传统皮下注射法常用部位为三角肌下缘、上臂外侧、腹部、后背，大腿外侧方。

①上臂三角肌下缘：作为传统皮下注射部位，上臂三角肌下缘注射范围小，皮下脂肪层相对薄，反复注射易形成硬结，影响药物吸收；同时该部位皮下组织菲薄，如以 30°～40° 注射，针头易刺入肌层，肌层毛细血管丰富，低分子肝素为抗凝药物，刺破后易形成深部血肿，引起胀痛，机化后形成硬结。皮下出血可造成病人局部疼痛，较大面积出血和血肿使病人产生紧张心理，影响药物吸收而影响治疗效果。

②腹部皮下注射：腹部皮下脂肪多，毛细血管相对少，皮下注射面积大，温度恒定，药物吸收快，不受运动影响，便于操作，特别适宜卧床休息病人。故可作为皮下注射低分子肝素的首选部位。

● 脐旁两侧与脐周上下

传统腹壁皮下注射范围为距脐周 5cm 环形区域，两次注射间距 2cm，同时避开皮肤破损处、手术瘢痕及有斑或痣的部位。多采取以脐部为中心，画"+"字线将腹部分成 4 个象限，每个象限顺时针方向上下错开标上 A、B、C、D 4 个不同部位，注射时自病人腹壁从左向右、自上而下 4 个象限顺时针轮换注射。或在脐上下 5cm、左右 10cm 范围内（脐周 1cm外），以脐部为中点，呈"+"字分布，将腹部分成 4 个象限 10 个区域，每个象限内两个区域如A1、A2；B1、B2；C1、C2；D1、D2，脐上下分别为 E1、E2 区域，注射时自病人腹壁按照从左向右、从上而下顺序在相应部位注射，保证 5d 内注射部位不重复，优于随机轮换注射部位的注射方法。

- 脐上区与脐下区

平脐划一条水平线，脐上侧 U 状注射区域为脐上区，脐下 U 状注射区域为脐下区，U 形开口朝向水平线。上腹部 U 状区域多为扎腰带处，皮肤、肌肉长时间受腰带摩擦、挤压，使皮肤变得粗糙，注射时难以捏起皮肤形成皱褶，且进针时皮肤韧性大、阻力大，难以快速进针，使疼痛感增加。脐下 U 状区域注射较脐上 U 状区域注射出血少。

- 左下腹壁注射

仅行左下腹皮下注射，考虑腹腔脏器解剖位置的关系，左下腹较右下腹不易伤及脏器，相对较安全。

3）进针方法

①固定皮肤

- 提捏腹壁皮肤形成皮褶

目前学者多采用左手拇指、示指捏起注射部位腹壁皮肤形成皮褶，在皮褶最高点垂直进针的方法。此方法可使毛细血管松弛弯曲，不易受到破坏。既对局部损伤小血管起直接按压作用，又可以有效防止注射后药物沿注射孔道反流，而且可使皮下间隙拉大，便于药物扩散、充分吸收；同时捏起部位与肌肉层隔开，防止药物刺激肌肉层毛细血管，减轻药物的刺激痛，有效减少皮下出血发生率。

- 绷紧皮肤

采取绷紧皮肤垂直进针法并指导病人鼓腹注射低分子肝素，其皮下出血及疼痛程度显著轻于提捏腹部皮肤形成皱褶的垂直注射法。皮肤绷紧可能相对阻断皮肤末梢神经传导，病人疼痛明显减轻，且操作方便。而捏起腹部皮肤形成皱褶的垂直进针法，因为皮肤处于松弛状态，进针时皮肤随之下移，针头难入皮肤，使进针时间延长，病人疼痛感较强；且在整个操作过程中，左手始终使皮肤保持皱褶，令操作不便。

- 垂直注射屏气法

垂直注射低分子肝素时，让病人屏住呼吸，可避免因注射时针头局部滑动而增加局部毛细血管损伤可能性，减少皮下出血和疼痛。

②进针角度：垂直进针法皮下注射组疼痛反应和皮下出血状况均低于注射针头与皮肤成 30°～40°斜面向上刺入传统皮下注射组。目前比较公认采用垂直进针法。垂直注射进针行程短、可减少对腹壁皮下组织损伤，使药物完全进入深层皮下组织，药物吸收较好，局部药物浓度迅速降低，硬结、瘀斑出现少。另外，注射时如果针头与皮肤不垂直，内外穿刺点不在同一位置，只按住皮肤表层针眼，有可能发生皮下淤血或血肿。

Z 路径注射法是以左手环指和中指将皮肤及皮下组织由下向上或由内向外移 2cm，左手示指与拇指将侧移的皮肤捏起，右手持针在皱褶顶部垂直进针约 1cm，回抽无回血后，缓慢注射药液，拔针后迅速松开左手，此时皮肤和皮下组织的位置还原，使针道关闭，针刺通道为Z形。Z路径皮下注射法有效防止药液外渗,减轻肿胀、硬结、皮下出血及疼痛程度。

③进针深度:根据病人腹壁厚度,多为针梗1/2～2/3。

4)推注时间

①推注10s后停留10s:停留针尖可以避免针尖残留的低分子肝素在拔针时进入浅表皮下组织,减轻局部刺激、减少皮下出血发生率和出血面积。推注药液时间缩短,病人紧张情绪得以缓解,更易于被病人接受。

②推注30s:延长低分子肝素注射时间可有效降低注射部位皮下出血发生率及出血面积。减慢注射速度可减少由于注射压力所造成的组织损伤,同时药液可得到充分吸收。低分子肝素皮下注射所致局部出血与其注射后局部浓度高有很大关系。减慢注射速度可使药液得到充分吸收,从而降低其局部浓度,减少皮下出血发生。

采用推注时间为30s或推注10s后停留10s的方法,与单纯药液推注10s比较,可降低注射后皮下出血发生率及出血面积;但推注时间30s和推注时间为10s并停留10s的方法所致皮下出血发生率和出血面积结果比较无明显差异。

5)按压方法

①按压时间

● 不按压

拔针后若用棉签压迫,增加了药物对注射局部的刺激和挤压,易引起周围毛细血管破裂出血,致使局部产生淤血、瘀斑。垂直进针疼痛轻,再加上针头细,拔针后不会引起皮肤表面出血,故无需棉签压迫,减少出血发生率及出血程度。

● 按压10min

经皮冠状动脉介入术(PCI)后皮下注射低分子肝素病人,注射后局部压迫时间应≥10min才可有效降低皮下出血发生率。

● 贴敷按压

与普通输液敷贴比较,低分子肝素注射后局部应用云南白药贴敷,具有缩短凝血时间、凉血、止血、镇痛等功效。将云南白药粉末涂撒在输液护贴上,按压注射部位3min,力度以皮肤下陷1cm为度,局部贴敷12h,能有效降低皮下出血发生率,并能减轻其出血严重程度。

②按压力度:注射后局部按压力度以皮肤下陷1cm为宜。老年人压迫力度以皮肤不下陷至略下陷,但下陷不超过0.5cm为宜。

6)并发症

①皮下出血:正常情况下,人体内凝血系统和抗凝血系统维持动态平衡,当动态平衡失调,机体产生出血倾向或血栓形成,人体凝血时间延长超过正常范围时,或因为外力使皮下毛细血管破裂,皮肤会出现以下改变:直径小于2mm出血面积称为瘀点,直径3～5mm出血面积称为紫癜,直径大于5mm出血面积称为瘀斑,片状出血并伴有皮肤显著隆起称为血肿,以上改变统称皮下出血。皮下出血是因为抗凝药物注入皮下,局部药液浓度高,加之针头刺入皮下时损伤少部分毛细血管,造成毛细血管破裂,血液溢到皮肤表层淤滞而成。

导致皮下注射部位瘀斑是常见不良反应,观察中发现出血面积可高达8cm×10cm,此外,还会出现皮下血肿和疼痛、注射部位发红、皮肤瘙痒等,严重时会出现硬结和坏死,造成病人紧张心理,引起误解,不利于康复。低分子肝素钙经皮下注射引起局部皮下出血、血肿形成,可能与蘸有药液的针尖误伤肌肉层毛细血管有关,因该药的抗凝特性,导致局部皮下出血。注射时进针过深,则注入肌层引起深部血肿,机化后形成硬结。低分子肝索钙皮下注射的生物利用度接近 100%,而肌内注射利用度会下降,同时,肌内注射时引起疼痛,皮下血肿及硬结的症状更明显。低分子肝素钙注射和吸收过程均可破坏毛细血管壁,引起毛细血管破裂出血,形成局部瘀斑和硬结。

影响因素包括:

- 体位

✓ 仰卧屈膝位

不同腰围病人皮下组织疏松程度不同,让病人取仰卧屈膝位时易捏起皮肤使之形成皱褶,使毛细血管松弛弯曲,不易受到破坏,可减少皮下出血。

✓ 鼓腹

注射时操作者用左手拇指、示指绷紧皮肤,垂直进针前指导病人鼓腹,其皮下出血及疼痛程度显著轻于提捏腹部皮肤形成皱褶的垂直注射法。

- 呼吸运动

注射时病人取屈膝仰卧位,屏住呼吸,避免腹壁随呼吸产生运动,可减少注射时针尖滑动,减少局部毛细血管损伤,有效降低皮下出血发生率,同时注射压迫时间也可适当缩短,从而减少工作量。

- 年龄

发生皮下淤血和性别、年龄有关,女性多于男性,年龄偏大者多见。老年人因毛细血管脆性增加,皮下脂肪较少,按压力度大和时间长都会加重毛细血管损伤,致使部分药液被挤压到毛细血管周围,导致出血,形成瘀斑。故应在注射毕拔出针头后,用棉签迅速轻轻压迫针眼,力度以皮肤不下陷至略下陷,但下陷不超过 0.5cm 为宜。按压时间为 1～2min,最大限度降低出血发生率,减轻注射部位出血程度。如果老年人患心脑血管疾病时常联合应用阿司匹林等抗凝药,会影响血小板聚集,老年人血管脆性大,药物代谢排泄率降低,比其他人群更易发生出血,故局部压迫时间以 5～6min 为宜,按压力度以皮肤下陷 0.5cm 为宜,并避免揉搓和热敷,以免血管扩张引起出血。

低分子肝素注射后导致皮下瘀斑治疗措施,宜尽早使用水胶体敷料治疗,其特殊高分子材料,有利于改善局部组织微循环,加快吸收渗出液,从而消除局部淤血。

②皮肤发红、瘙痒和硬结:对于皮肤发红、瘙痒等症状,碘伏擦拭可减轻症状。采用欧莱凝胶涂擦患部,可促进硬结消散,减轻局部疼痛。欧莱凝胶通过减少毛细血管壁小孔直径而起到对毛细血管壁的封闭作用,减少从毛细血管流入组织间的液体而减轻水肿,且可以阻断疼痛所引起的炎性递质释放,从而缓解软组织肿胀、疼痛,具有解热、抗炎、镇痛作用。使用方法为用温水洗净硬结周围皮肤,注射点常规消毒,将欧莱凝胶均匀涂于硬结局部,每天 4 次,每次按摩 1～2min,6d 为 1 个疗程。

③疼痛:局部冷敷不能减少瘀斑发生,也不能缩小瘀斑面积,但能减轻病人疼痛。

(2)胰岛素皮下注射进展:自 Bending 和 Best 于 20 世纪 20 年代发现并首次在临床应用胰岛素以来,胰岛素在剂型、使用方法、给药形式及注射装置等方面均有很大发展。因胰岛素是一种多肽类药物,易被胃肠道酶降解,因此迄今为止胰岛素使用的主要途径仍为皮下注射。胰岛素正确注射是保证疗效的前提。

1）胰岛素皮下注射器具的改进

①一次性1ml注射器或玻璃注射器：需胰岛素剂量换算，针头与针管连接处存在0.06~0.10ml死腔，相当于2~4IU胰岛素，临床上剂量的准确性受到影响（图5-14）。

②一次性1ml胰岛素专用注射器：无需剂量换算，不会漏液，注射时疼痛轻，死腔为0.007ml，几乎可以忽略不计。但此类注射器只能抽取400IU/10ml装胰岛素，严禁抽取300IU/3ml装预混、短效胰岛素笔芯（图5-15）。

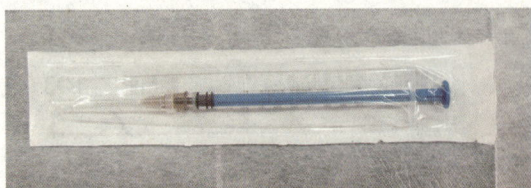

图5-14　一次性1ml注射器

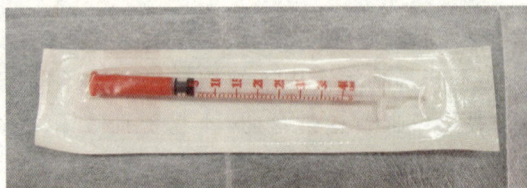

图5-15　胰岛素专用注射器

③胰岛素注射笔：目前临床上最广泛使用的是优伴Ⅱ和诺和笔注射器。其特点是注射疼痛感低，携带方便，剂量准确，无需换算单位。胰岛素注射笔以单位为刻度，转动一个刻度时可听到响声，病人可通过听觉来判断剂量，所以即使视力障碍病人，也能较好地使用胰岛素注射笔，误差率明显减小（图5-16）。

④胰岛素泵：能够模拟正常胰腺胰岛素分泌模式，按照机体需要进行程序化设置，24h持续向体内输注微量胰岛素，餐前再按照需要输注负荷量胰岛素使血糖得以稳定控制，有强化控制血糖的优势。胰岛素泵根据其结构分为闭环式和开环式两种。由于闭环式装置结构复杂、便携性差、费用高，现阶段国内外还是以使用开环式胰岛素泵为主。根据胰岛素泵所放置的部位可分为体外泵和植入泵。植入泵在一定程度上解决了体外泵使用不便的不足，腹腔内植入泵释放的胰岛素吸收更类似于生理状态，具有更好的发展前景（图5-17）。

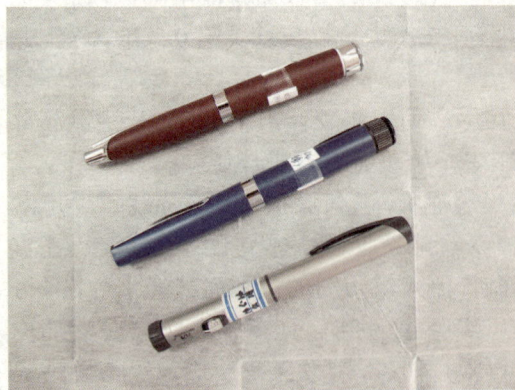

图5-16　胰岛素注射笔

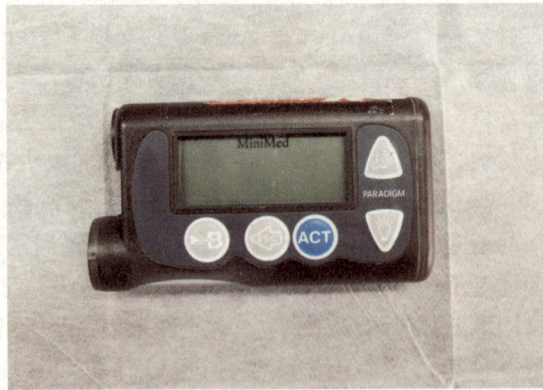

图5-17　胰岛素泵

⑤高压无针注射器：使胰岛素在高压驱动下，通过微孔以微型雾化的形式喷射至皮下并在皮下组织中扩散呈弥漫状分布，使药液吸收迅速而均匀，无需针头，对于惧怕针头而又必须注射胰岛素的病人是一个较好的选择。但这种装置价格昂贵、体积大、操作步骤复杂、携带和使用不便，临床上未广泛使用。

2）胰岛素皮下注射方法

①注射部位：长期以来胰岛素皮下注射部位多选用上臂、腹壁、股外侧、臀部。《中国糖尿病药物注射技术指南2011年版》推荐：在腹部，应避免以脐为中心，半径2.5cm圆形区域内注射；越靠近腰部两侧（即使是肥胖者），皮下组织的厚度也会逐渐变薄，容易导致肌内注射；臀部注射，应选择臀部上端外侧，因该部位皮下组织丰富，可最大限度降低肌内注射危险性；大腿上端外侧皮下组织较厚，离大血管和坐骨神经也较远，针头导致外伤的概率较低，因此，大腿注射不要选择膝盖附近，而应选择其上端外侧；上臂注射可选择侧面或者后侧部位，该部位皮下组织较厚，肌内注射的风险较低；注射餐时短效胰岛素，最好选择腹部；注射中效或者长效胰岛素时，最好选择臀部或者大腿。妊娠伴有糖尿病病人应腹部捏皮注射；妊娠期后3个月应避免在脐周注射；妊娠后期如有剖宫产手术风险者，建议避免在腹部注射，可在侧腹部进行捏皮注射。因为糖尿病是慢性病，部分病人需终生注射胰岛素。对于自行注射胰岛素的糖尿病病人，选用腹前壁较为理想，原因包括：

- 腹壁对胰岛素吸收速度均衡，可防止血糖浓度波动过大。
- 可减少运动对胰岛素吸收速度的影响。
- 腹前壁较其他部位更具有可视性，有足够大的面积供轮换注射点。
- 腹部吸收最快，病人自己操作方便。

②注射部位的轮换：胰岛素反复在同一区域注射可造成皮肤脂肪肥厚或萎缩，而不同部位注射由于吸收差异可能会影响血糖控制。局部硬结和皮下脂肪增生是胰岛素治疗的常见并发症之一，注射部位轮换是有效预防方法。《中国糖尿病药物注射技术指南2011年版》推荐注射部位的轮换方法：将注射部位分为4个等分区域（大腿或臀部可等分为两个等分区域），每周使用一个等分区域并始终按顺时针方向进行轮换；在任何一个等分区域内注射时，每次的注射点都应间隔至少1cm，以避免重复组织损伤；不同注射部位之间的轮换方法为每天同一时间注射同一部位，每天不同时间注射不同部位；注射部位左右轮换方法为左边1周，右边1周，左边1次，右边1次。每次病人就诊时，医护人员都应检查病人注射部位的皮肤及轮换方案的执行情况。腹部时钟定位轮换法在胰岛素注射中的应用效果，因时钟是人类每时每刻都离不开的计时工具，凡是神志清楚者都能够准确描述时钟上每个时间段的位置。该轮换方法简单易行，操作者容易掌握，实用性强，既避免因注射部位轮换过快所致的胰岛素吸收速度不同、血糖不稳定，又可防止在同一区域反复注射引起脂肪肥厚或萎缩，提高病人胰岛素注射的依从性。

③注射时间：胰岛素注射时间取决于胰岛素剂型。短效胰岛素在餐前30min皮下注射；短效胰岛素类似物，在餐前即刻或餐后即刻注射；长效胰岛素每天1次应在固定的时间皮下注射。短效胰岛素也可根据不同注射部位胰岛素的吸收速度决定注射时间，其中腹部吸收最快，可餐前15min注射；上臂外侧和股外侧需餐前30min注射；臀部吸收最慢，可餐前60min注射。

④注射角度：胰岛素应避免肌内注射，因肌内注射较皮下注射吸收快8倍。为使胰岛素缓慢吸收，必须将药液注入皮下组织。一般根据病人皮下脂肪情况以45°~90°注射。注射前捏起皮肤，体瘦者45°注射，体胖者可以90°注射，胰岛素笔用针头可90°直接进针。垂直皮下注射法优于传统斜刺皮下注射法，能减轻局部疼痛程度和减少局部不良反应的发生率（图5-18、图5-19）。

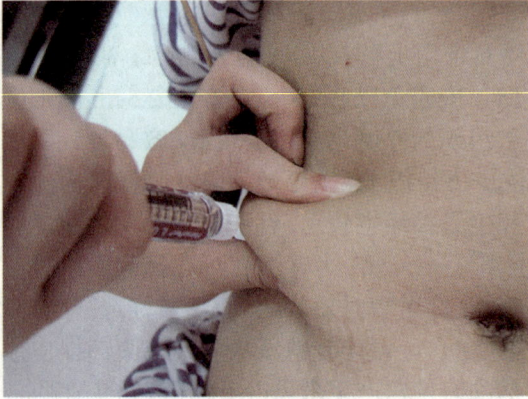

图 5-18 腹壁捏皮垂直进针法

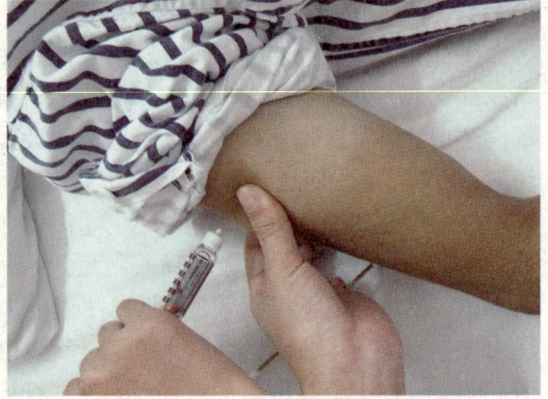

图 5-19 上臂捏皮垂直进针法

2. 注射部位 上臂三角肌下缘、腹壁、后背、大腿前侧及外侧、臀部。

3. 操作步骤

序号	内容	操作要求
1	评估	(1)病人年龄、意识状态及治疗目的； (2)注射部位有无皮疹、炎症、硬结、瘢痕、痣等； (3)病人的心理反应及合作程度
2	医生准备	洗手、戴口罩、帽子
3	物品准备	治疗车上层：快速手消毒剂、手套； 基础治疗盘：小方盘内有无菌镊子装置、安尔碘消毒液或碘伏棉球罐、棉签罐或袋装棉签、肾上腺素、砂锯。另备 2ml 注射器 1 支、治疗巾 1 块、注射药液； 治疗车下层：套黄色及黑色垃圾袋的垃圾桶各 1 个、锐器盒 1 个； 注射器准备： (1)检查一次性注射器有效期（图 5-20）；

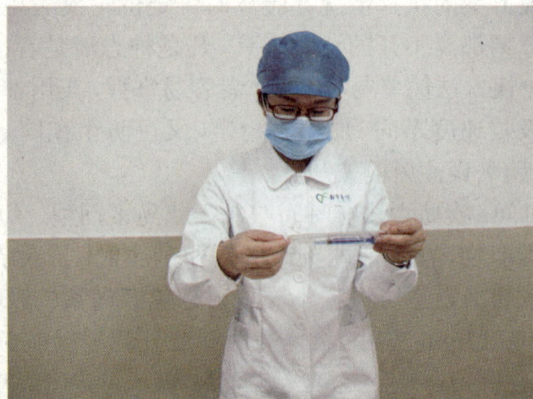

图 5-20 检查一次性注射器有效期

(2)包装是否完好（图 5-21）；

(3)取出注射器，旋紧针栓，针尖斜面与刻度平齐（图 5-22）；

(4)回抽活塞柄检查针头通畅性，消除针筒与活塞之间的粘连（图 5-23）

续表

序号	内容	操作要求
3	物品准备	

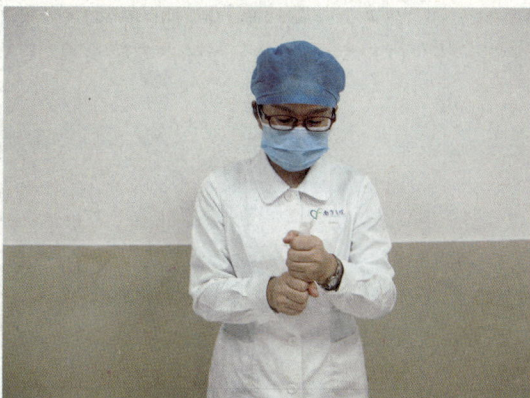

图 5-21　检查一次性注射器包装是否完好

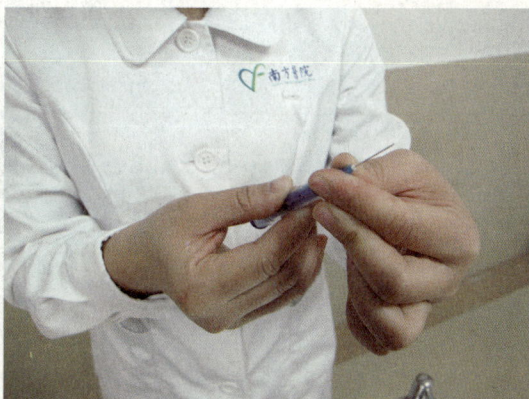

图 5-22　旋紧针栓，针尖斜面与刻度平齐

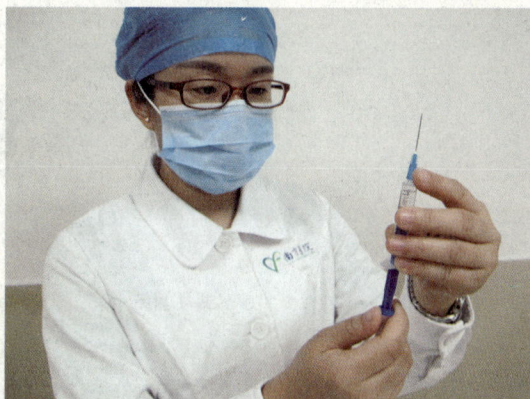

图 5-23　回抽活塞柄检查针头通畅性，消除针筒与活塞之间的粘连

序号	内容	操作要求
3	物品准备	抽吸药液：拿取药液（图 5-24）；核对药液并检查药液质量（图 5-25）；安瓿抽吸药液方法包括弹、锯、消、折、吸 5 个步骤： （1）弹：拇指及示指弹击安瓿头端（图 5-26）；

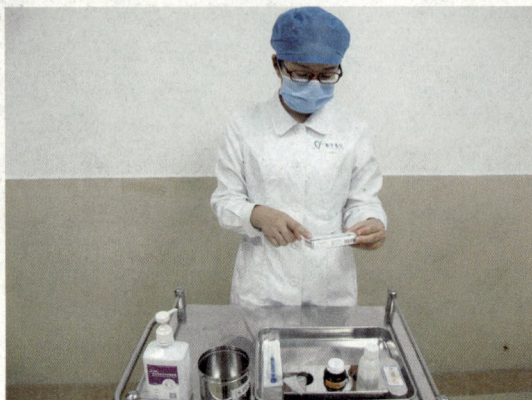

图 5-24　拿取药液

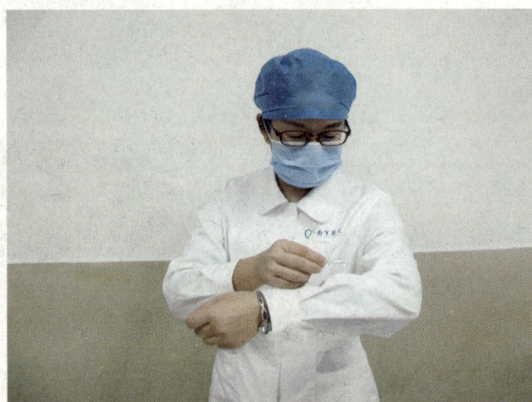

图 5-25　检查并核对药液

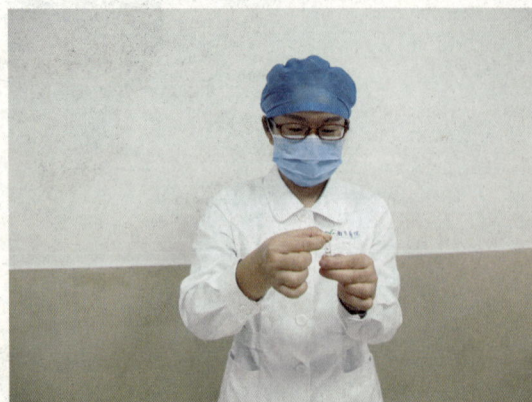

图 5-26　弹

序号	内容	操作要求
3	物品准备	（2）锯：持砂锯锯安瓿颈部（图5-27）；

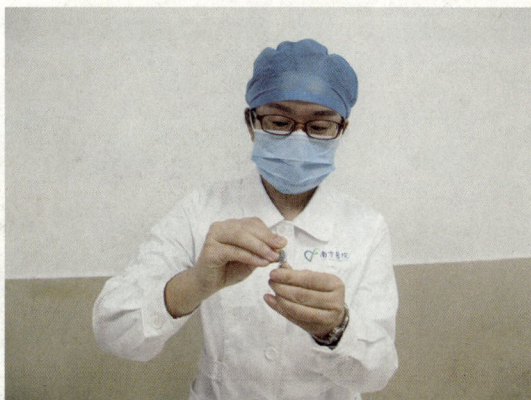

图 5-27　锯

（3）消：酒精消毒安瓿颈部并清除玻璃碎屑（图5-28）；

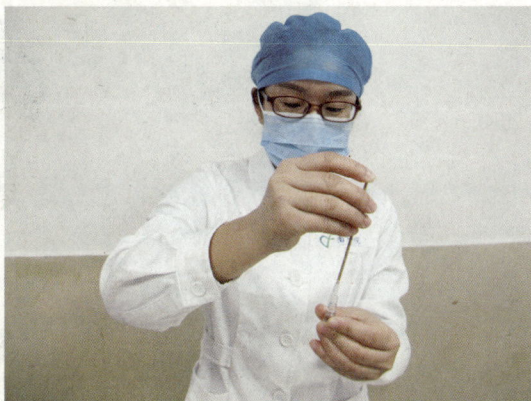

图 5-28　消

（4）折：持无菌纱布折断安瓿头端（图5-29）；

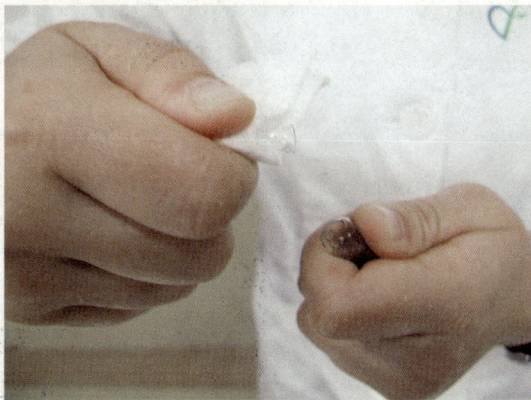

图 5-29　折

序号	内容	操作要求
3	物品准备	（5）吸：抽吸药液（图5-30、图5-31）

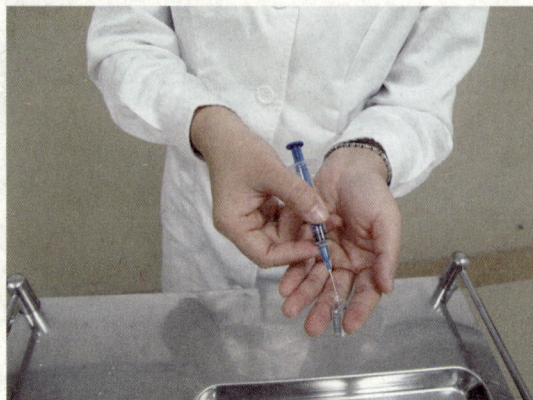

图5-30　吸

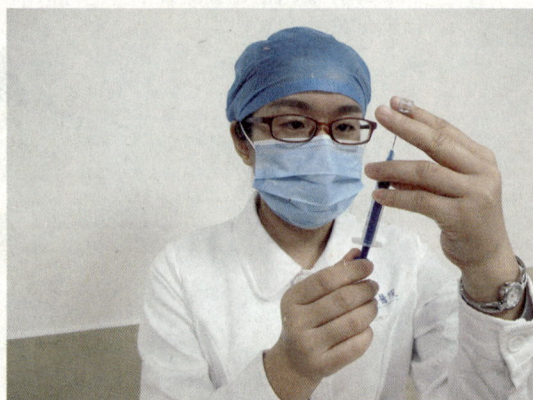

图5-31　小安瓿抽吸药液方法

将准备好的药液放在基础治疗盘中，携物至病人床前（图5-32）

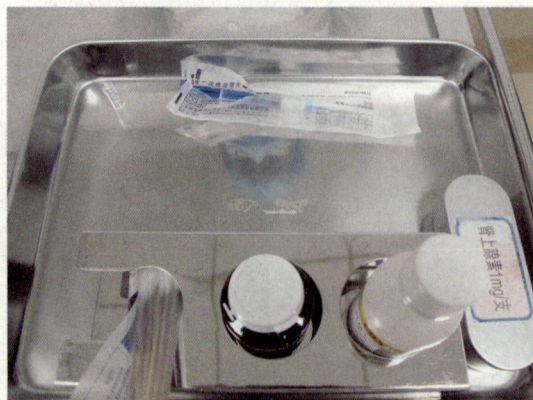

图5-32　备好药液

序号	内容	操作要求
4	查对	呼唤病人姓名、查看手腕带、药液（药液需双人查对药液床号、姓名、药名、浓度、剂量、用法、用药时间以及失效期（操作前查对））
5	解释	向病人介绍自己、简要说明操作流程，出现不适应及时通知医务人员
6	摆体位	上臂三角肌下缘注射部位，协助病人端坐位，手叉腰部，暴露注射部位 其他注射部位根据情况摆平卧位或俯卧位
7	选择注射部位	依据治疗情况选择注射部位
8	消毒	棉签蘸安尔碘液不能过多，要求一次放入棉签棉头 1/2～2/3，拿取棉签时棉签头端向下，不能上抬。以注射点为圆心，安尔碘消毒皮肤两遍，覆瓦式环形消毒（消毒区域不能留白），消毒直径 6～8cm，待干（图 5-33）

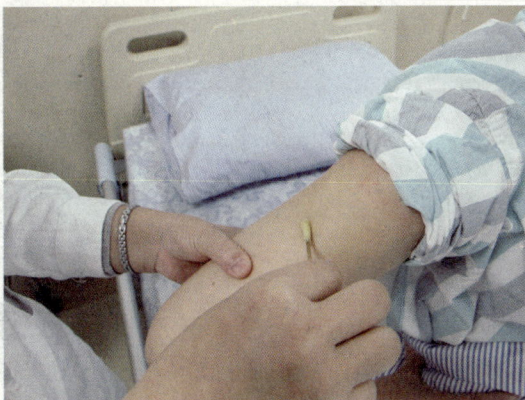

图 5-33　消毒注射部位

9	排气	先回抽针梗内药液，垂直排气至乳头，排空注射器内空气，调整针尖朝向污物缸，排气时针尖距离污物缸至少 10cm，排出针梗内气体，最后平持注射器，以药液不滴出为宜（图 5-34～图 5-36）

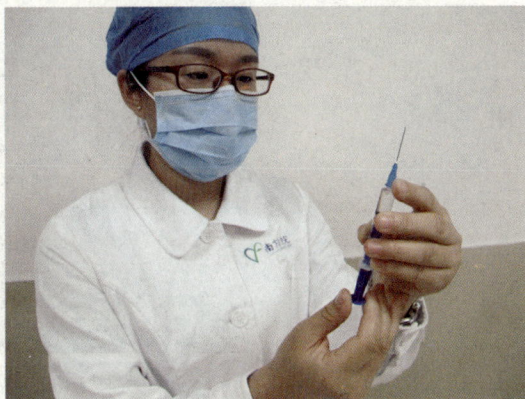

图 5-34　回抽针梗内药液

续表

序号	内容	操作要求
9	排气	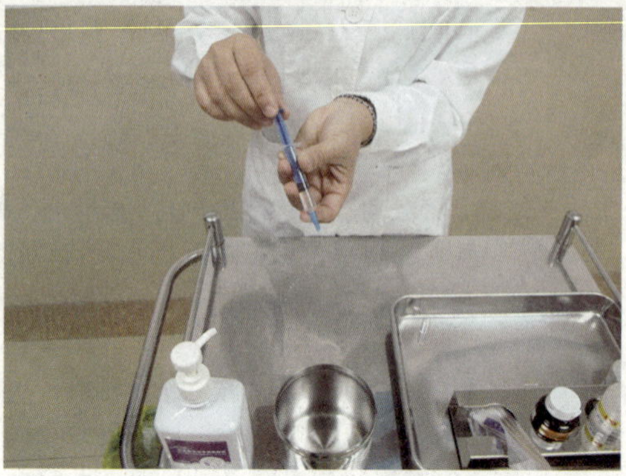 图 5-35　垂直排气至乳头，调整针尖朝向污物缸 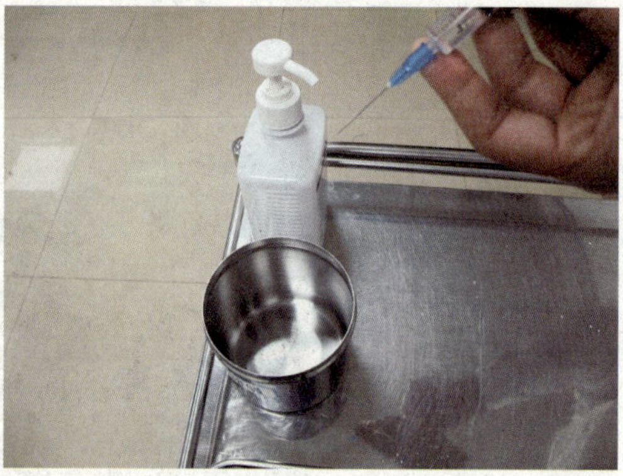 图 5-36　针尖距离污物缸至少 10cm，排出针梗内气体
10	注射	再次核对床号、姓名、药名、浓度、剂量、用法、时间、失效期；左手持一干棉签；绷紧皮肤；针尖斜面向上，进针前再次呼唤病人姓名（操作中查对），右手平持针筒，使针梗与皮肤成 30°～40°，快速刺入皮下，进针约 1/2 或 2/3，抽吸无回血后，缓慢推注药液（图 5-37）； 注射毕，用干棉签轻压针刺处，快速拔针 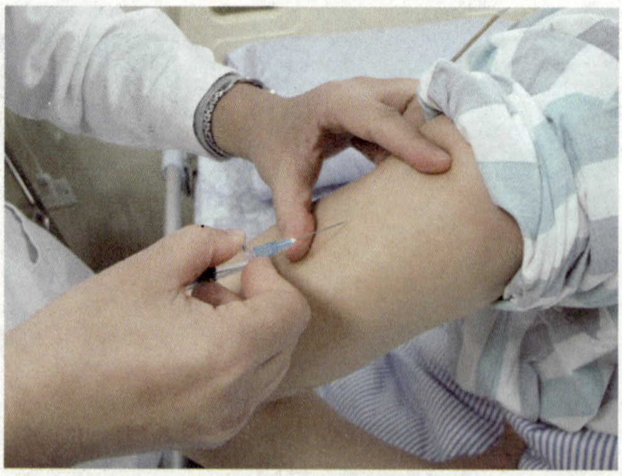 图 5-37　皮下注射法
11	整理	再次核对（操作后查对），清理用物，整理床单位，洗手
12	观察与记录	记录输入液体的名称和剂量，以及病人用药后效果

4. 注意事项

(1) 尽量避免皮下注射刺激性较强的药物。

(2) 持针时，一手示指固定针栓，但不可接触针梗，以免污染。

(3) 三角肌下缘注射时，针头稍向外侧，以免损伤神经。

(4) 经常注射者，应更换注射部位。

(5) 针头刺入角度不宜超过 45°，以免刺入肌层。

(6) 注射法要求三查八对：操作前、中、后查；查对药品床号/手腕带、姓名、药名、药物浓度、剂量、用法、用药时间、失效期。

5. 知识点小结

(1) 当抢救过敏性休克时，使用哪种药品皮下注射？

肾上腺素。

(2) 皮下注射常用部位可以选择哪些？

上臂三角肌下缘、腹壁、后背、大腿前侧及外侧、臀部。

(3) 皮下注射通常选取多少容量的注射器？

2ml。

(4) 皮下注射进针角度是什么？

30°～40°。

(5) 为了避免刺入肌层，皮下注射时针头刺入角度不宜超过多大？

45°。

(6) 皮下注射时为了注射药液充分，需将针梗全部刺入，是否正确？

错误。

(7) 刺激性较强的药物皮下注射给药途径最佳，是否正确？

错误。

(8) 经常皮下注射者，为了保护注射部位，应采取哪些措施？

更换注射部位。

(9) 皮下注射常用病人体位有哪些？

上臂三角肌下缘注射部位，协助病人端坐位，手叉腰部，暴露注射部位；其他注射部位根据情况取平卧位或俯卧位。

6. 临床案例题目

(1) 武某，男性，53 岁。糖尿病病人，中午用餐前 30min，需注射胰岛素 5IU。

(2) 刘某，男性，75 岁，退休工人。因右下肢红、肿、热、痛，高热，以右下肢蜂窝织炎收住院。既往有糖尿病病史 5 年，未予规范治疗。查体：T 39.3℃，P 120 次/min，R 26 次/min，BP 120/55mmHg，床边快速血糖监测示血糖 16mmol/L。诊断为右下肢蜂窝织炎、2 型糖尿病。病人入科时左手背浅静脉输液、普通胰岛素 8IU 皮下注射、抽血行血培养、血生化、肝肾功能检查。请给予相关处理。

(3) 黄某，男性，52 岁，无业人员。病人午餐后出现心前区压榨样疼痛，伴有气促、大汗淋漓，无恶心、呕吐，无晕厥，休息半小时后症状未见明显好转，有 2 型糖尿病病史 4 年，血糖控制不佳。急查心电图提示下壁、后壁心肌梗死，行冠脉造影提示左回旋支终端狭窄 90% 并于狭窄处植入支架 1 枚。空腹血糖 17.4mmol/L，餐后 2h26.9mmol/L。甘精胰岛素注射液 10IU 皮下注射 1 次 / 晚，静脉抽血 + 凝血检查（四项），请给予相关处理。

（4）魏某，男性，23 岁。患急性扁桃体炎，青霉素 240 万 IU 静脉注射。皮试 5min 后病人出现胸闷、皮肤瘙痒、出冷汗、面色苍白、脉细速、血压下降等反应。请给予相关处理。

考核重点：

①青霉素试敏——皮内注射。

发生变态反应后：

②皮下注射 / 肌内注射。

③静脉输液。

（5）张某，女性，20 岁。青霉素皮试 5min 后出现皮肤瘙痒、胸闷、气促、呼吸困难伴濒死感、面色苍白、出冷汗、脉搏细弱、血压下降等过敏性休克反应。皮下注射 0.1% 盐酸肾上腺素 1ml，肌内注射盐酸异丙嗪 50mg，静脉滴注 10% 葡萄糖溶液。请给予相关处理。

考核重点：

①皮下注射。

②肌内注射。

③静脉输液。

④吸氧术。

（6）黄某，女性，73 岁。糖尿病病史 10 年，在家如厕时摔倒，自觉右侧大腿根部剧烈疼痛，右腿不能活动急诊入院。查体：T 37.8℃，P 90 次 /min，R 20 次 /min，BP 130/84mmHg。病人神志清楚，痛苦面容，疼痛评分 7 分，焦虑评分 21 分。左下肢活动正常。查空腹血糖 10.3mmol/L，餐后 2h 血糖 9.6mmol/L，白细胞计数 $0.75×10^9$/L。X 线示右侧股骨颈骨折。术后右下肢外展中立位。医嘱给予头孢孟多酯钠 4g，静脉输液；伤口大换药，TPN1 500ml，氧气雾化吸入，血糖监测，餐前胰岛素注射等。请完成相关处理。

考核重点：

①静脉输液。

②吸氧术。

③皮下注射。

（7）方某，男性，24 岁。因右腕割裂伤入院，局麻下行清创缝合术。术后医嘱常规注射 TAT 1 500IU。病人主诉对青霉素过敏。TAT 皮试后观察 15min，结果呈弱阳性反应。采用脱敏法，第一次肌注后 2min，病人出现抑郁，表情淡漠，面色苍白，查体脉搏细弱 120 次 /min，血压测不到，心律齐，双肺无干湿啰音，呼吸困难、增快，24 次 /min。请完成相应的处置。

考核重点：

①皮下注射。

②吸氧术。

③静脉输液。

④心电监护。

（三）肌内注射法

1. 研究进展

（1）选择针头方法：随着人们生活水平不断提高，相当一部分肥胖者皮下脂肪层增厚，尤以下腹部及臀部明显。肌肉层有较丰富的毛细血管网和淋巴管网，便于吸收药物。如果针头长度不够，会导致部分甚至全部药物注入皮下脂肪层或筋膜层，影响药物的吸收。由于脂肪层吸收较慢，药物在脂肪层内停留时间较长，药物不能在半衰期内达到血药浓度，影响疗效。如果反复注射则可使过多的药物聚积在脂肪层，导致无菌性炎性反应，久而久之纤维结缔组织增生，最后形成硬结。对这类病人常规使用 6.5～7 号针头肌注，其深度远远达不到肌肉层，因此，应根据病人体型选择长度适宜针头。

6.5 号针头全长 28mm，7 号针头全长 32mm，8 号针头全长 35mm，9 号针头全长 40mm（9 号针头长度适宜但针梗偏粗，不宜常规作肌注用）。

一般成人进针深度为 25～30mm，即皮肤层厚度 1～4mm（以 2mm 平均值计算），加皮下脂肪层厚度和进入臀大肌肌层厚度（一般正常人臀大肌 15～20mm 厚）。以 5mm 为基数，各种体型需要肌注深度 = 皮肤层 2mm+ 皮下脂肪厚度（mm）+ 肌层 5mm（肌内注射针头必须进入肌肉组织 5mm 左右，才能将药物有效注入肌内，故必须以 5mm 为进入肌层的基本深度，即基数）。

臀部外上 1/4 处皮下脂肪厚度较薄病人可选用 6.5～7 号针头肌注，按进针深度要求 22～26mm 可达臀大肌肌质内，对较消瘦者还要注意避免进针太深，以免刺入骨膜层。皮下脂肪层偏厚，达 22～26mm，最厚达 30mm 病人选用 32mm 长 7 号针头不够深达肌肉层，而应该选用 35mm 长 8 号针头肌注为宜。进针深度为 29～32mm，才能深入臀大肌肌质层。皮下脂肪层达 24～30mm 病人宜选用 35mm 长针头肌注，可达肌肉层。脂肪层增厚超过 30mm，最厚达 34mm 病人，必须选择 40mm 长肌注针头方能进入肌质层。

（2）注射部位方法：臀大肌扇形定位法：用大拇指压髂前上棘，其他手指尽力向外伸展，示指放在大转子外侧做一扇形到髂嵴下缘，此示指和手掌经过的扇形区域为注射区域。

（3）注射药液技巧

1）留置气泡注射法：用注射器抽吸适量的药液后，再抽吸 0.2～0.3ml 空气；注射时气泡在上，当全部的药液注入后再注入空气，该法可使针头部位的药液全部注入肌肉组织内，并可防止拔针时药液渗至皮下，从而减轻组织受刺激的程度，减轻病人不适与疼痛感。

2）Z 形肌内注射法：常规吸药后更换无菌针头，向一侧牵拉皮肤和皮下组织常规刺入针头并推入药液；注药完毕拔出针头，随即放松牵拉的皮肤，使错向一侧的皮肤和皮下组织复位，针刺通道随即闭合，此法可防止药液外渗、刺激皮下组织或污染皮肤，减轻病人注射时的疼痛感，特别是能减轻注射后疼痛感。

3）均匀推药注射法：一般分为 3 期给药。第 1 期：慢，缓慢注入药液量的 1/5，使组织对药液刺激有一个短暂适应时间。第 2 期：慢慢加快，逐渐均匀加速，将药液量的 3/5 匀速注入，这样可减轻药物对病人的刺激。第 3 期：慢，将剩余部分慢慢注入。

2. 部位 一般选择肌肉较厚，远离大神经、大血管的部位。如臀大肌（最常用）、臀中肌、臀小肌、股外侧肌及上臂三角肌。

（1）臀大肌注射定位法

1）十字法：臀裂顶点划一水平线，经髂嵴最高点做一垂线，将臀部分为 4 个区，选其外上象限并避开内角（图 5-38）。

2）连线法：髂前上棘和尾骨连线的外上三分之一处为注射部位。2 岁以下婴幼儿避免臀大肌注射，因其臀大肌尚未发育好，注射该部位有损伤坐骨神经的危险（图 5-39）。

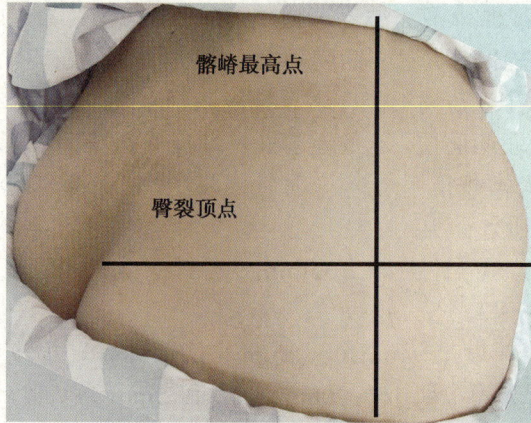

图 5-38　臀大肌注射定位十字法

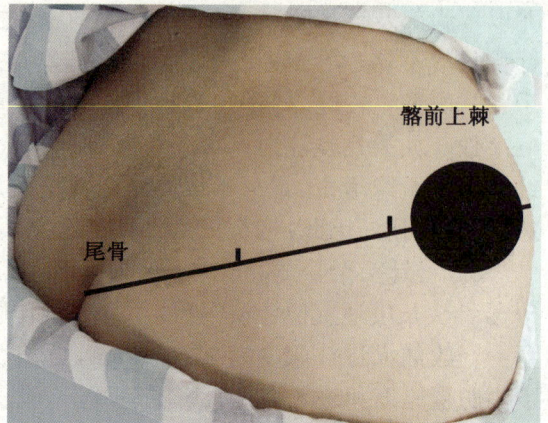

图 5-39　臀大肌注射定位连线法

（2）臀中肌、臀小肌的注射定位法

1）构角法：以示指和中指尖分别置于髂前上棘和髂嵴下缘处，这样在髂嵴、示指、中指之间构成一个三角形区域，此区域即为注射部位。

2）三指法：髂前上棘外侧三横指处（以病人的手指宽度为标准）。

（3）股外侧肌注射定位法：取大腿中段外侧，膝上 10cm，髋关节下 10cm 处，宽约 7.5cm。适用于多次注射或 2 岁以下幼儿注射。

（4）上臂三角肌注射定位法：上臂外侧，肩峰下 2～3 横指处。该处仅能作小剂量注射。

3．操作步骤

序号	内容	操作要求
1	评估	（1）病人年龄、意识状态及治疗目的； （2）注射部位有无皮疹、炎症、硬结、瘢痕、痣等； （3）病人的心理反应及合作程度
2	医生准备	洗手、戴口罩、帽子
3	物品准备	治疗车上层：快速手消毒剂、手套； 基础治疗盘：小方盘内有无菌镊子装置、安尔碘消毒液或碘伏棉球罐、棉签罐或袋装棉签、肾上腺素、砂锯。另备 5ml 注射器 1 支、治疗巾 1 块、药液； 治疗车下层：套黄色及黑色垃圾袋的垃圾桶各 1 个、锐器盒 1 个； 携物至病人床前
4	查对	呼唤病人姓名、查看手腕带、药液（药液需双人查对药名、药物浓度、剂量、用法、用药时间、失效期）（操作前查对）
5	解释	向病人介绍自己、简要说明操作流程，出现不适应及时通知医务人员
6	摆体位	按照病人病情摆体位，臀大肌肌内注射体位为侧卧位，上腿伸直，下腿屈曲，暴露注射部位（图 5-40）

序号	内容	操作要求
6	摆体位	

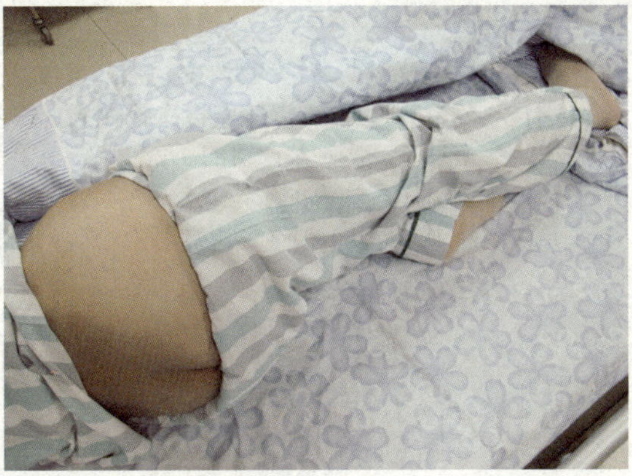

图 5-40　侧卧位，上腿伸直，下腿屈曲，暴露注射部位

| 7 | 选择注射部位 | 依据治疗情况选择注射部位，避开皮疹、炎症、硬结、瘢痕、痣等部位（图 5-41） |

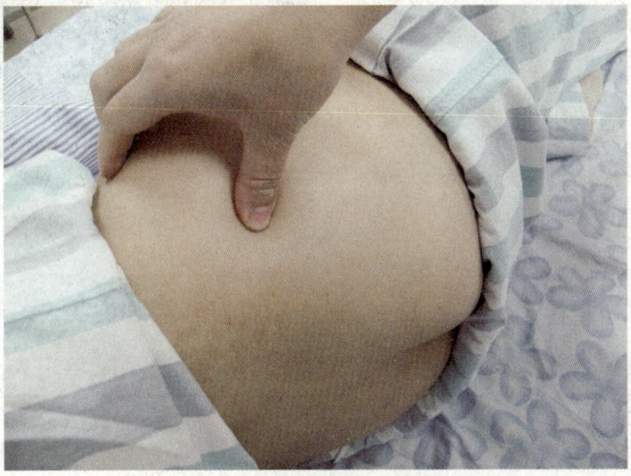

图 5-41　选取注射部位（连线法）

| 8 | 消毒 | 棉签蘸安尔碘液不能过多，要求一次放入棉签棉头 1/2～2/3，拿取棉签时棉签头端向下，不能上抬。以注射点为圆心，安尔碘消毒皮肤两遍，覆瓦式环形消毒（消毒区域不能留白），消毒直径 6～8cm，待干（图 5-42） |

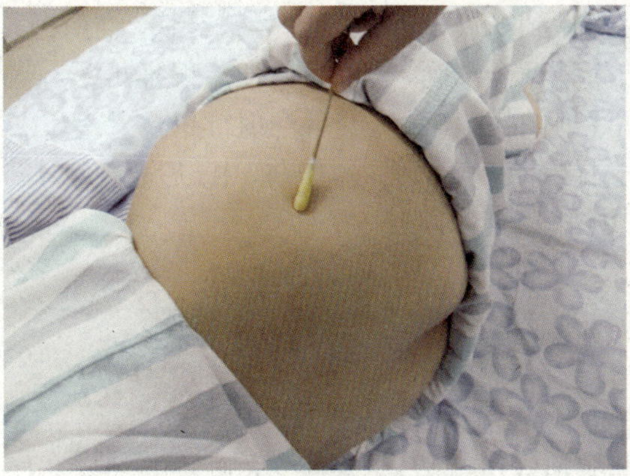

图 5-42　消毒注射部位皮肤

序号	内容	操作要求
9	排气	同皮下注射法
10	注射	再次核对药名、药物浓度、剂量、用法、用药时间、失效期；排气；左手持一干棉签；绷紧皮肤；**进针前再次呼唤病人姓名（操作中查对）**，握笔式持针快速垂直进针，一般刺入针梗的 1/2～2/3，左手抽动活塞如无回血即可缓慢均匀推药，同时注意病人的表情及反应； 注射毕，用干棉签轻压针刺处，快速拔针（图 5-43）

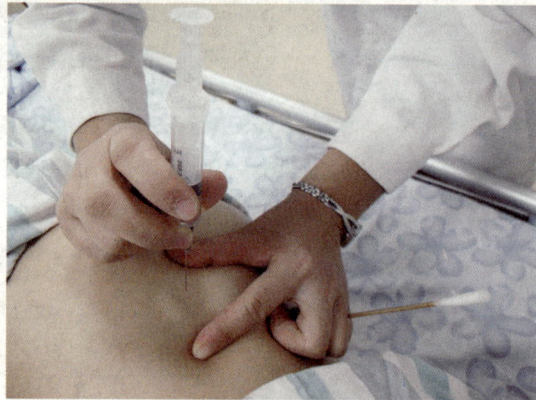

图 5-43　臀大肌肌内注射法

序号	内容	操作要求
11	整理	再次核对（操作后查对），清理用物，整理床单位，洗手
12	观察与记录	记录输入液体的名称和剂量，以及病人用药后效果

4．注意事项

（1）选择合适的注射部位，避免刺伤神经和血管，不能在有皮疹、炎症、硬结、瘢痕、痣等部位注射。

（2）需要 2 种以上药液同时注射时，注意配伍禁忌。

（3）同时注射多种药液时，应先注射刺激性较弱的药液，后注射刺激性较强的药液。

（4）注射时做到二快一慢（进针快、拔针快、推药慢）。

（5）切勿将针梗全部刺入，以防针梗从根部折断。

（6）长期注射的病人，轮流交替注射部位。

（7）注射法要求三查八对：操作前、中、后查；查对药品床号/手腕带、姓名、药名、药物浓度、剂量、用法、用药时间、失效期。

5．知识点小结

（1）肌内注射通常选取多少容量的注射器？

5ml。

（2）肌内注射常用部位可以选择哪些？

一般选择肌肉较厚，远离大神经、大血管的部位。如臀大肌（最常用）、臀中肌、臀小肌、股外侧肌及上臂三角肌。

（3）臀大肌注射定位法有哪几种？

十字法和连线法。

（4）臀大肌注射十字法如何定位？

臀裂顶点划一水平线，经髂嵴最高点做一垂线，将臀部分为四个区，选其外上象限并避开内角。

（5）臀大肌注射连线法如何定位？

髂前上棘和尾骨连线的外上三分之一处为注射部位。

（6）臀中肌、臀小肌注射定位法有哪几种？

构角法和三指法。

（7）臀中肌、臀小肌注射构角法如何定位？

以示指和中指尖分别置于髂前上棘和髂嵴下缘处，在髂嵴、示指、中指之间构成一个三角形区域，此区域即为注射部位。

（8）臀中肌、臀小肌注射三指法如何定位？

髂前上棘外侧三横指处（以病人的手指宽度为标准）。

（9）股外侧肌注射定位法如何定位？

取大腿中段外侧，膝上 10cm，髋关节下 10cm 处，宽约 7.5cm。

（10）股外侧肌注射定位法适用于哪些病人？

多次注射或 2 岁以下幼儿注射。

（11）上臂三角肌注射定位法如何定位？

上臂外侧，肩峰下 2～3 横指处。

（12）选择合适的肌内注射部位，为了避免刺伤神经和血管，不能在哪些部位注射？

有皮疹、炎症、硬结、瘢痕、痣等部位。

（13）臀大肌肌内注射病人采取何体位？

侧卧位，上腿伸直，下腿屈曲，暴露注射部位。

（14）肌内注射朝向污物缸药液排气时，针尖距离污物缸至少多少厘米？

10cm。

（15）肌内注射进针角度是什么？

90°。

（16）注射时做到二快一慢，指的是什么？

进针快、拔针快，推药慢。

（17）皮下注射时为了注射药液充分，需将针梗全部刺入，是否正确？

错误。

（18）肌内注射时切勿将针梗全部刺入的目的是什么？

以防针梗从根部折断。

（19）同时注射多种药液时，应如何安排注射顺序？

先注射刺激性较弱的药液，后注射刺激性较强的药液。

（20）经常肌内注射者，为了保护注射部位，应采取哪些措施？

更换注射部位。

6.临床案例题目

(1)刘某,男性,67 岁。脑血栓病人,右下肢偏瘫,医嘱维生素 B_{12} 0.5mg,肌内注射。

(2)黄某,男性,30 岁。因肠胃痉挛,遵医嘱肌内注射盐酸山莨菪碱 10mg。

(3)田某,男,18 个月。虫咬后身体多处皮疹瘙痒 1 周就诊。复方倍他米松注射液 0.5ml 肌内注射、静脉抽血 + 变应原检测,请给予相关处理。

(4)刘某,男,65 岁,农民。因左肺癌行左肺叶切除术。术后第 2d,病人自述胸闷、伤口疼痛,心电监护示 BP 110/65mmHg,R 24 次 /min,SaO_2 89%。疼痛评分 6 分。持续鼻氧管氧气吸入、哌替啶 25mg,IM,请给予相关处理。

(5)赵某,男性,60 岁。上消化道肿瘤晚期,发生骨转移全身疼痛难忍。病人因肿瘤引起吞咽困难,不能经口进食。需哌替啶 100mg,肌内注射,经胃肠道插管,提供必需营养。请给予相关处理。

考核重点:

①肌内注射。

②胃插管术。

(6)何某,女性,43 岁,因出现手脚粗大、面貌变化到医院就诊。门诊 CT 检查,诊断为垂体腺瘤,准备择期手术。病人神志清楚,自动体位,鼻外形增大,手脚粗大,其他体检正常。T 36.8℃,P 80 次 /min,R 18 次 /min,BP 110/74mmHg;MRI 示蝶鞍变大,鞍内垂体增大,两侧未侵入海绵窦,部分颈内动脉被其包绕。入院 3d 后,拟在全麻下行鼻蝶入路垂体腺瘤摘除术。病人术前准备:禁食禁水 12h,清洁灌肠,青霉素皮试,术前 30min 肌注阿托品 0.5mg、异丙嗪 25mg、哌替啶 50mg。请给予相关处理。

考核重点:

病人入院后:

①静脉采血。

②吸氧术。

③导尿术。

④静脉输液。

病人手术前:

①皮内注射。

②肌内注射。

(7)邢某,男性,50 岁,高血压病史 5 年,因突发胸背剧烈疼痛 8h 急诊入院。查体:T 37.8℃,P 110 次 /min,R 22 次 /min,BP 160/94mmHg。病人精神紧张,神志清,面色苍白,末梢皮肤温度低,主诉胸背疼痛,评分 6 分。CT 示急性胸主动脉夹层(A 型)。给予绝对卧床休息,心电监护、留置桡动脉、股静脉有创动脉持续测压,持续吸氧、肌内注射哌替啶 75mg,艾司洛尔、硝普钠经微量注射泵经股静脉置管输入。请给予相关处理。

考核重点:

①吸氧术。

②肌内注射。

③静脉采血。

【操作评分标准】

皮下及肌内注射操作评分标准

项目		评分细则	满分	得分	备注
评估 (0.2分)	01	评估病人及病情	0.1		
	02	评估注射部位	0.1		
准备、查对及解释 (3.0分)	03	环境准备正确	0.2		
	04	物品准备齐全（缺一样物品扣0.1）	0.4		
	05	物品有效（一样物品无效扣0.1）	0.4		
	06	戴口罩规范	0.2		
	07	戴帽子规范	0.2		
	08	洗手规范	0.2		
	09	药品双人核对	0.2		
	10	药液抽吸方法正确	0.4		
	11	药液抽吸剂量准确	0.4		
	12	药液抽吸不污染	0.2		
	13	病人核对准确	0.1		
	14	解释到位	0.1		
体位及注射部位 (1.0分)	15	体位摆放正确	0.4		
	16	注射部位正确	0.4		
	17	注射部分无瘢痕、炎症、硬结	0.2		
消毒 (0.8分)	18	消毒方法正确	0.4		
	19	消毒范围正确	0.4		
注射及核对 (3.8分)	20	按压棉签未污染	0.2		
	21	排气方法正确	0.2		
	22	药液内无气泡	0.2		
	23	持针方法正确	0.4		
	24	进针前再次核对准确	0.2		
	25	绷皮方法正确	0.4		
	26	消毒区域无污染	0.2		
	27	注射方法正确	0.4		
	28	进针速度快	0.2		
	29	进针深度适宜	0.2		
	30	推药速度慢	0.2		
	31	注射药液完全	0.2		
	32	棉签按压方法正确	0.2		
	33	拔针速度快	0.2		
	34	再次核对病人准确	0.2		
	35	再次核对药液准确	0.2		

续表

项目		评分细则	满分	得分	备注
整理及观察 （0.8分）	36	整理用物规范	0.2		
	37	洗手规范	0.2		
	38	记录及时、准确	0.2		
	39	观察用药后病人反应	0.2		
无菌观念（0.2分）	40	无菌观念强	0.2		
爱伤观念（0.2分）	41	爱伤观念强	0.2		
总分			10.0		
如严重违反无菌原则（以下任意一项或多项），在总分上扣除5分（请打勾） □ 操作中无菌用物污染后直接使用 □ 物品损坏，继续操作，后续操作不得分			是否扣分 □是　□否		

静脉采血法

【目的】

检验病人血液样本,为临床诊断提供帮助。

【操作步骤】

序号	内容	操作要求
1	医生准备	洗手、戴口罩、帽子
2	物品准备	治疗车上层: 基础治疗盘:小方盘内有无菌镊子装置、安尔碘消毒液或碘伏棉球罐、棉签罐或袋装棉签、肾上腺素、砂锯。另备 5ml 空针/采血针 1 个、止血带 1 根、治疗巾 1 块、肝素 1 支、真空采血管 1 个(图 6-1);

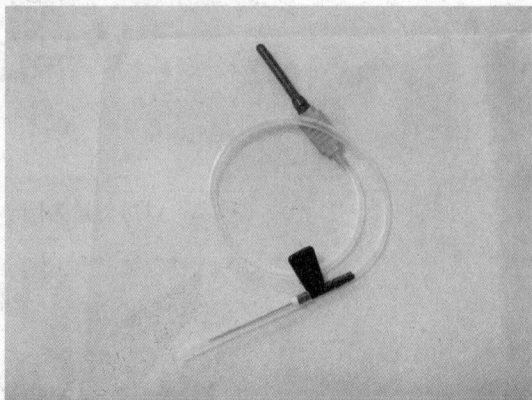

图 6-1 采血针

治疗车下层:套黄色及黑色垃圾袋的垃圾桶各 1 个、锐器盒 1 个

序号	内容	操作要求
3	查对	呼唤病人姓名、查看手腕带
4	解释	向病人介绍自己、简要说明操作流程
5	摆体位	暴露病人前臂,绕扎止血带(松紧适宜、散边朝上),选取采血部位、铺治疗巾(图 6-2)

序号	内容	操作要求
5	摆体位	

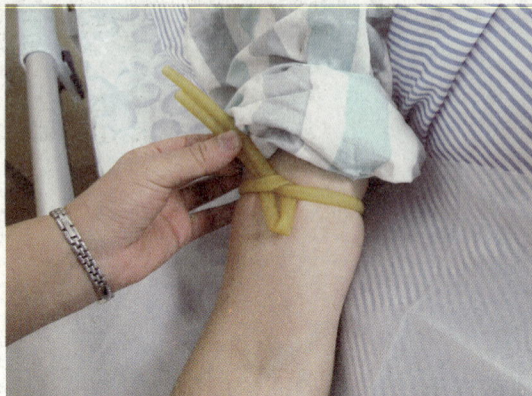

图 6-2　绕扎止血带选取采血部位

序号	内容	操作要求
6	消毒	棉签蘸安尔碘液不能过多，要求一次放入棉签棉头 1/2～2/3，拿取棉签时棉签头端向下，不能上抬。以注射点为圆心，安尔碘消毒皮肤两遍，覆瓦式环形消毒（消毒区域不能留白），消毒直径 6～8cm，待干（图 6-3、图 6-4）

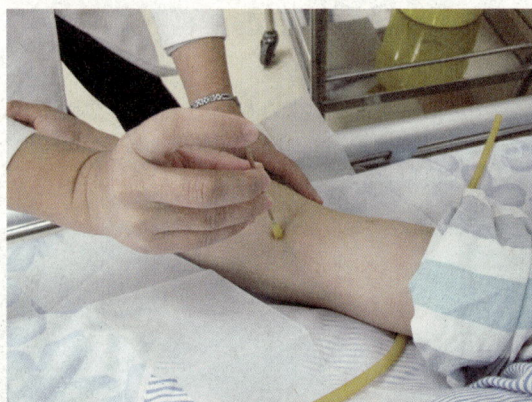

图 6-3　以进针点为圆心消毒采血部位皮肤

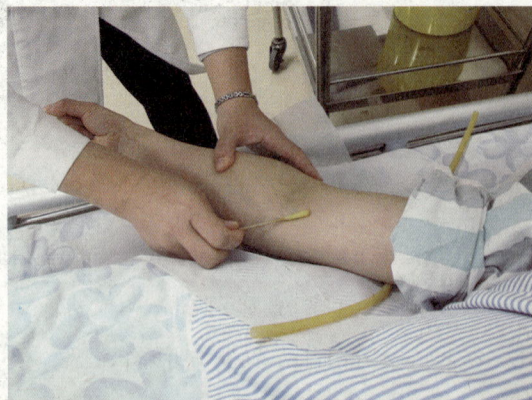

图 6-4　覆瓦式环形消毒

序号	内容	操作要求
7	扎止血带	距离采血点 8～10cm 处绕扎止血带，嘱病人握拳。
8	采血	左手小指和环指夹一干棉签，用拇指和示指绷紧皮肤（绷紧皮肤要充分） 采血针采血法：右手持针，以 20°～30° 进针，进皮肤后迅速调整针头方向与血管夹成 5°，刺入血管，平行血管再进针少许，采血针针头插入真空采血管橡胶塞，收集血液至需要量（图 6-5、图 6-6）；

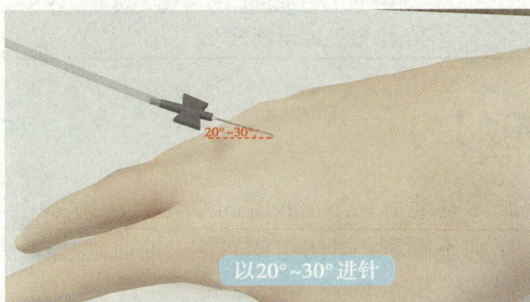

图 6-5 以 20°～30° 角进针

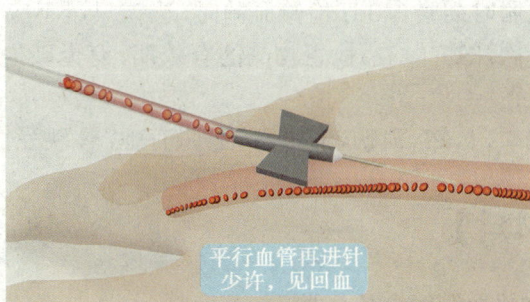

图 6-6 针尖进皮肤后迅速调整针头方向与血管成 5°，刺入血管

5ml 空针采血法：将 5ml 空针抽取少量肝素，以 20°～30° 进针，进皮肤后迅速调整针头方向与血管成 5°，刺入血管，平行血管再进针少许，抽吸回血至需要量（图 6-7）

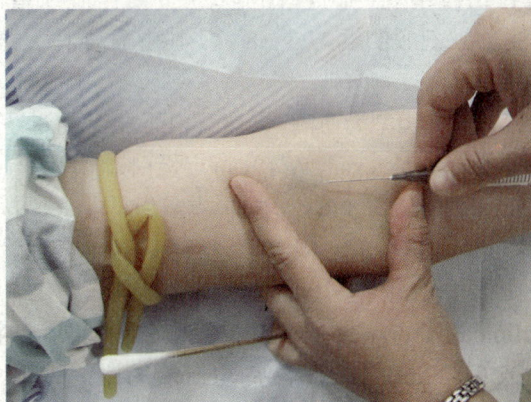

图 6-7 5ml 空针采血法

序号	内容	操作要求
9	拔针	嘱病人松拳,松止血带,干棉签放在采血点,迅速拔针后按压出血点(先拔再按,减少皮下出血)
10	血标本处理	5ml空针采血法迅速将针头插入采血管,注入血标本。采血针/5ml空针针头放入锐器盒,将真空采血管充分摇匀
11	整理	撤去床上用物于车下层; 协助病人取舒适卧位,整理病人衣袖及床单位,询问病人感受,给予指导,洗手,记录; 回治疗室处理用物

【注意事项】

1. 应防止血标本溶血,造成溶血的原因有注射器不干燥、不清洁;止血带结扎时间过长,淤血过久;穿刺不顺利,损伤组织过多,抽血速度太快;血液注入标本试管中过于用力产生大量气泡等。

2. 抽血时,注射器只能向外抽吸,不能向静脉内推注,以免空气注入形成气栓。

3. 避免在静脉输液采集静脉血标本。

4. 检验血脂时需素食3d;检验血糖时,当天早晨不应口服降糖药。

5. 所有一次性物品均需检查物品的有效期、有无破损、有无变质等不能使用的问题,确定本次操作安全。

6. 动作轻柔、自然、流畅、有节奏、有张有弛,体现爱伤观念。

【补充材料】

(一)真空采血管简介及分类

1. 血常规管　标本类型包括全血/血浆,添加抗凝剂为乙二胺四乙酸(EDTA,分子量292),EDTA及其盐是一种氨基多羧基酸,可有效螯合血液标本中钙离子,螯合钙或将钙反应位点移去,将阻滞和终止内源性或外源性凝血过程,从而防止血液标本凝固。采血量2ml,检测项目包括血常规、血氨、细胞免疫、糖化血红蛋白、促肾上腺皮质激素、血小板抗体等。采血后注意立刻颠倒混匀5~8次,其中血氨和促肾上腺皮质激素检测项目需要冰浴立即送检(图6-8)。

2. 血生化管　标本类型为血清,采血管内添加促凝剂,适用于急诊血清生化试验、心肌梗死三项、急诊降钙素原(procalcitonin,PCT)、特定蛋白、血清蛋白电泳、血清免疫固定电泳、群体反应性抗体(panel reactive antibodies,PRA)。血标本需为早晨空腹静脉血,采血前需禁食12h(图6-9)。

3. 枸橼酸钠凝血试验管　标本类型为血浆/全血,添加抗凝剂为枸橼酸钠,枸橼酸钠主要通过与血样中钙离子螯合而起抗凝作用。国家临床实验室标准化委员会(national committee for clinical laboratory standards,NCCLS)推荐的抗凝剂浓度是3.2%或3.8%(相当于0.109mol/L或0.129mol/L),抗凝剂与血液的比例为1:9。适用于凝血实验(止血与血栓类检查),采血量为2ml。采血后立刻颠倒混匀5~8次,2~8℃冷藏立即送检(图6-10)。

4. 普通血清管　标本类型为血清,采血管不含添加剂,用于定量免疫、急诊β-HCG(人绒主膜促性腺激素，Human chorionic gonadotropin)、急诊 B 型钠尿肽前体（Pro-BNP)、封闭抗体检验。采血量 5ml，采血后立刻颠倒混匀 5～8 次（图 6-11)。

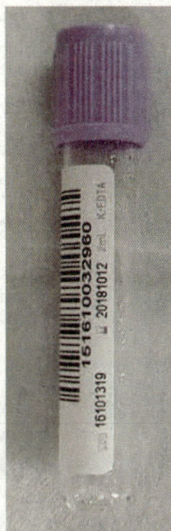

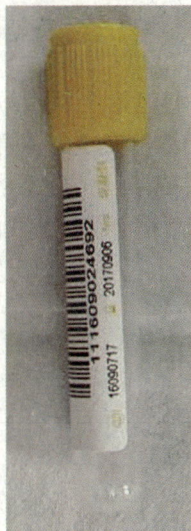

图 6-8　血常规管　　　　　图 6-9　血生化管　　　　　图 6-10　枸橼酸钠凝血试验管

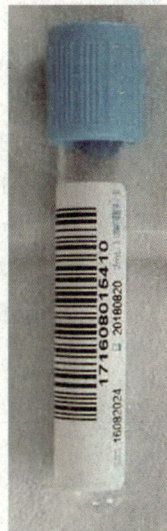

5. **快速血清管**　标本类型为血清，采血管内添加促凝剂，可激活纤维蛋白酶，使可溶性纤维蛋白变为不可溶的纤维蛋白多聚体，进而形成稳定的纤维蛋白凝块。快速血清管可在 5min 内使采集的血液凝固，适用于急诊血清系列化试验。用于定性免疫、术前四项（发光法)。采血量 5ml，采血后立刻颠倒混匀 5～8 次（图 6-12)。

6. **惰性分离胶促凝管**　标本类型为血清，采血管添加有惰性分离胶和促凝剂。标本离心后，惰性分离胶能够将血液中的液体成分（血清或血浆）和固体成分（红细胞、白细胞、血小板、纤维蛋白等）彻底分开并完全积聚在试管中央而形成屏障，标本在 48h 内保持稳定。促凝剂可快速激活凝血机制，加速凝血过程。采血量 3ml，检测项目包括定量免疫、神经元特异性烯醇化酶（NSE)、IL6。采血后需静止（图 6-13)。

图 6-11　普通血清管　　　　图 6-12　快速血清管　　　　图 6-13　惰性分离胶促凝管

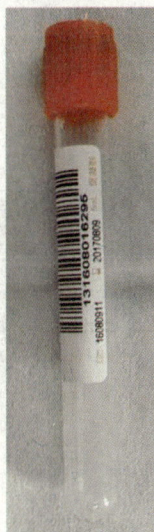

7. 血浆分离管 标本类型包括血浆 / 全血，在惰性分离胶管内加入肝素锂抗凝剂，可达到快速分离血浆的目的，可监测微量元素，采血量为 2ml；也可用于常规血浆生化测定和 ICU 等急诊血浆生化检测。血浆标本可直接上机并在冷藏状态下保持 48h 稳定。如血液流变学监测，采血量为 3ml×2 支，采血后立刻颠倒混匀 5～8 次（图 6-14）。

8. 枸橼酸钠血沉试验管 标本类型包括全血，检测项目为红细胞沉降率。采血管内添加枸橼酸钠，血沉试验要求的枸橼酸钠浓度是 3.2%（相当于 0.109mol/L）抗凝剂与血液的比例为 1∶4。采血量为 1.6ml，采血后立刻颠倒混匀 5～8 次（图 6-15）。

9. 血培养瓶 标本类型为全血，血培养瓶内添加肉汤混合剂，可以保持微生物活性。适用于细菌培养检测项目。抽血量：成人需氧瓶和厌氧瓶 3～10ml，最好 8～10ml；儿童瓶 1～3ml。采血后立刻颠倒混匀 5～8 次（图 6-16）。

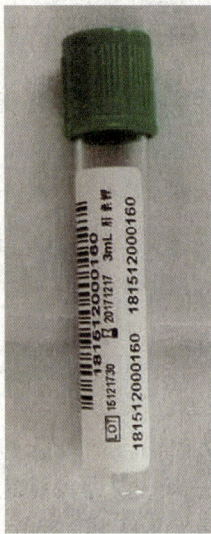

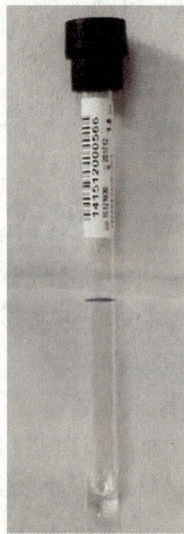

图 6-14 血浆分离管　图 6-15 枸橼酸钠血沉试验管　图 6-16 血培养瓶

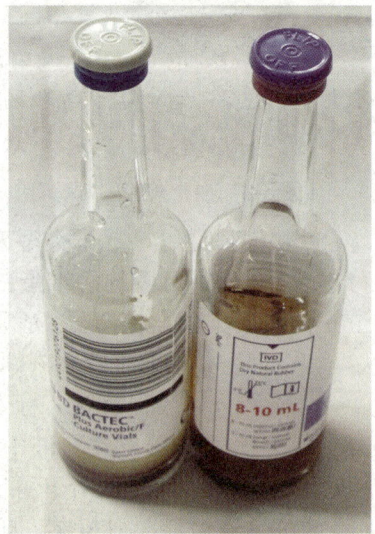

推荐的采血顺序（图 6-17）：

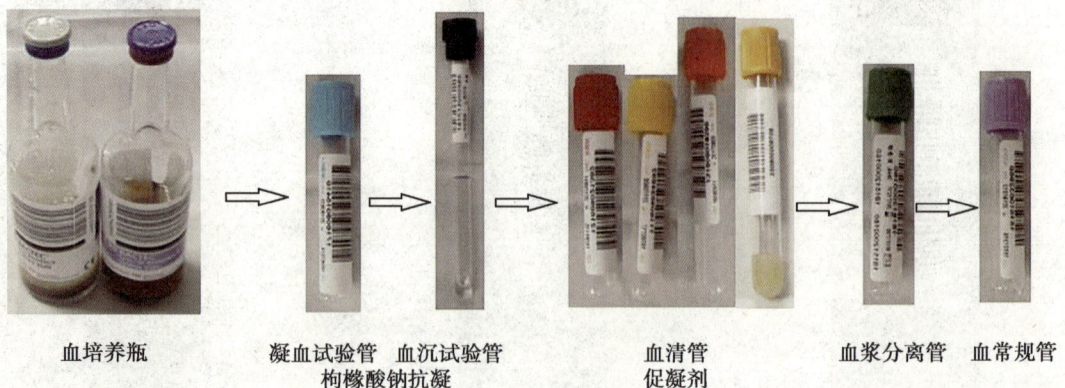

血培养瓶　　凝血试验管 血沉试验管　　　血清管　　血浆分离管 血常规管
　　　　　　枸橼酸钠抗凝　　　　　　促凝剂

图 6-17 推荐的采血顺序

【知识点小结】

1. 静脉采血的目的是什么？

检验病人血液样本，为临床诊断提供帮助。

2. 静脉采血绕扎止血带的部位在哪里？

距离采血点 8~10cm 处绕扎止血带。

3. 造成血标本溶血的原因有哪些？

注射器不干燥，不清洁；止血带结扎时间过长，淤血过久；穿刺不顺利，损伤组织过多，抽血速度太快；血液注入标本试管中过于用力产生大量气泡等。

4. 静脉采血时只能向外抽吸血标本，否则将产生什么不良后果？

气栓。

5. 5ml 空针采血法为了避免溶血，应在注射前采取何措施？

抽吸少量肝素。

【临床案例题目】

1. 早产儿，出生 2 周。近 2d 来吃奶变差，嗜睡，反应低下，皮肤黄疸仍较明显而到医院就诊。查体婴儿脐轮皮肤有明显红肿，脐窝有脓性分泌物，腹部稍胀。血常规发现白细胞计数升高。诊断为新生儿脐炎、败血症。住院治疗，血培养 2d 后有金黄色葡萄球菌生长，需经过抗生素治疗。请为该患儿实施头皮静脉采血。

2. 王某，女性，53 岁。反复呕血 1 年，1d 前进食油炸食物后突然呕血 800ml。病人精神紧张，查体示贫血貌，T 36.8℃，P 96 次/min，BP 82/60mmHg，心肺无特殊，腹软，蛙状腹，脾肋下 3cm，移动性浊音（+）。纤维胃镜检查诊断为食管曲张静脉出血。请给予相关处理。

考核重点：

（1）三腔二囊管压迫止血法。

（2）静脉输液。

（3）静脉采血。

（4）吸氧术。

3. 刘某，男性，42 岁，司机。因车祸伤 2h 急诊入院，病人极度烦躁、面色苍白、肢体冰凉，主诉全腹剧烈疼痛。查体：T 38.3℃，P 136 次/min，R 32 次/min，BP 75/53mmHg，CVP 0.4kPa，全腹明显压痛、反跳痛、腹肌紧张，以左上腹为甚。1h 尿量 7ml，实验室检查 WBC 25×10⁹/L。腹腔穿刺抽出食物残渣和气体，腹部 X 线检查示膈下游离气体。诊断为胃穿孔、急性腹膜炎、感染性休克。请给予相关处理。

考核重点：

（1）静脉输液。

（2）吸氧术。

（3）导尿术。

（4）静脉采血。

（5）胃插管术。

4．刘某，男性34岁。被金属异物击中右胸，出现胸痛、憋气5d。查体：T 38.8℃，P 140次/min，R 28次/min，BP 130/84mmHg。右侧胸部较对侧稍塌陷，可见矛盾呼吸，右肺呼吸音低。无明显干湿啰音，心音有力、律齐，右上腹压痛，无反跳痛。请给予相关处理。

考核重点：

（1）吸氧术。

（2）静脉采血。

（3）静脉输液。

5．潘某，男性，38岁，2周前出现全身乏力、食欲缺乏，继而出现尿如浓茶水样，伴有皮肤瘙痒。查体：T 37℃，P 80次/min，R 18次/min，BP 120/84mmHg。病人意识清楚，营养中等，食欲缺乏，厌油，轻度乏力。皮肤巩膜中度黄染，皮肤有轻度抓痕，肝大，轻度叩击痛。肝功能检查：谷丙转氨酶（ALT）237.2U/L、谷草转氨酶（AST）78.5.2U/L、总胆红素（TBIL）89.0mmol/L，病毒分型显示抗HEV-IgM阳性，诊断为急性戊型肝炎黄疸型。入院后行消化道隔离。给予肝特灵、丹参注射液等。请给予相关处理。

考核重点：

（1）穿脱隔离衣。

（2）静脉输液。

（3）静脉采血。

6．吴某，女性，40岁，CO中毒昏迷2h，急诊入院。病人神志不清，呼吸困难，昏迷。查体：T 36.3℃，脉搏触不到，R 8次/min，BP 70/44mmHg。皮肤呈樱桃红色，瞳孔对光反射迟钝。请完成相关操作。

考核重点：

（1）静脉采血。

（2）吸氧术。

7．王某，男性，34岁，输血15ml后出现头部胀痛、面部潮红、恶心呕吐，心前区压迫感、四肢麻木、腰背部剧烈疼痛等溶血反应。停止输血后，给予氧气吸入，建立静脉通道后给予升压药物治疗，将剩余血、病人血标本、尿标本送检，双侧腰部封闭。碱化尿液，记录尿量等。请给予相关处理。

考核重点：

（1）吸氧术。

（2）静脉输液。

（3）静脉采血。

（4）导尿术。

【操作评分标准】

静脉采血操作评分标准

项目		评分细则	满分	得分	备注
评估 (0.2分)	01	评估病人及病情	0.1		
	02	评估注射部位	0.1		
准备、查对及解释 (1.8分)	03	环境准备正确	0.2		
	04	物品准备齐全(缺一样物品扣0.1)	0.4		
	05	物品有效(一样物品无效扣0.1)	0.4		
	06	戴口罩规范	0.2		
	07	戴帽子规范	0.2		
	08	洗手规范	0.2		
	09	病人核对准确	0.1		
	10	解释到位	0.1		
体位及注射部位 (0.8分)	11	体位摆放正确	0.4		
	12	采血部位正确	0.4		
消毒 (0.8分)	13	消毒方法正确	0.4		
	14	消毒范围正确	0.4		
扎止血带 (0.8分)	15	扎止血带位置正确	0.4		
	16	扎止血带方法正确	0.4		
注射及核对 (4.4分)	17	按压棉签未污染	0.2		
	18	持针方法正确	0.4		
	19	进针前再次核对准确	0.2		
	20	绷皮方法正确	0.4		
	21	消毒区域无污染	0.2		
	22	采血方法正确	0.4		
	23	进针速度快	0.2		
	24	进针深度适宜	0.2		
	25	采血量准确	0.4		
	26	松止血带方法正确	0.4		
	27	棉签按压方法正确	0.2		
	28	拔针速度快	0.2		
	29	再次核对病人准确	0.2		
	30	血标本处理方法正确	0.4		
	31	血标本未污染	0.4		

续表

项目		评分细则	满分	得分	备注
整理及观察 （0.8分）	32	整理用物规范	0.2		
	33	洗手规范	0.2		
	34	记录及时、准确	0.2		
	35	观察用药后病人反应	0.2		
无菌观念（0.2分）	36	无菌观念强	0.2		
爱伤观念（0.2分）	37	爱伤观念强	0.2		
总分			10.0		
如严重违反无菌原则（以下任意一项或多项），在总分上扣除5分（请打勾） □ 操作中无菌用物污染后直接使用 □ 物品损坏，继续操作，后续操作不得分				是否扣分 □是 □否	

基础护理操作七

静 脉 输 液

【概念】

将大量液体、电解质或血液由静脉注入称为静脉输液法（intravenous infusion）。因注射部位与输液部位或内容的不同，可分为外周静脉输液、中心静脉输液、高营养输液（TPN）与输血等。

【发展史及研究进展】

用血液治疗疾病的最早记录是 1492 年，当时将 3 名男童的血液给予教皇三世，但直到 1615 年，才由 Libavious 重新提出将血液从一个人输给另一个人的输血概念，但当时还不能实际操作。输血概念是静脉治疗的开端，经过几个世纪之后，人与人之间的输血才成为可能，又经过更长的时间才出现安全的输血技术。

静脉输液技术的发展经历了 500 年的波折，在 20 世纪逐渐形成了一套完整的体系，成为最常用、最直接有效的临床治疗手段之一。

William Harvey 于 1628 年提出关于血液循环的理论，为后人开展静脉输液治疗奠定了理论基础，被称为现代静脉输液治疗的鼻祖。1656 年将药物用羽毛管为针头注入狗静脉内的英国医师 Christopher Wren 和 Robert，开创静脉输液治疗先河。

1831 年，正当霍乱肆虐西欧之际，苏格兰医师 Thomas Latta 用煮沸后的食盐水注入病人静脉，补充因霍乱上吐下泻而丢失的体液，因此，Thomas Latta 医师理应被认为是第一位成功地奠定人体静脉输液治疗模式的医师。随后人体静脉输液进入了快速发展时期。

1907 年捷克人 John Jansky 确定 ABO 血型系统，使静脉输血成为安全的急救手段。但是，当时困扰医生的是静脉输液治疗当中的感染和热源反应问题。所以在 1930 年之前静脉输液仍只能被用于急症病人，且规定护理人员只能协助准备静脉输液所需的耗材，而真正执行静脉穿刺操作，只限于医师亲自为之。所有输液用液体均为医院自行制备。

1931 年，美国医生 Dr.Baxbr 与同伴合作在改造后的汽车库内生产出世界上第一瓶商业用输液产品——5% 葡萄糖注射液，这种工业化生产的输液产品在第二次世界大战中被大量应用于伤、病人的抢救。

静脉输液产品的模式经历了 3 个阶段的变迁。

20 世纪 50 年代之前，全开放式静脉输液系统一直广泛应用于临床，这种由广口玻璃瓶和天然橡胶材质制造的输液管路所组成的系统第二代静脉输液产品属于半开放式输液系统,它是由玻璃或硬塑料容器与带有滤膜的一次性输液管路构成的。改进了输液管路,减少了污染机会,溶液的生产变得集中,工业化程度高,质量和安全性得到很大提高。

第三代静脉输液系统又名全密闭静脉输液系统,它是将输液容器替换为塑料材质的软袋,在重力滴注过程中软袋受外界大气压力会逐渐扁瘪,不必用进气针使袋内外气体相连,同时软袋一次成型,进针和加药阀均为双层结构,避免了溶液与外界或橡胶的直接接触,因而具有非常优越的防止污染作用。

【目的】

1. 补充水分及电解质,维持酸碱平衡。
2. 补充血容量,维持血压,改善微循环。
3. 输入药物,解毒,控制感染,利尿和治疗疾病。
4. 补充营养,供给热能,促进组织修复,获得正氮平衡。

【部位】

1. 四肢浅静脉 常用肘部浅静脉(贵要静脉、正中静脉、头静脉),以及腕部、手背、足背部浅静脉(图 7-1~图 7-3)。

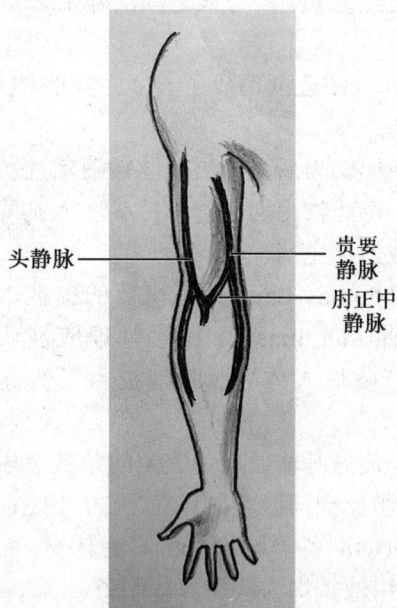

图 7-1 肘部浅静脉

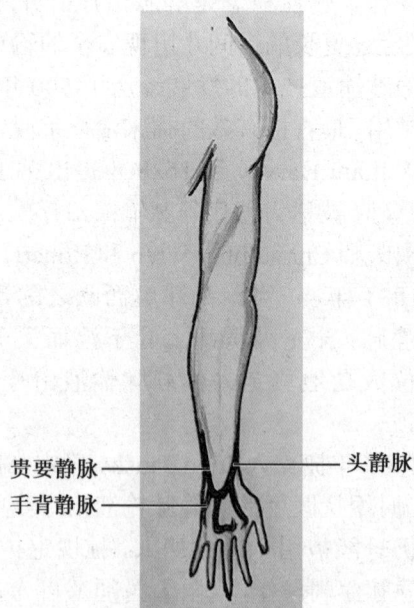

图 7-2 手背静脉

2. 小儿头皮静脉(scalp vein) 常用额静脉(frontal vein)、颞浅静脉(superficial temporal vein)、耳后静脉(posterior auricular vein)、枕静脉(occipital vein)等(图 7-4)。
3. 股静脉 股静脉位于三角区,在股神经和股动脉内侧(图 7-5)。

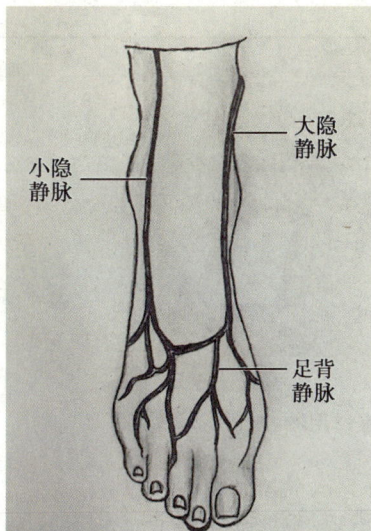

图 7-3　足背部浅静脉

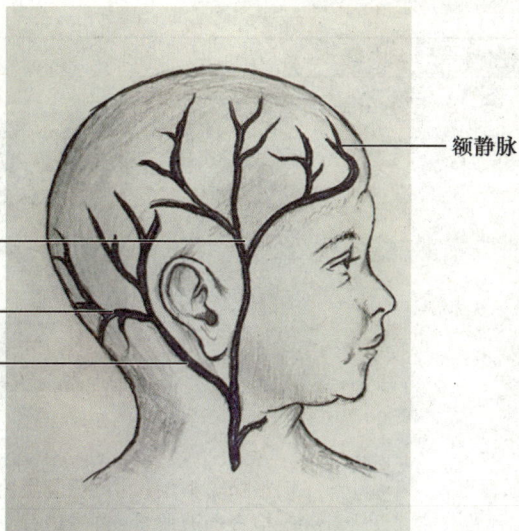

图 7-4　小儿头皮静脉

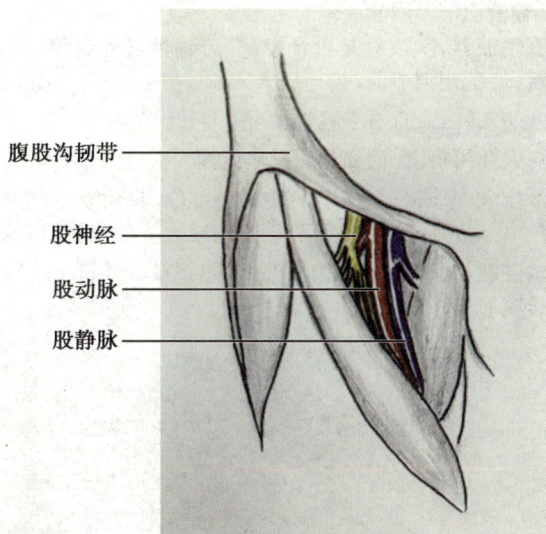

图 7-5　股静脉

【操作方法】

序号	内容	操作要求
1	评估	评估病人情况，准备输液架
2	医生准备	洗手、戴口罩、帽子
3	物品准备	治疗车上层： 基础治疗盘：小方盘内有无菌镊子装置、安尔碘消毒液或碘伏棉球罐、棉签罐或袋装棉签、肾上腺素、砂锯。另备配好药液的输液袋/输液瓶（网套）、输液器、头皮针、输液贴/胶布/透明贴膜、止血带、治疗巾、输液瓶瓶签（图7-6）；

序号	内容	操作要求
3	物品准备	

图 7-6　静脉输液操作用物

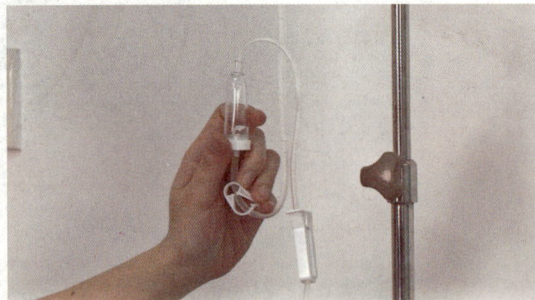

治疗车下层：套黄色及黑色垃圾袋的垃圾桶各 1 个、锐器盒 1 个；

检查药液质量：首先进行"八对"，然后拧动输液袋 / 输液瓶口，检查有无松动，顺势轻轻倒转输液袋 / 输液瓶，对光检查液体是否有混浊、沉淀、变色、异物等；

在检查合格后倒转的输液袋 / 输液瓶瓶签上书写病人姓名、床号、输注药液名称；输液瓶需套网套；

检查输液器、头皮针是否合格，打开输液器外包装，将输液器插入输液袋 / 输液瓶瓶口，关闭调节器，携至病人床前

4	查对	呼唤病人姓名、查看手腕带、药液
5	解释	向病人介绍自己、简要说明操作流程
6	摆体位	铺治疗巾，暴露病人前臂，选取输液部位，将输液贴 / 胶布 / 透明贴膜准备好，放在治疗巾上备用，准备输液架（调整输液架高度距离床缘 60cm 左右）
7	第一次排气	将输液袋 / 输液瓶挂于输液架上，返折茂菲式管下端输液器，挤压茂菲式管或者倒转茂菲滴管（图 7-7）；

图 7-7　倒转茂菲滴管第一次排气

茂菲式管液面高度为总高度的 1/2～2/3；

液面下降速度不宜过快，如果下降速度过快，输液管下段易产生气泡，增加处理工作量；

排气要求茂菲式管下端输液器内无气泡。如果有气泡，用手指轻弹输液器，使气泡进入茂菲式管或输液器下端接头；

输液器和头皮针分离的排气方法：打开调节器，轻轻拧松输液器保护帽，控制液面下降速度，进行第一次排气，排气后以没有药液滴出为宜；

拧紧保护帽及调节器，检查茂菲式管下段是否有气泡，将输液器挂于输液架上备用；

序号	内容	操作要求
7	第一次排气	带头皮针输液器排气方法:利用调节器控制液面下降速度,要求头皮针带保护帽排气,第一次排气液体不排出头皮针,排气时针头距离污物缸至少10cm;检查茂菲式管下段是否有气泡,将输液器挂于输液架上备用
8	消毒	同皮下注射法
9	扎止血带	同静脉采血
10	第二次排气	输液器和头皮针分离的排气方法:打开头皮针外包装,取出头皮针,连接输液器,取下头皮针保护帽,进行第二次排气(图7-8);带头皮针输液器排气方法:取下头皮针保护帽,进行第二次排气

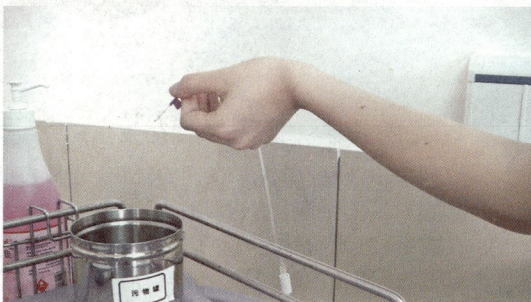

图7-8 取下头皮针保护帽第二次排气,针头距离污物缸至少10cm

| 11 | 输液 | 左手绷紧皮肤(简称"绷皮",绷皮须充分),右手持针,拇指和示指捏住针柄,进针前再次呼唤病人姓名,嘱病人握拳。以20°~30°进针,进皮肤后迅速调整针头方向与血管成5°,刺入血管,有落空感,平行血管再进针少许,见回血后,全部松开调节器,同时嘱病人松拳,松止血带(简称"三松")(图7-9、图7-10) |

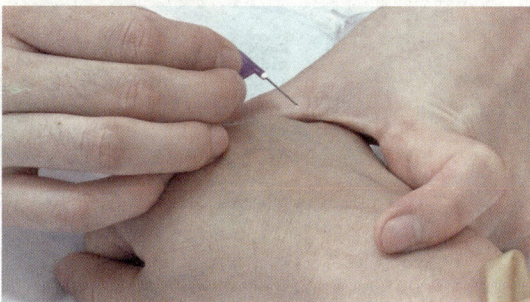

图7-9 静脉输液绷皮及进针方法

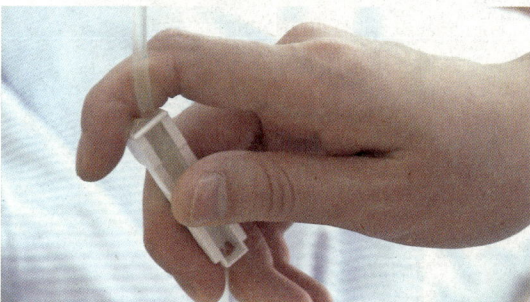

图7-10 全部松开调节器

续表

序号	内容	操作要求
12	固定	三条输液贴：宽大一条固定针柄，针眼，第二条胶布固定输液器下端，第三条胶布，把头皮针软管顺势盘好固定，要求导管通畅，不打折，固定美观、牢固、服帖（图7-11）；

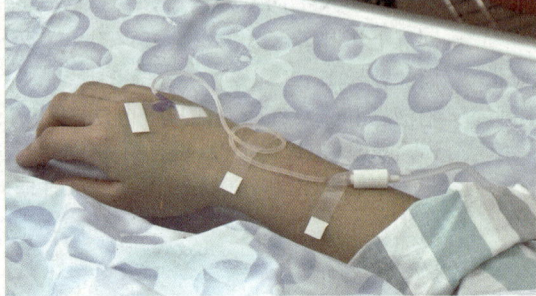

图7-11 三条胶布输液贴固定法

四条输液贴：首先一条固定针柄，带纱布的稍大条胶布固定针眼，另一条胶布固定输液器下端，第四块胶布，应把头皮针软管顺势盘好固定，要求导管通畅，不打折，固定服帖；

胶布：同输液贴，只是小纱布需自行夹取；

透明贴膜：直接覆盖针柄、针眼及头皮针橡胶管

序号	内容	操作要求
13	调节滴速	一手调节调节器，一手将手表放在茂菲式管平齐位置数滴数（图7-12）；

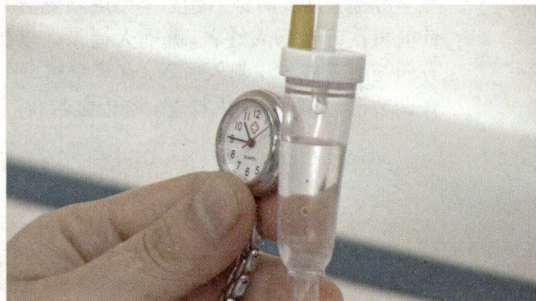

图7-12 调节滴速

调节滴速原则

宜慢：年老、体弱、婴幼儿、心肺疾病、输入高渗盐水、含钾药物、升压药；

稍快：严重脱水、心肺功能良好；

成人：40～60滴/min；

儿童：20～40滴/min

序号	内容	操作要求
14	整理	撤去床上用物于车下层； 协助病人取舒适卧位，整理病人衣袖及床单位； 询问病人感受； 再次核对医嘱本、药液； 给予指导； 洗手； 写输液卡，挂在输液架上； 回治疗室处理用物：输液器、头皮针放锐器盒，接触病人物品（医疗垃圾）放黄色垃圾袋，其他物品（生活垃圾）放黑色垃圾袋

续表

序号	内容	操作要求
15	拔针	输液毕,关调节器,将干棉签放于穿刺点上方(或按压输液贴敷料条),快速拔出针头,用棉签(或输液贴敷料条)按压片刻; 再次核对; 协助病人取舒适卧位; 整理床单位
16	观察与记录	记录输入液体的名称和剂量,以及病人用药后效果

【注意事项】

1. 严格执行无菌操作及查对制度,加入药液时在瓶签上注明药名、剂量。

2. 注意观察穿刺部位变化及病人主诉,若穿刺部位有红肿、疼痛、药液外溢等异常情况,及时拔除导管,给予处理。更换穿刺点应选用对侧手臂或不同的静脉。发生静脉炎时,应停止在此部位输液,抬高患肢并制动,局部用 50% 硫酸镁溶液湿敷。

3. 加强巡视,随时观察输液是否通畅、滴速是否适宜及病人对药物的反应,严防空气进入静脉,加药、更换液体及结束输液时,均需保持输液导管内充满液体。如发现异常立即处理,必要时停止输液。

4. 大量输液时,根据输液计划,并注意配伍禁忌。输入强刺激性药物时,应在确定针头已刺入静脉内时再加药,给药后加快流速,片刻后调回原流速。

5. 补液原则:先晶后胶、先盐后糖;先快后慢;宁少勿多;补钾 4 不宜(不宜过早,见尿补钾;不宜过浓,不超过 0.3%;不宜过快,成人 30～40 滴 /min;不宜过多,成人每日总量不超过 5g)

6. 发生空气栓塞时可在心前区闻及响亮持续的"水泡音",此时应协助病人取左侧头低足高卧位。

7. 对长期输液病人,选用静脉自远心端开始,注意保护、交替使用静脉。

8. 对昏迷、不合作病人应选用易固定部位静脉,必要时并以夹板固定肢体。

9. 及时做好记录。

【知识点小结】

1. 静脉输液时可选的部位有哪些?
四肢浅静脉、股静脉、小儿头皮静脉。
2. 静脉输液时,四肢浅静脉常选用哪些?
肘部浅静脉、腕部、手背、足背部浅静脉。
3. 肘部浅静脉包括哪些静脉?
贵要静脉、正中静脉、头静脉。
4. 静脉输液时,小儿头皮静脉可以选用哪些?
额静脉、颞浅静脉、耳后静脉、枕静脉。

5. 检查药液质量包括哪些内容？

拧动输液袋 / 输液瓶口，检查有无松动，顺势轻轻倒转输液袋 / 输液瓶，对光检查液体是否有混浊、沉淀、变色、异物等。

6. 静脉输液调整输液架高度为多少为宜？

输液架距离床缘 60cm 左右。

7. 挤压输液器茂菲滴管液面合适高度为多少？

液面高度为茂菲滴管高度 1/2～2/3。

8. 静脉输液排气时液面下降速度不宜过快，如果下降过快，会导致何结果？

如果下降速度过快，输液管下段易产生气泡，增加处理工作量。

9. 静脉输液排气后检查茂菲滴管下段输液器内有无气泡，如果有气泡如何处理？

用手指轻弹输液器，使气泡进入茂菲式管或输液器下端接头。

10. 静脉输液进针见回血后，三松指的是什么？

全部松开调节器，同时嘱病人松拳，松止血带。

11. 胶布固定时，第一条胶布应选择贴在哪里为宜？

针柄。

12. 调节滴速时，哪些病人的滴速宜慢？

年老、体弱、婴幼儿、心肺疾病、输入高渗盐水、含钾药物、升压药等病人。

13. 调节滴速时，哪些病人的滴速可以稍快？

严重脱水、心肺功能良好病人。

14. 成年病人滴速应调节为多少为宜？

40～60 滴 /min。

15. 儿童病人滴速应调节为多少为宜？

20～40 滴 /min。

16. 静脉输液发生静脉炎采取哪些措施？

发生静脉炎时，应停止在此部位输液，抬高患肢并制动，局部用 50% 硫酸镁溶液湿敷。

17. 静脉输液的补液原则有哪些？

先晶后胶、先盐后糖；先快后慢；宁少勿多。

18. 静脉补钾4不宜包括哪些？

不宜过早，见尿补钾；不宜过浓，不超过 0.3%；不宜过快，成人 30～40 滴 /min；不宜过多，成人每日总量不超过 5g

19. 发生空气栓塞时可在心前区闻及响亮持续的"水泡音"，此时应协助病人取何体位？

左侧头低足高卧位。

20. 对长期输液病人，选用静脉时应注意哪些？

自远心端开始，注意保护、交替使用静脉。

【临床案例题目】

（一）呼吸系统疾病

1. 陈雄，男性，38 岁，工人。1 年前病人出现咳嗽，多痰，体质明显减弱。近 3 个月咳嗽加剧，并伴有大咯血约数百毫升，咯血后症状日渐加重，反复出现畏寒、低热及胸痛而入院治疗。诊断为疑似肺结核。抽血查血常规，血沉，10% 葡萄糖 500ml+ 维生素 C 2.0 静脉点滴。

2．李某，女性，32 岁。外出旅游参观植物园后出现咳嗽、咳痰伴喘息入院。查体：P 92 次 /min，R 28 次 /min，肺部听诊哮鸣音。诊断为支气管哮喘。5% 葡萄糖 250ml+ 地塞米松 10mg 静脉点滴，动脉血气分析、给氧 3L/min。

3．陈某，男性，68 岁，农民。因咳嗽、咳痰、气喘 10 余年，加重 1d 入院。查体：T 36.5℃，P 90 次 /min，R 30 次 /min，BP 130/85mmHg，口唇发绀、桶状胸、两肺呼吸音低、可闻及少许湿啰音及痰鸣音，急查血气分析示 PO_2 54mmHg，PCO_2 65mmHg，pH 7.31，诊断为慢性阻塞性肺疾病。持续鼻氧管氧气吸入，5% 葡萄糖 100ml+ 氨茶碱 0.25g 静脉点滴。

4．王某，男性，73 岁。咳嗽、咳痰伴气喘 20 余年。20d 前气喘加剧，咳白色泡沫痰，不能平卧，纳差。近 2d 痰黏呈黄色，不易咳出，夜间烦躁不眠，白昼嗜睡。查体：T 36.9℃，P 110 次 /min，R 20 次 /min，BP 160/80mmHg，答话有时不切题，半卧位，发绀，皮肤湿暖，结膜轻度水肿，颈静脉怒张，桶状胸，呼吸浅，肺部叩诊呈过清音，两肺散在哮鸣音，肺底小水泡音，右侧为多，剑突下心尖搏动明显，心率 110 次 /min，律齐，P_2 亢进，未闻及杂音，肝脾未触及，腹水征（-），下肢轻度水肿。血白细胞 $11.4×10^9$/L，pH 7.24，动脉血二氧化碳分压 81mmHg，PaO_2 33.7mmHg，BE 3.1mmol/L，血钾 4.3mmol/L，血钠 134mmol/L，血氯 94mmol/L。X 线胸片示两肺透亮度增加，肺纹理粗乱呈索条状，沿右下肺纹理散在较淡的斑点状阴影，心电图示右心房，右心室肥大。请为该病人输液、吸氧、吸痰治疗。

（二）循环系统疾病

1．郭某，女性，27 岁。间断发热（多为夜间）伴咳嗽半个月，近 2d 症状明显加重入院。病人面色苍白。查体：T 39.3℃，P 140 次 /min，BP 100/75mmHg，脾大，心尖部闻及乐音样收缩期杂音，睑结膜见瘀点，疑为亚急性细菌性心内膜炎。抽血查血常规，进行血培养 10% 葡萄糖 500ml+ 维生素 C 2.0 静脉点滴。请完成相关操作。

2．王某，女性，65 岁。既往有高血压史，与人发生口角后突然倒地。查体：T 39℃，P 110 次 /min，R 22 次 /min，BP 220/110mmHg。请立即为该病人建立静脉通道。

3．丁某，女性，69 岁。高血压史 10 年，生气后，血压升至 250/120mmHg，出现癫痫样抽搐，呕吐，意识模糊等中枢神经系统功能障碍表现，脑 CT 未见异常。请为该病人实施输液治疗。

4．万某，女性，59 岁。晨起跑步途中突然出现胸骨后疼痛，大汗，持续 2h 不缓解，急诊来院。即往健康。查体：T 37℃，P 45 次 /min，R 16 次 /min，BP 12.0/8.0kPa，大汗淋漓，面色苍白，痛苦表情，口唇轻度发绀，胸廓对称，双肺呼吸音清晰，腹部平软，肝脾未触及，双下肢无水肿。辅助检查：血常规 WBC10.0×10^9/L。心电图示窦性心律，P 波与 QRS 波群无关系，P 波频率 90 次 /min，QRS 波群频率 40 次 /min，在 Ⅱ、Ⅲ、aVF 导联可见病理性 Q 波，ST 段弓背向上型抬高，T 波正负双向，V_3R、V_4R、V_5R 导联呈 QS 型，ST 段抬高，T 波倒置。住院第 2d 查体：T 38℃、P 45 次 /min、R 20 次 /min、BP 10.6/6.7kPa，病人出现颈静脉怒张，肝脏下缘位于右锁骨中线肋缘下 2.0cm，触痛明显，双下肢水肿。请为该病人输液治疗，并注意做好哪些监测？

5．刘某，女性，39 岁。夜间医生查房时发现病人突然坐起，张口呼吸，大汗，烦躁不安，伴咳嗽、喘息、咳大量粉红色泡沫痰。心肺听诊闻及哮鸣音及湿啰音，心率 120 次 /min，可触及交替脉。根据上述情况，你考虑病人发生了什么情况？应给予怎样的紧急处理？

考核重点：

（1）静脉输液。

（2）吸氧术。

（3）吸痰术。

（三）消化系统疾病

1．万某，男性，62 岁，商人。因饮酒、饱餐后上腹部剧痛 1d，伴恶心、呕吐，腹胀、发热，以"急性胰腺炎"急诊入院。查体：T 38.3℃，P 110 次 /min，R 20 次 /min，BP 130/75mmHg。心肺功能正常，病人诉有大三阳。入院后给予禁食、胃肠减压、静脉营养及抗感染治疗。静脉抽血，查淀粉酶、脂肪酶、生化等；5% 葡萄糖氯化钠 500ml+10% 氯化钾 15ml 静脉输液。请完成相关操作。

2．王某，男性，63 岁。腹痛、腹胀 7d，反复恶心、呕吐近 3d 入院，既往有 2 型糖尿病病史，慢性胃溃疡。入院诊断为幽门梗阻，低钾血症。请给该病人实施输液治疗。

3．刘某，男性，55 岁。有慢性乙型病毒肝炎病史 10 年，近 1 年来常有腹胀不适感，在进食较油腻食物后容易出现腹泻。晚间外出进餐后约 3h，出现腹痛，伴有频繁呕吐及腹泻，呕吐为胃内容物。半小时前在呕吐时突然呕出暗红色液体约 400ml，并有头晕、心慌感，以"上消化道出血"诊断入院。入院后又呕吐鲜红色血液约 300ml，病人精神倦怠，面色苍白。查体：T 36.8℃，P 102 次 /min，R 18 次 /min，BP 96/64mmHg；神志清醒，皮肤黏膜无黄染，前胸可见蜘蛛痣 2 个；腹部平坦，腹壁未见明显静脉曲张，柔软无压痛，在右锁骨中线肋缘下约 1.5cm 处触及肝下缘，质硬，无触痛；在左锁骨中线肋缘下约 2cm 处触及脾脏下缘，中等硬度、无触痛，无移动性浊音，肠鸣音活跃；双下肢无水肿。请给予相关处理。

考核重点：

（1）吸氧术。

（2）静脉输液。

（3）三腔二囊管压迫止血法。

（4）静脉采血。

4．胡某，女性，53 岁。反复呕血 1 年，1d 前进食油炸食物后突然呕血 800ml。病人精神紧张。查体示贫血貌，T 36.8℃，P 96 次 /min，BP 82/60mmHg，心肺无特殊，腹软，蛙状腹，脾肋下 3cm，移动性浊音（+）。纤维胃镜检查诊断为食管曲张静脉出血。请给予相关处理。

考核重点：

（1）三腔二囊管压迫止血法。

（2）静脉输液。

（3）静脉采血。

（4）吸氧术。

5．周某，男性，38 岁。2 周前出现全身乏力、食欲缺乏，继而出现尿如浓茶水样，伴有皮肤瘙痒。查体：T 37℃，P 80 次 /min，R 18 次 /min，BP 120/84mmHg。病人意识清楚，营养中等，食欲缺乏，厌油，轻度乏力。皮肤巩膜中度黄染，皮肤有轻度抓痕，肝大，轻度叩击痛。肝功能检查：ALT 237.2U/L、AST 78.5.2U/L、TBIL 89.0mmol/L, 病毒分型显示抗 HEV-IgM 阳性，诊断为急性戊型肝炎黄疸型。入院后行消化道隔离。给予肝特灵、丹参注射液等。请给予相关处理。

考核重点：

（1）穿脱隔离衣。

（2）静脉输液。

（3）静脉采血。

6. 贾某，女性，54 岁。肝炎后肝硬化 8 年，长期以来自觉肝区胀痛，食欲差，厌油腻，乏力。今晨突然大量呕血 3h 入院。呕血前 1h 曾进食油条、烧饼，呕血量约 600ml。查体：T 35.8℃，P 120 次 /min，R 28 次 /min，BP 80/54mmHg。病人表情淡漠，面色苍白，四肢湿冷，巩膜黄染，肝掌。腹部膨隆，肝缘肋下 2cm，质地硬，有轻压痛，脾未触及，腹部移动性浊音。B 超示肝硬化波形，诊断为门脉高压伴食管 - 胃底静脉曲张、破裂。请给予相关处理。

考核重点：

（1）静脉输液。

（2）三腔二囊管压迫止血法。

（3）吸氧术。

7. 王某，女性，67 岁。以"急性腹痛、呕吐、血性便 10h"为主诉入院。病人在家中小便时突感头晕、大汗淋漓，不能站立，继而出现腹痛、腹胀、呕吐，呕吐物为内容物，排出血性黏液便 150ml。腹胀、腹痛逐渐加重，以急性肠梗阻入院。高血压病史 10 年，查体：T 37.8℃，P 80 次 /min，R 28 次 /min，BP 175/94mmHg。病人满腹压痛、反跳痛明显，叩诊呈鼓音，听诊未闻及肠鸣音。腹部 X 线平片示小肠和结肠内有大量肠胀气体。按肠梗阻给予胃肠减压、禁食、禁水、输液等保守治疗。请完成相关处理。

考核重点：

（1）胃插管术。

（2）静脉输液。

（四）内分泌代谢疾病

1. 赵某，男性，25 岁。2 年前因进食增多、口干、尿多、体重减轻到某医院诊治，经控制饮食和每天注射胰岛素后病情稳定。5d 前赴宴并中止治疗，感到疲乏、口干，厌食。2d 来出现恶心、呕吐、腹痛而由某医院拟诊为"急性胃炎"，经 5% 葡萄糖液 1 000ml 静脉滴注后病情恶化而入院。查体：T 36.5℃，P 120 次 /min，R 24 次 /min，BP 80/50mmHg。皮肤干燥，呈浅昏迷状态，呼吸深大并散发出烂苹果味。颈软，瞳孔等大，对光反应迟钝，余无特殊。请给该病人实施输液治疗。

2. 王某，女性，65 岁。发热、咳嗽 3d，右上肢抽搐、昏迷 2h 急诊入院。病人近 1 个月来口干、多饮、多尿，无其他疾病史。皮肤弹性差，深昏迷，呼吸有烂苹果气味。辅助检查：血糖 36mmol/L，血钠 158mmol/L，尿糖（++++），尿酮体（++），血乳酸 17.8mmol/L。请给该病人实施输液治疗。

3. 甘某，女性，73 岁。糖尿病病史 10 年，在家如厕时摔倒，自觉右侧大腿根部剧烈疼痛，右腿不能活动急诊入院。查体：T 37.8℃，P 90 次 /min，R 20 次 /min，BP 130/84mmHg。病人神志清楚，痛苦面容，疼痛评分 7 分，焦虑评分 21 分。左下肢活动正常。查空腹血糖

10.3mmol/L，餐后 2h 血糖 9.6mmol/L，白细胞计数 0.75×10⁹/L。X 线示右侧股骨颈骨折。术后右下肢外展中立位。医嘱给予头孢孟多酯钠 4g 静脉输液；伤口大换药，TPN1 500ml，氧气雾化吸入，血糖监测，餐前胰岛素注射等。请完成相关处理。

考核重点

（1）静脉输液。

（2）吸氧术。

（3）皮下注射。

（五）休克

1. 魏某，女性，70 岁。在家摔倒后骨盆骨折急诊入院。病人意识清醒，诊断为骨盆骨折、尿道损伤、低血容量性休克。请给予相关处理。

考核重点

（1）静脉输液。

（2）导尿术。

（3）吸氧术。

2. 祖某，男性，23 岁。患急性扁桃体炎，青霉素 240 万 IU 静脉注射。皮试 5min 后病人出现胸闷、皮肤瘙痒、出冷汗、面色苍白、脉细速、血压下降等反应。请给予相关处理。

考核重点

（1）青霉素试敏——皮内注射。

发生变态反应后：

（2）皮下注射 / 肌内注射。

（3）静脉输液。

3. 舒某，女性，20 岁。青霉素皮试 5min 后出现皮肤瘙痒、胸闷、气促、呼吸困难伴濒死感、面色苍白、出冷汗、脉搏细弱、血压下降等过敏性休克反应。皮下注射 0.1% 盐酸肾上腺素 1ml，肌内注射盐酸异丙嗪 50mg，静脉滴注 10% 葡萄糖溶液。

考核重点

（1）皮下注射。

（2）肌内注射。

（3）静脉输液。

（4）吸氧术。

（六）手术与麻醉

1. 吴某，男性，45 岁。胆囊炎术后生理盐水 100ml 加抗生素（已加药）静脉输液。

2. 请为 5 名需要行急诊手术的腹部外伤病人做术前准备，根据手术需要采集静脉血（5 名病人）。请为指定病人建立静脉通道。

3. 王某，女性，28 岁。行"区域麻醉下乳房脓肿切开引流术"，平时身体健康，询问无麻醉药物过敏史，丁卡因过敏试验（-）。注药前回抽无血液后局部注入丁卡因 60mg 后 5min，病人突然出现眩晕、寒战、烦躁不安，继之四肢抽搐、惊厥，并迅速出现呼吸困难、血压下降、心率缓慢。请给予相关处理。

考核重点

（1）病人用丁卡因进行局部麻醉，行过敏试验和局部麻醉时：

皮内注射、皮下注射

（2）病人出现局麻药毒性反应后：

静脉输液、吸氧术

（七）中毒

1．贺某，男性，65岁，退休干部。因食鱼生今日腹痛、腹泻、剧烈呕吐、发热、神志淡漠、四肢无力、嗜睡入院。诊断为疑似急性胃肠炎。5%葡萄糖盐水500ml+10%氯化钾10ml静脉点滴，灭吐灵10mgIM。请给予相关处理。

2．吴某，男性，45岁，工人。因食入宿食后出现腹痛、腹泻、呕吐3d（腹泻约15次/d，呕吐约8次/d），自服黄连素片后腹泻、呕吐症状有所缓解，全身乏力。今晨病人出现四肢麻木感，乏力（靠手扶支撑物勉强站起）入院。诊断为低钾血症。抽血查血常规、生化，5%葡萄糖500ml+10%氯化钾注射液25ml静脉滴注。请给予相关处理。

（八）创伤

1．赵某，男性，46岁，建筑工人。在建筑工地搬运材料3h后出现头痛、头晕，未引起重视，继续工作1h后，出现呕吐、肢体抽搐和晕厥，"120"急诊入院。查体：T 38.9℃，P 130次/min，R 28次/min，BP 120/55mmHg，头皮有3cm×3cm撕裂伤。诊断为中暑、头皮撕裂伤。20%甘露醇250ml静滴；普鲁卡因皮试。请给予相关处理。

2．王某，男性，23岁。2周前被左前臂犬咬伤，在家冲洗伤口后未到医院做处理。2d前伤口周围麻木、疼痛，病人主诉麻木感逐渐扩散。查体：T 38.3℃，P 109次/min，R 28次/min，BP 120/80mmHg，病人烦躁，全身乏力，多汗，伤口周围组织水肿。入院后病人发生咽喉痉挛一次，气道分泌物较多。请给予相关处理。

考核重点

（1）静脉输液。

（2）吸痰术。

（3）穿脱隔离衣。

（4）吸氧术。

3．梁某，女性，40岁。头部受棒击，昏迷不醒8h，偶能睁眼。查体：T 37.0℃，P 88次/min，R 20次/min，BP 130/85mmHg，右侧瞳孔散大，对光反应消失，右眼眶周围血肿，皮下有淤血。左上肢不能活动，左侧巴宾斯基征阳性，大小便失禁。腰椎穿刺示脑脊液压力180mmH$_2$O，呈均匀血性脑脊液。X线颅骨平片示右眼眶骨折。CT扫描右额颞部有低密度区。临床诊断为脑挫裂伤、颅内压升高、脑疝。请给予相关处理。

考核重点

（1）静脉输液。

（2）导尿术。

（3）吸氧术。

（4）胃插管术。

（九）中暑、淹溺与触电

侯某，男性，65岁。高温作业4h后突然昏倒，神志不清，急诊入院。查体：T 39.8℃，P 120次/min，R 28次/min，BP 90/64mmHg。深度昏迷，双侧瞳孔等大等圆，直径1.5mm，对光反射消失。双下肢阵发性抽搐，大小便失禁。请给予相关处理。

考核重点

（1）吸氧术。

（2）静脉输液。

（3）导尿术。

（十）输血与输液反应

黄某，男性，34岁。输血15ml后出现头部胀痛、面部潮红、恶心呕吐，心前区压迫感、四肢麻木、腰背部剧烈疼痛等溶血反应。停止输血后，给予氧气吸入，建立静脉通道后给予升压药物治疗，将剩余血、病人血标本、尿标本送检，双侧腰部封闭。碱化尿液，记录尿量等。请给予相关处理。

考核重点

（1）吸氧术。

（2）静脉输液。

（3）静脉采血。

（4）导尿术。

（十一）小儿

患儿，男性，7个月。3d前发热，最高T 39℃，无寒战及惊厥，服退热药降至37.6℃，约4h前体温升至38℃以上。发热时无呕吐，无皮疹；1d前出现阵发性咳嗽，有痰咳不出，夜间发热明显，未影响睡眠。查体：T 39.5℃，P 140次/min，R 45次/min，BP 73/48mmHg。精神烦躁，口周微绀，双肺呼吸音略低，可闻及中、细湿啰音。腹软，肝右肋缘下3cm，质软，缘锐，脾未触及，四肢张力不高。X线胸片示双肺下野可见大小不等斑片状阴影。请给予相关处理。

考核重点

（1）吸氧术。

（2）吸痰术。

（3）小儿头皮静脉穿刺术。

【附录】

静脉治疗护理技术操作规范

行业标准是指为了在一定范围内获得最佳秩序，经协商一致制定并由公认机构批准，共同使用和重复使用的一种规范性文件。为使临床护理实践更加规范化，2011年经卫生部批准，由卫生部医院管理研究所和北京协和医院分别牵头组织专家制定护理分级和静脉治疗护理技术操作规范，历时2年，2013年11月14日，国家卫生和计划生育委员会首次以行业标准的形式发布《静脉治疗护理技术操作规范（WS/T 433—2013）》《护理分级（WS/T 431—2013）》两项标准，均于2014年5月1日正式实施。

（一）范围

本标准规定了静脉治疗护理技术操作的要求。本标准适用于全国各级各类医疗机构从事静脉治疗护理技术操作的医务人员。

（二）规范性引用文件

下列文件对于本文件的应用是必不可少的。凡是注日期的引用文件，仅注日期的版本适用于本文件。凡是不注日期的引用文件，其最新版本（包括所有的修改单）适用于本文件。

GBZ/T 213 血源性病原体职业接触防护导则

WS/T 313 医务人员手卫生规范

（三）术语和定义

下列术语和定义适用于本文件。

1. 静脉治疗（infusion therapy）　将各种药物（包括血液制品）以及血液，通过静脉注入血液循环的治疗方法，包括静脉注射、静脉输液和静脉输血；常用工具包括注射器、输液（血）器、一次性静脉输液钢针、外周静脉留置针、中心静脉导管、经外周静脉置入中心静脉导管、输液港以及输液附加装置等。

2. 中心静脉导管（central venous catheter）　经锁骨下静脉、颈内静脉、股静脉置管，尖端位于上腔静脉或下腔静脉的导管。

3. 经外周静脉置入中心静脉导管（peripherally inserted central catheter）　经上肢贵要静脉、肘正中静脉、头静脉、肱静脉、颈外静脉（新生儿还可通过下肢大隐静脉、头部颞静脉、耳后静脉等）穿刺置管，尖端位于上腔静脉或下腔静脉的导管。

4. 输液港（implantable venous access port）　完全植入人体内的闭合输液装置，包括尖端位于上腔静脉的导管部分及埋植于皮下的注射座。

5. 无菌技术（aseptic technique）　在执行医疗、护理操作过程中，防止一切微生物侵入机体，保持无菌物品及无菌区域不被污染的技术。

6. 导管相关性血流感染（catheter related blood stream infection）　带有血管内导管或者拔除血管内导管 48h 内的病人出现菌血症或真菌血症，并伴有发热（体温>38℃）、寒战或低血压等感染表现，除血管导管外没有其他明确的感染源。实验室微生物学检查显示：外周静脉血培养细菌或真菌阳性；或者从导管段和外周血培养出相同种类、相同药敏结果的致病菌。

7. 药物渗出（infiltration of drug）　静脉输液过程中，非腐蚀性药液进入静脉管腔以外的周围组织。

8. 药物外渗（extravasation of drug）　静脉输液过程中，腐蚀性药液进入静脉管腔以外的周围组织。

9. 药物外溢（spill of drug）　在药物配制及使用过程中，药物意外溢出暴露于环境中，如皮肤表面、台面、地面等。

（四）缩略语

下列缩略语适用于本文件。

CVC：中心静脉导管（central venous catheter）

PICC：经外周静脉置入中心静脉导管（peripherally inserted central catheter）

PN：肠外营养（parenteral nutriton）

PORT：输液港（implantable venous access port）

PVC：外周静脉导管（peripheral venous catheter）

（五）基本要求

1. 静脉药物的配制和使用应在洁净的环境中完成。

2. 实施静脉治疗护理技术操作的医务人员应为注册护士、医师和乡村医生,并应定期进行静脉治疗所必需的专业知识及技能培训。

3. PICC 置管操作应由经过 PICC 专业知识与技能培训、考核合格且有 5 年及以上临床工作经验的操作者完成。

4. 应对病人和照顾者进行静脉治疗、导管使用及维护等相关知识的教育。

（六）操作程序

1. 基本原则

（1）所有操作应执行查对制度并对病人进行两种以上方式的身份识别,询问过敏史。

（2）穿刺针、导管、注射器、输液（血）器及输液附加装置等应一人一用一灭菌,一次性使用的医疗器具不应重复使用。

（3）易发生血源性病原体职业暴露的高危病区宜选用一次性安全型注射和输液装置。

（4）静脉注射、静脉输液、静脉输血及静脉导管穿刺和维护应遵循无菌技术操作原则。

（5）操作前后应执行 WS/T 313 规定,不应以戴手套取代手卫生。

（6）置入 PVC 时宜使用清洁手套,置入 PICC 时宜遵守最大无菌屏障原则。

（7）PICC 穿刺以及 PICC、CVC、PORT 维护时,宜使用专用护理包。

（8）穿刺及维护时应选择合格的皮肤消毒剂,宜选用 2% 葡萄糖酸氯己定酒精溶液（年龄<2 个月的婴儿慎用）、有效碘浓度不低于 0.5% 的碘伏或 2% 碘酊溶液和 75% 酒精。

（9）消毒时应以穿刺点为中心擦拭,至少消毒两遍或遵循消毒剂使用说明书,待自然干燥后方可穿刺。

（10）置管部位不应接触丙酮、乙醚等有机溶剂,不宜在穿刺部位使用抗菌油膏。

2. 操作前评估

（1）评估病人的年龄、病情、过敏史、静脉治疗方案、药物性质等,选择合适的输注途径和静脉治疗工具。

（2）评估穿刺部位皮肤情况和静脉条件,在满足治疗需要的情况下,尽量选择较细、较短的导管。

（3）一次性静脉输液钢针宜用于短期或单次给药,腐蚀性药物不应使用一次性静脉输液钢针。

（4）外周静脉留置针宜用于短期静脉输液治疗,不宜用于腐蚀性药物等持续性静脉输注。

（5）PICC 宜用于中长期静脉治疗,可用于任何性质的药物输注,不应用于高压注射泵注射造影剂和血流动力学监测（耐高压导管除外）。

（6）CVC 可用于任何性质的药物输注、血流动力学的监测,不应用于高压注射泵注射造影剂（耐高压导管除外）。

（7）PORT 可用于任何性质的药物输注,不应使用高压注射泵注射造影剂（耐高压导管除外）。

3. 穿刺

（1）PVC 穿刺

①包括一次性静脉输液钢针穿刺和外周静脉留置针穿刺。

②PVC穿刺应按以下步骤进行：

a）取舒适体位，解释说明穿刺目的及注意事项。

b）选择穿刺静脉，皮肤消毒。

c）穿刺点上方扎止血带，绷紧皮肤穿刺进针，见回血后可再次进入少许。

d）如为外周静脉留置针则固定针芯，送外套管入静脉，退出针芯，松止血带。

e）选择透明或纱布类无菌敷料固定穿刺针，敷料外应注明日期、操作者签名。

③PVC穿刺时应注意以下事项：

a）宜选择上肢静脉作为穿刺部位，避开静脉瓣、关节部位以及有瘢痕、炎症、硬结等处的静脉。

b）成年人不宜选择下肢静脉进行穿刺。

c）小儿不宜首选头皮静脉。

d）接受乳房根治术和腋下淋巴结清扫术的病人应选健侧肢体进行穿刺，有血栓史和血管手术史的静脉不应进行置管。

e）一次性静脉输液钢针穿刺处的皮肤消毒范围直径应≥5cm，外周静脉留置针穿刺处的皮肤消毒范围直径应≥8cm，应待消毒液自然干燥后再进行穿刺。

f）应告知病人穿刺部位出现肿胀、疼痛等异常不适时，及时告知医务人员。

（2）PICC穿刺

①PICC穿刺应按以下步骤进行：

a）核对确认置管医嘱，查看相关化验报告。

b）确认已签署置管知情同意书。

c）取舒适体位，测量置管侧的臂围和预置管长度，手臂外展与躯干成45°～90°，对病人需要配合的动作进行指导。

d）以穿刺点为中心消毒皮肤，直径≥20cm，铺巾，建立最大化无菌屏障。

e）用生理盐水预冲导管，检查导管完整性。

f）在穿刺点上方扎止血带，按需要进行穿刺点局部浸润麻醉，实施静脉穿刺，见回血后降低角度进针少许，固定针芯，送入外套管，退出针芯，将导管均匀缓慢送入至预测量的刻度。

g）抽回血，确认导管位于静脉内，冲封管后应选择透明或纱布类无菌敷料固定导管，敷料外应注明日期、操作者签名。

h）通过X线片确定导管尖端位置。

i）应记录穿刺静脉、穿刺日期、导管刻度、导管尖端位置等，测量双侧上臂臂围并与置管前对照。

②PICC穿刺时应注意以下事项：

a）接受乳房根治术或腋下淋巴结清扫的术侧肢体、锁骨下淋巴结肿大或有肿块侧、安装起搏器侧不宜进行同侧置管，患有上腔静脉压迫综合征的病人不宜进行置管。

b）宜选择肘部或上臂静脉作为穿刺部位，避开肘窝、感染及有损伤的部位；新生儿还可选择下肢静脉、头部静脉和颈部静脉。

c）有血栓史、血管手术史的静脉不应进行置管；放疗部位不宜进行置管。

4．应用

（1）静脉注射

①应根据药物及病情选择适当推注速度。

②注射过程中，应注意病人的用药反应。

③推注刺激性、腐蚀性药物过程中，应注意观察回血情况，确保导管在静脉管腔内。

（2）静脉输液

①应根据药物及病情调节滴速。

②输液过程中，应定时巡视，观察病人有无输液反应，穿刺部位有无红、肿、热、痛、渗出等表现。

③输入刺激性、腐蚀性药物过程中，应注意观察回血情况，确保导管在静脉内。

（3）肠外营养（PN）

①宜由经培训的医护人员在层流室或超净台内进行配制。

②配好的 PN 标签上应注明科室、病案号、床号、姓名、药物的名称、剂量、配制日期和时间。

③宜现用现配，应在 24h 内输注完毕。

④如需存放，应置于 4℃冰箱内，并应复温后再输注。

⑤输注前应检查有无悬浮物或沉淀，并注明开始输注的日期及时间。

⑥应使用单独输液器匀速输注。

⑦单独输注脂肪乳剂时，输注时间应严格遵照药物说明书。

⑧在输注的 PN 中不应添加任何药物。

⑨应注意观察病人对 PN 反应，及时处理并发症并记录。

（4）密闭式输血

①输血前应了解病人血型、输血史及不良反应史。

②输血前和床旁输血时应分别双人核对输血信息，无误后才可输注。

③输血起始速度宜慢，应观察 15min 无不适后再根据病人病情、年龄及输注血液制品的成分调节滴速。

④血液制品不应加热，不应随意加入其他药物。

⑤全血、成分血和其他血液制品应从血库取出后 30min 内输注，1 个单位的全血或成分血应在 4h 内输完。

⑥输血过程中应对病人进行监测。

⑦输血完毕应记录，空血袋应低温保存 24h。

5．静脉导管的维护

（1）冲管及封管

①经 PVC 输注药物前宜通过输入生理盐水确定导管在静脉内；经 PICC、CVC、PORT 输注药物前宜通过回抽血液来确定导管在静脉内。

②PICC、CVC、PORT 的冲管和封管应使用 10ml 及以上注射器或一次性专用冲洗装置。

③给药前后宜用生理盐水脉冲式冲洗导管，如果遇到阻力或者抽吸无回血，应进一步确定导管的通畅性，不应强行冲洗导管。

④输液完毕应用导管容积加延长管容积 2 倍生理盐水或肝素盐水正压封管。

⑤肝素盐水的浓度：PORT 可用 100U/ml，PICC 及 CVC 可用 0～10U/ml。

⑥连接 PORT 时应使用专用的无损伤针穿刺，持续输液时无损伤针应每 7d 更换 1 次。

⑦PORT 在治疗间歇期应至少每 4 周维护 1 次。

⑧PICC 导管在治疗间歇期间应至少每周维护 1 次。

（2）敷料的更换

①应每日观察穿刺点及周围皮肤的完整性。

②无菌透明敷料应至少每 7d 更换 1 次，无菌纱布敷料应至少每 2d 更换 1 次；若穿刺部位发生渗液、渗血时应及时更换敷料；穿刺部位的敷料发生松动、污染等完整性受损时应立即更换。

6．输液（血）器及输液附加装置的使用

（1）输注药品说明书所规定的避光药物时，应使用避光输液器。

（2）输注脂肪乳剂，化疗药物以及中药制剂时宜使用精密过滤输液器。

（3）输注的两种不同药物间有配伍禁忌时，在前一种药物输注结束后，应冲洗或更换输液器，并冲洗导管，再接下一种药物继续输注。

（4）使用输血器时，输血前后应用无菌生理盐水冲洗输血管道；连续输入不同供血者的血液时，应在前一袋血输尽后，用无菌生理盐水冲洗输血器，再接下一袋血继续输注。

（5）输液附加装置包括三通、延长管、肝素帽、无针接头、过滤器等，应尽可能减少输液附加装置的使用。

（6）输液附加装置宜选用螺旋接口，常规排气后与输液装置紧密连接。

（7）经输液接头（或接口）进行输液及推注药液前，应使用消毒剂多方位擦拭各种接头（或接口）的横切面及外围。

7．输液（血）器及输液附加装置的更换

（1）输液器应每 24h 更换 1 次，如怀疑被污染或完整性受到破坏时，应立即更换。

（2）用于输注全血、成分血或生物制剂的输血器宜 4h 更换 1 次。

（3）输液附加装置应和输液装置一并更换，在不使用时应保持密闭状态，其中任何一部分的完整性受损时都应及时更换。

（4）外周静脉留置针附加的肝素帽或无针接头宜随外周静脉留置针一起更换；PICC、CVC、PORT 附加的肝素帽或无针接头应至少每 7d 更换 1 次；肝素帽或无针接头内有血液残留、完整性受损或取下后，应立即更换。

8．导管的拔除

（1）外周静脉留置针应 72～96h 更换 1 次。

（2）应监测静脉导管穿刺部位，并根据病人病情、导管类型、留置时间、并发症等因素进行评估，尽早拔除。

（3）PICC 留置时间不宜超过 1 年或遵照产品使用说明书。

（4）静脉导管拔除后应检查导管的完整性，PICC、CVC、PORT 还应保持穿刺点 24h 密闭。

（七）静脉治疗相关并发症处理原则

1．静脉炎

（1）应拔除 PVC，可暂时保留 PICC；及时通知医师，给予对症处理。

（2）将患肢抬高、制动，避免受压，必要时，应停止在患肢静脉输液。

（3）应观察局部及全身情况的变化并记录。

2．药物渗出与药物外渗

（1）应立即停止在原部位输液，抬高患肢，给予对症处理。

（2）观察渗出或外渗区域的皮肤颜色、温度、感觉等变化及关节活动和患肢远端血运情况并记录。

3．导管相关性静脉血栓形成

（1）可疑导管相关性静脉血栓形成时，应抬高患肢并制动，不应热敷、按摩、压迫，立即对症处理并记录。

（2）应观察置管侧肢体、肩部、颈部及胸部肿胀、疼痛、皮肤温度及颜色、出血倾向及功能活动情况。

4．导管堵塞

（1）静脉导管堵塞时，应分析堵塞原因，不应强行推注生理盐水。

（2）确认导管堵塞时，PVC 应立即拔除，PICC、CVC、PORT 应遵医嘱及时处理并记录。

5．导管相关性血流感染　可疑导管相关性血流感染时，应立即停止输液，拔除 PVC，暂时保留 PICC、CVC、PORT，给予抽取血培养等处理并记录。

6．输液反应

（1）发生输液反应时，应停止输液，更换药液及输液器，给予对症处理，并保留原有药液及输液器。

（2）应密切观察病情变化并记录。

7．输血反应

（1）发生输血反应立即减慢或停止输血，更换输血器，用生理盐水维持静脉通畅，给予对症处理，保留余血及输血器，并上报输血科。

（2）应密切观察病情变化并记录。

（八）职业防护

1．针刺伤防护　针刺伤防护操作按 GBZ/T 213 执行。

2．抗肿瘤药物防护

（1）配制抗肿瘤药物的区域应为相对独立的空间，宜在Ⅱ级或Ⅲ级垂直层流生物安全柜内配制。

（2）使用抗肿瘤药物的环境中可配备溢出包，内含防水隔离衣、一次性口罩、乳胶手套、面罩、护目镜、鞋套、吸水垫及垃圾袋等。

（3）配药时操作者应戴双层手套（内层为 PVC 手套，外层为乳胶手套）、一次性口罩；宜穿防水、无絮状物材料制成、前部完全封闭的隔离衣；可佩戴护目镜；配药操作台面应垫以防渗透吸水垫，污染或操作结束时应及时更换。

（4）给药时，操作者宜戴双层手套和一次性口罩；静脉给药时宜采用全密闭式输注系统。

（5）所有抗肿瘤药物污染物品应丢弃在有毒性药物标识的容器中。

（6）抗肿瘤药物外溢时按以下步骤进行处理：①操作者应穿戴个人防护用品。②应立即标明污染范围，粉剂药物外溢应使用湿纱布垫擦拭，水剂药物外溅应使用吸水纱布垫吸附，污染表面应使用清水清洗。③如药液不慎溅在皮肤或眼睛内，应立即用清水反复冲洗。④记录外溢药物名称、时间、溢出量、处理过程以及受污染的人员。

【操作评分标准】

静脉输液操作评分标准

项目		评分细则	满分	得分	备注
评估、查对、解释（0.6分）	01	核对病人身份：看手腕带，开放性核对姓名	0.2		
	02	评估病情	0.2		口述
	03	解释操作目的、取得配合	0.2		
医生准备（0.4分）	04	消毒双手	0.4		
物品准备（0.9分）	05	核查无菌物品	0.1		
	06	选用正确液体	0.4		
	07	选用正确的头皮针型号	0.4		
病人准备（1.0分）	08	正确选择穿刺静脉	0.4		
	09	消毒皮肤范围正确	0.2		
	10	消毒方法正确	0.2		
	11	系止血带部位、方法正确	0.2		
排气、穿刺（6.3分）	12	连接头皮针方法正确，无污染	0.2		
	13	排气方法正确	0.4		
	14	无药液浪费	0.1		
	15	茂菲滴管下段无气泡	0.5		
	16	进针前呼唤病人姓名，嘱握拳	0.2		
	17	绷皮方法正确	0.2		
	18	穿刺成功	2.0		
	19	穿刺不退针	1.0		
	20	松止血带方法正确	0.5		
	21	松调节器方法正确	0.2		
	22	固定针头方法正确	0.5		
	23	根据病例调输液速度符合要求（根据年龄、病情）	0.5		
整理、给予指导（0.6分）	24	给予指导注意事项	0.1		
	25	使用后物品处理正确	0.1		
	26	消毒双手	0.4		

续表

项目		评分细则	满分	得分	备注
人文关怀 （0.2分）	27	有爱伤观念，与病人沟通语言文明，态度和蔼	0.2		
总分			10.0		

如严重违反操作规程（以下任意一项或多项），在总分上扣除5分（请打勾）

☐ 穿刺前未消毒

☐ 操作中无菌用物污染后直接使用

☐ 严重违反操作规程

是否扣分
☐是 ☐否

小儿头皮静脉输液操作评分标准

项目		评分细则	满分	得分	备注
评估、查对、解释 （0.6分）	01	核对患儿身份：看手腕带	0.2		
	02	评估患儿头皮静脉和皮肤情况	0.2		口述
	03	给患儿和家属解释操作目的、取得配合	0.2		
医生准备 （0.4分）	04	消毒双手	0.4		
物品准备 （0.9分）	05	核查无菌物品	0.1		
	06	选用正确液体	0.4		
	07	选用正确的头皮针型号	0.4		
患儿准备 （1.5分）	08	正确选择穿刺静脉	0.4		
	09	患儿体位舒适、头部制动方法正确	0.5		
	10	暴露穿刺部位（剃发）	0.2		口述
	11	消毒皮肤范围正确	0.2		
	12	消毒方法正确	0.2		
排气、穿刺 （5.8分）	13	连接头皮针方法正确	0.2		
	14	排气方法正确、无药液浪费	0.5		
	15	茂菲滴管下段无气泡	0.5		
	16	进针前再次确认患儿	0.2		
	17	绷皮方法正确	0.2		
	18	穿刺成功	2.0		
	19	穿刺不退针	1.0		
	20	松调节器方法正确	0.2		
	21	固定针头方法正确	0.5		
	22	根据病例调输液速度符合要求（幼儿：1.5 滴 /(kg·min)，2～3ml/(kg·h)，上下相差不能超过 10 滴）	0.5		

续表

项目		评分细则	满分	得分	备注
整理、给予指导 （0.6 分）	23	给予指导注意事项	0.1		
	24	使用后物品处理正确	0.1		
	25	消毒双手	0.4		
人文关怀 （0.2 分）	26	有爱伤观念，与病人沟通语言文明，态度和蔼	0.2		
总分			10.0		

如严重违反操作规程（以下任意一项或多项），在总分上扣除 5 分（请打勾）

□ 穿刺前未消毒
□ 操作中无菌用物污染后直接使用
□ 严重违反操作规程

是否扣分
□是　□否

基础护理操作八

吸 痰 术

【研究进展】

（一）ICU 机械通气病人预防呼吸机相关性肺炎（ventilator associated pneumonia，VAP）吸痰技术研究进展

机械通气是 ICU 最常用的医疗监护设备，随着呼吸机使用的日渐普及，VAP 发生率也显著增加。VAP 指呼吸机被启动 48h 以后至人工气道拔管后 48h 以内发生的医院获得性肺炎，是临床机械通气的常见并发症之一。有文献报道，建立人工气道的机械通气病人 VAP 的发病率为 16%～60%，病死率高达 30%～50%。一些机械通气病人管理技术已被用于预防 VAP，其中最常用的预防方法则是经气管吸痰，有效吸痰能降低 VAP 发生率与病死率。机械通气病人，由于人工呼吸道的建立，会厌暂时失去作用，咳嗽反射减弱，加上镇静药、肌松剂等药物使用，导致病人咳痰能力下降或丧失，不能及时排出呼吸道分泌物而聚集于呼吸道内，从而诱发肺部感染，严重者发生窒息而危及生命，因此，吸痰（sputum suction）是护理机械通气病人的主要技术操作，是保持呼吸道通畅、维持适当肺泡通气及气体交换功能、降低肺部感染的关键技术。

1. 吸痰方法

（1）浅部吸痰与深部吸痰：美国呼吸治疗学会（American Association for Respiratory Care，AARC）认为，浅部吸痰是指将吸痰管插入气管插管或气管切开导管末端进行吸痰的方法；深部吸痰指吸痰管插入气管内导管以下部位至遇到阻力，并在吸痰前回缩 1cm 进行吸痰的方法。而国内学者多将往外回提 0.5～2cm 深度均视为深部吸痰。

气管内吸痰术（routine endotracheal suctioning，RES）和最小程度呼吸道内侵入性吸痰术（minimally invasive aieway suctioning，MIAS）前瞻性研究结果表明，尽管两种方法在病人插管使用时间、ICU 滞留时间、病死率以及肺部感染率方面无显著差异，但 RES 比 MIAS 更容易引起不良反应，如降低 SpO_2、增加收缩期血压、加快脉率和增加痰液中血丝量。从吸痰的安全性出发，研究者建议使用 MIAS。

（2）开放式吸痰术（open suctioning system，OSS）与密闭式吸痰术（closed suctioning system，CSS）：OSS 将吸痰管直接插入气道或口 / 鼻腔内进行吸引，清除分泌物比较彻底，操作方便简单，对行机械通气或非机械通气病人均可使用，是目前临床上广泛采用的吸痰方法。对于深部痰痂或与气道壁附着牢固的痰痂以及有明显肺部感染病灶、肺不张病人，采用纤维支气管镜 OSS，可有效清除较多黏稠的分泌物，提高氧分压，降低二氧化碳分压。但开放式气管内吸痰每次吸痰过程中都需将人工气道与呼吸机分离，造成呼吸机治疗中断，

使得肺容量大幅度下降，动脉血氧饱和度降低，反射性心率加快、血压升高、心律失常。特别是急性呼吸窘迫综合征（acute respiratory distress syndrome，ARDS）病人使用呼气末正压通气（positive end-expiratory pressure，PEEP）已成为其通气治疗基础，开放式气管内吸痰脱开呼吸机，解除 PEEP，进行负压吸引的同时也将肺内部分气体吸走，肺泡内压下降，使肺泡萎缩，氧合面积急剧减少，加重低氧血症。

20 世纪 80 年代 CSS 研发成功，是指不需脱离呼吸机或停止机械通气的吸痰操作，整个吸痰过程都是在密闭情况下完成。OSS 则需要断开呼吸机，吸痰过程在相对开放情况下进行。两种吸痰术 VAP 发生率影响 meta 分析结果表明，降低 VAP 无明显差异。但是采用 CSS，病人由于不需脱机，可维持 PEEP，并且可降低血氧过低及呼吸机失调现象发生。研究发现，CSS 吸痰时间较 OSS 吸痰时间明显缩短（减少约 1min），这对缺氧病人维持氧合及保证持续氧输送极为重要。CSS 可降低病房空气菌落计数，有利于控制医院内感染的发生。采用 CSS 可减少病人呼吸道受污染，治疗后第 5、7d 痰细菌培养阳性率明显低于 OSS。亦可降低操作者和病人暴露于受污染的分泌物，可以部分预防继发性肺部感染。但随着机械通气时间延长，这种作用逐渐减弱。对于长期使用 CSS 的病人来说，可以降低其住院费用。机械通气时间短于 4d 病人，CSS 医疗费用高于 OSS；机械通气时间长于 4d 病人，CSS 医疗费用低于 OSS。而且，CSS 全过程平均耗时 93s，OSS 为 1 533s。与 OSS 比较，CSS 减少了打开一次性吸痰管，断开与呼吸机连接，重新连接呼吸机的操作步骤，节省了工作时间，提高了工作效率（图 8-1～图 8-7）。

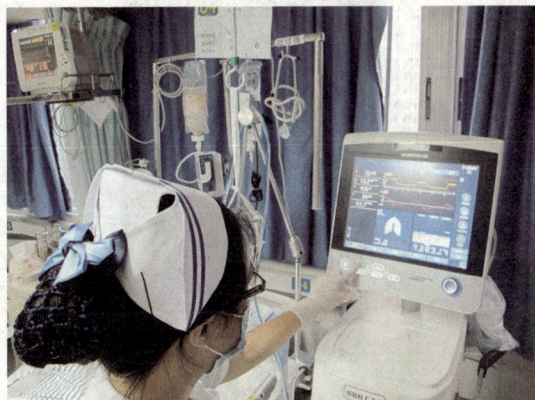

图 8-1 吸痰前吸纯氧 2min

CSS 管缺点，如易造成气道损伤，甚至气管内出血；可以影响气道内细菌的定植，增加气道内细菌定植的发生率；可以增加微生物耐药性等。

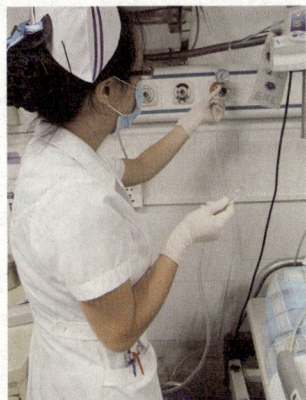

图 8-2 调节负压

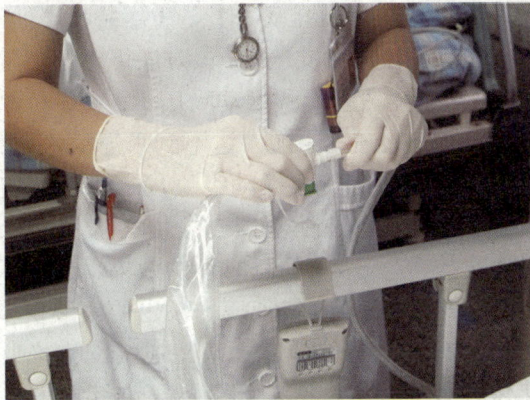

图 8-3 延长管连接 CSS 管

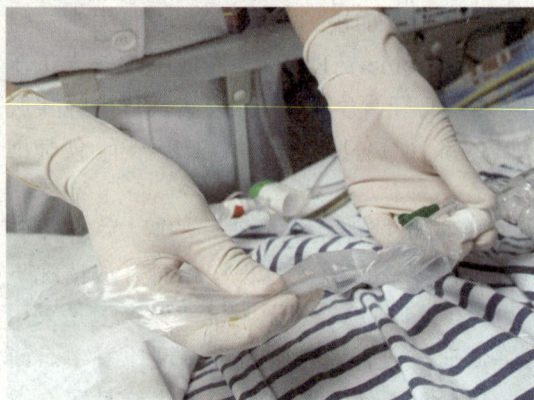

图 8-4　插密闭式吸痰管

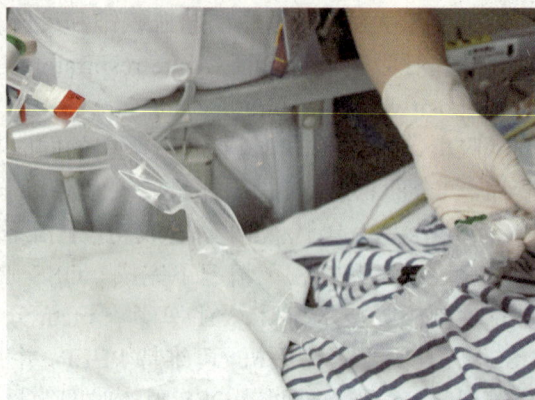

图 8-5　左右旋转，自深部向上提拉吸痰

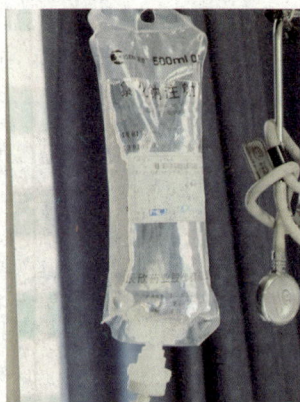

图 8-6　冲管液

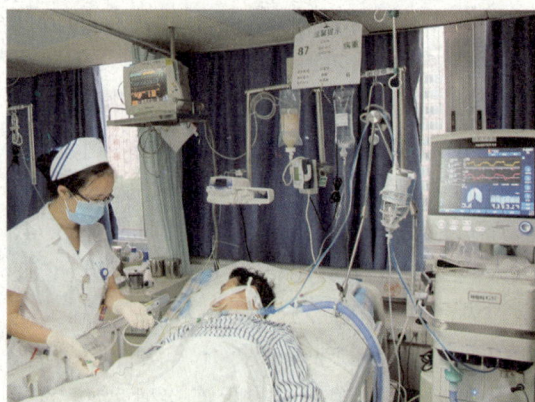

图 8-7　打开冲管液开关

（3）改良式吸痰术：指吸痰 - 湿化 - 膨肺 - 吸痰循环过程，直到把痰液吸净为止。吸痰同时松气囊，使滞留于气囊上方的积液向下流，经气管末端出吸痰管及时吸出。膨肺时气管内滴入湿化液，较大潮气量进入使肺内外形成压力差，湿化液迅速弥散到各支气管，使痰液稀释，流向大支气管而使痰易于排出。在改良式吸痰的基础上加上振动式排痰，即在膨肺前予以振动式排痰机排痰，使支气管黏膜表面黏液及代谢物松解与液化，并使小支气管内已液化的黏液流向大支气管，该方法可迅速解除病人的呼吸道阻塞症状。

（4）吸痰管尾段螺旋式摆动吸痰术：气管套管内径和吸痰管之间的间隙较大，使吸痰管与气管壁痰液不能充分接触，达不到吸净痰液效果。在持续负压吸痰时，在吸痰管轻轻上提的同时将其尾段螺旋式摆动吸痰，采用此种吸痰术可提高吸痰效果、减少吸痰并发症发生率，且可使吸痰管前端充分与黏附在气管黏膜上的痰液接触，从而更有效吸净痰液，达到减少吸痰次数、延长吸痰间隔时间的效果。

（5）呛咳法吸痰：呛咳吸痰术吸出的痰液量多而且黏稠，吸痰后 SpO_2 明显高于吸痰前和常规法，有效防止气道堵塞，改善通气。呛咳吸痰术方法为吸痰管带负压进入气管插管，估计接近气管插管末端时关闭负压再继续插入，直达支气管内（一般情况下吸痰管常可插入右支气管，如欲插入左支气管可将病人头部尽量向左转）刺激呛咳，再放开负压，左右旋转缓缓向上提吸，同时可配合翻身叩背。

（6）非旋转式吸痰术：常规旋转吸痰目的是彻底清除导管侧壁分泌物，以达到彻底吸痰的目的。非旋转式吸痰术适合于应用材质柔软、顶端有侧孔吸痰管的吸痰技术。原因包括：①常规旋转式吸痰术使用的吸痰管导管顶端只有一个吸引孔，而临床也使用有侧孔的吸痰管，其结构为在距顶端开口不同长度、不同侧面增加了 2 个吸引侧孔，即使不旋转吸痰管也不会影响清除导管侧壁的分泌物。②气管导管内径 7～8mm，吸痰管外径 3.5～4.0mm，吸痰管在导管内吸痰时空隙 2mm，侧孔负压可直接作用至导管侧壁。③由于吸痰管柔软且有一定长度，吸痰过程中旋转动作并不能使导管内吸痰管的前端旋转，非旋转式吸痰术减轻病人吸痰时人为旋转动作引起的不适。

（7）表面麻醉吸痰术：为了减轻机械通气病人吸痰时产生的局部刺激，例如持续性呛咳、憋气、小气道痉挛等症状，同时为避免病人因惧怕而不合作，可在吸痰前采用小剂量利多卡因联合地塞米松经人工气道滴注。

（8）纤维支气管镜吸痰术：纤维支气管镜（以下简称纤支镜）吸痰是一种安全、高效的吸痰方法，利用纤支镜可在直视下吸痰，可以充分吸引，保证小气道通畅，从而有效提高氧分压。利用纤支镜吸痰后病人临床症状、血气分析及氧合指数等均较吸痰前有所改善。护士配合医生从气道内注入 0.1% 利多卡因 2ml 进行气道麻醉后，纤支镜从人工气道进入气管，吸出痰液并可进行冲洗，必要时留取痰培养标本或向气道注入抗生素。但在吸痰前必须全面评估病人一般情况与耐受性，严格掌握适应证与禁忌证，对一般情况极度衰竭、心肺功能不全、严重心脏病和主动脉瘤的病人不宜用此方法（图 8-8～图 8-10）。

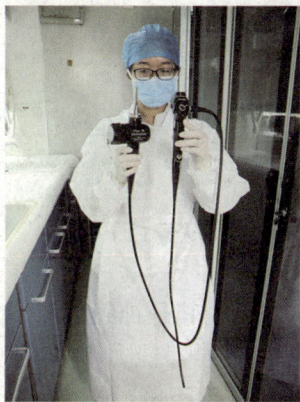

图 8-8　工作人员持纤维支气管镜

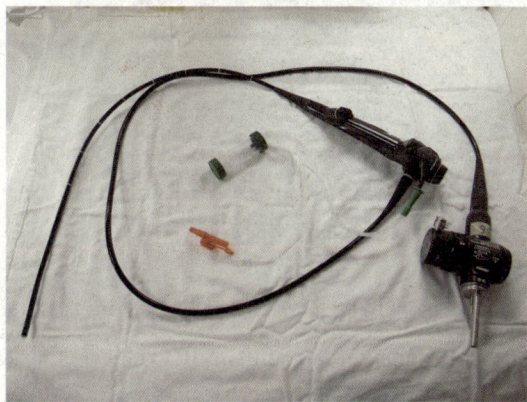

图 8-9　纤维支气管镜连接可以采集痰标本的吸痰管

（9）声门下吸引：声门下吸引可清除声门下区、气囊上方受污染分泌物，减少误吸和发生 VAP 风险。用于声门下分泌物引流（subglottic secretions drainage，SSD）气管导管称为可冲洗气管导管。SSD 可帮助病人达到最佳结局，显著降低 VAP 发生率。声门下吸引受诸多因素影响，如痰液黏性、持续吸引或间断吸引、吞咽功能、病人体位等。持续及间断声门下吸引都有降低 VAP 发生率作用。持续及间断声门下吸引在预防 VAP 方面差异无统计学意义。对需行机械通气 72h 以上病人应使用持续声门下吸引，吸引负压为 20mmHg（图 8-11、图 8-12）。

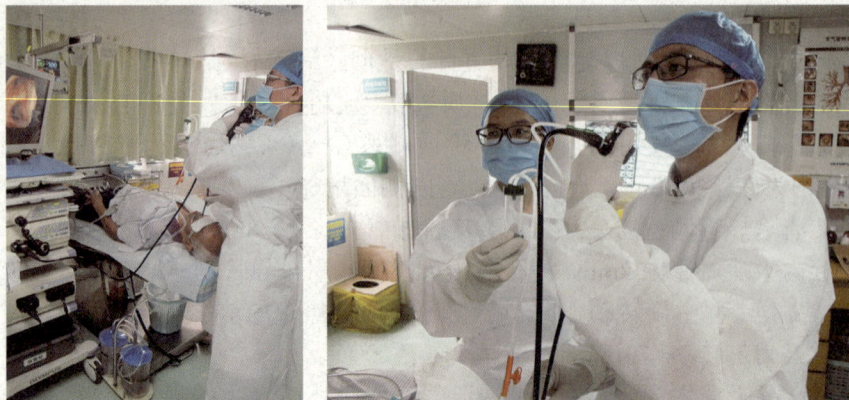

图 8-10 医生和护士合作完成纤维支气管镜吸痰术

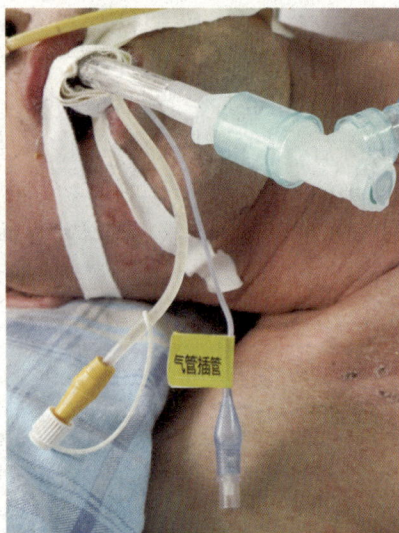

图 8-11 气管插管声门下吸引

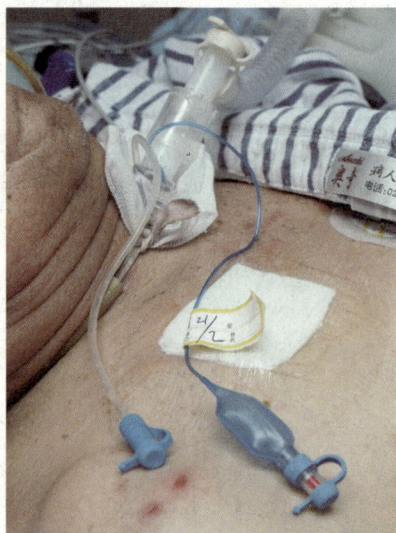

图 8-12 气管切开声门下吸引

（10）冲吸式口腔护理法：口腔环境有利于微生物寄居和滋生，尤其是神经外科重症监护室（nerve intensive care unit，NICU）的重症病人由于昏迷导致口腔自净能力下降、应用抗生素等导致口腔内微生物在口腔内繁殖，不仅会导致病人口腔清洁度下降，增加发生口腔感染的可能性，甚至发生误吸，而且是气管插管病人发生 VAP 的重要因素之一。脑卒中等昏迷病人由于高热、昏迷和禁食等原因，机体抵抗力下降，口腔自洁作用减弱，口腔吞咽功能障碍，分泌物及唾液易积聚在口腔中，大量细菌繁殖分解残留在口腔中的食物残渣，产生吲哚、硫氢基、氨类物质，容易发生严重口臭、口腔炎症，因此对重症病人的吸痰及口腔护理十分重要。应用吸痰管给病人吸痰时，往往还有痰液等分泌物残留在口腔、牙缝、舌苔等，传统的口腔护理不能彻底清洁口腔及去除牙菌斑，从而容易引起吸入性肺炎，给病人带来痛苦及增加医疗费用。

经口气管插管病人口腔护理难度大，冲吸式口腔护理法是利用冲吸式口护吸痰管采用刷牙方法来清洁口腔的 1 项技术。冲吸式口护吸痰管总长约 35cm，由两部分组成，即管头及管体。管头由硅胶材料做成,管体由硬 PVC 材料制成。管体为吸引管腔,管腔内包埋了另一条冲洗管腔。利用冲吸式口护吸痰管给病人口腔吸净痰后,将入水口与输液装置相连,清洁液或口腔护理液等通过输液装置再经入水口经冲洗管腔经出水口达病人口腔,同时采用负压吸引装置通过吸引管腔吸取病人口中残余痰液及清洁液等;另一方面通过管头的刷毛及管背的刮苔器,对口腔、牙缝、舌苔等进行彻底刷洗,从而减少口腔细菌,减少污垢残留口腔异味及牙菌斑,提高口腔清洁度(图 8-13、图 8-14)。

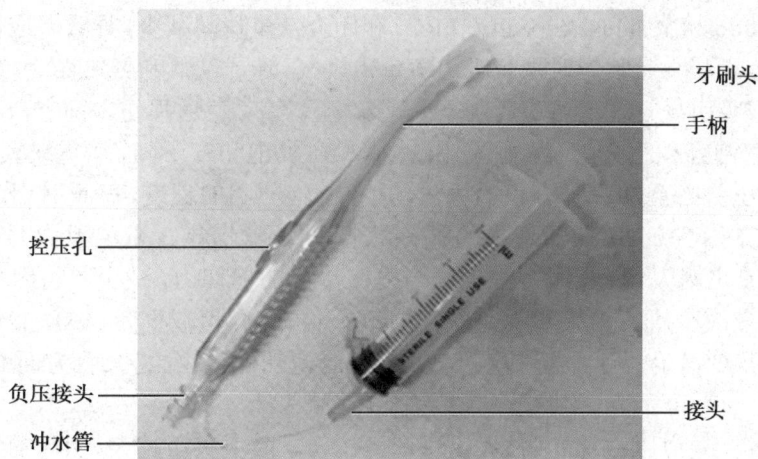

图 8-13　冲吸式口护吸痰管

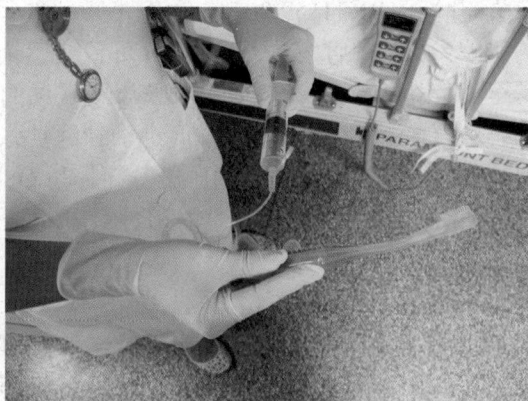

图 8-14　连接生理盐水注射器的冲洗式口护吸痰管

2. 吸痰对病人的影响

(1) 致低氧血症的原因:包括物理刺激和气道压力改变两方面因素。气管黏膜受到吸痰管的直接刺激,使巨噬细胞释放炎性介质、迷走神经兴奋,以及在吸痰过程中,病人易产生剧烈咳嗽,均可导致气道痉挛狭窄,使气体经过吸痰管周围进入肺内的阻力增加。吸痰中断了机械通气的正压,加之气道抽吸出现负压,又将肺内富含氧的气体吸出,因此从吸痰管周围进入肺泡气体的氧浓度远低于机械通气时的氧浓度,使肺泡内气体氧浓度降低。发生低氧血症的另一个重要因素是由于肺泡内的正压消失,肺泡萎陷而致肺容积下降,氧合面积减少。吸痰操作可引起肺萎陷、肺容积减少，从而导致通气不足、肺内分流增加，即便由于胸内负压及胸腹压差的改变，使回心血量及肺血流量增加，亦可因通气/血流比例失调导致低氧血症。此外，对于存在肺癌、肺纤维化等影响肺换气功能的器质性病变及气道肿物、慢性阻塞性肺疾病等影响肺通气功能者，原发病本身即易导致低氧血症，吸痰时则可加重。

（2）对呼吸力学的影响：各种吸痰方式都能引起缺氧，特别是 OSS 可造成 PO_2、SaO_2 显著下降。吸痰时，负压吸引气体主要来自于肺内而不是肺外，此时肺泡内的正压消失，功能残气量（Functional residual capacity，FRC）和闭合气量瞬间减少，导致顺应性较低的肺泡发生萎陷，肺容积减少。吸痰时从呼吸道中带走氧气，造成缺氧和低氧血症，如吸引时间过长、压力过高或吸引导管过粗可引起肺不张、支气管痉挛、气道损伤。肺容积与血氧饱和度成正相关，随着肺容积丢失，通气血流比例下降，血氧饱和度下降，加重缺氧。可见，使用较大的吸痰负压势必会加重肺容积的丢失，加重肺泡萎陷的程度，严重时引起持续性缺氧症状。采用 CSS，可减少吸痰所造成的肺容量下降及肺泡萎陷，避免因肺泡萎陷而造成的严重通气/血流比例失调，克服肺泡萎陷与复张形成的剪切力，减少肺组织再损伤。不同吸痰方式肺容量减少研究结果显示，CSS 引起呼气末肺容积减少为（531±228）ml，OSS 为（1 466±586）ml，CSS 有助于维持肺泡形态，保持肺泡功能；在维持氧合方面 CSS 明显优于OSS。

大负压吸痰，气道压力升高明显，易引起气压伤。吸痰负压越大，引起的气道压力升高越明显。小负压吸痰，有利于吸痰后呼吸指标的恢复。为 ARDS 病人吸痰时，小负压（75～150mmHg）吸痰后的 SpO_2 恢复至吸痰前水平所需时间为（63.67±46.81）s，远远短于大负压（150～300mmHg）吸痰后所需时间（81.53±59.96）s。

（3）对血流动力学的影响：吸痰对病人是一种刺激，可使交感神经兴奋，引起反射性的心率加快和血压升高，甚至心律不齐。缺氧是气管内吸痰最常见的不良反应，而心肌需氧量最大，对缺血、缺氧最敏感。CSS 保存了肺容量，促进了肺泡扩张，因此能够维持较好氧合状态，改善心肌缺氧所引起的反射性心率加快和血压升高。与 OSS 相比，CSS 前后心率、平均动脉压（MAP）无显著变化，保持了血流动力学的相对稳定。

3. 吸痰设备

（1）特殊气管内导管（endotracheal tube，ETT）

1）带有聚氨酯气囊的 ETT：定植菌主要来源是污染的口咽分泌物通过充气 ETT 气囊而流入气管。研究发现，与传统由聚氨乙烯材料制成的气囊相比，聚氨酯及硅树脂材料气囊可防止分泌物的渗漏。

2）镀银 ETT：为了限制 ETT 管腔内的细菌定植及生物膜形成，镀有或浸渍有银、磺胺嘧啶银及磺胺嘧啶银加氯己定的 ETT 应运而生。实验室及短期插管的病人使用结果证实，含磺胺嘧啶银 ETT 可预防管腔、肺部及呼吸机管路细菌寄居。

3）声门下分泌物吸引 ETT：气管插管后，呼吸道分泌物极易大量积聚在声门下，其含菌量可达 10^8～10^{10}CFU/ml，声门下积聚物误吸被称为 VAP 3 大危险因素之一。Dezfulian 等设计了带有声门下吸引装置的气管内导管，在气囊上方的导管背侧设一内置单行腔道，末端向外连接负压吸引装置，其功用是将喉门与气囊之间积聚的分泌物吸净以减少误吸和气管内细菌定植。对预计通气时间>72h 的病人常规行声门下分泌物吸引，有利于 VAP 控制。

尽管也有学者存在担忧，美国疾病预防控制中心（Ⅱ级推荐）及美国胸科学会（Ⅰ级推荐）仍然建议将声门下吸引分泌物作为 VAP 预防措施（图 8-15、图 8-16）。

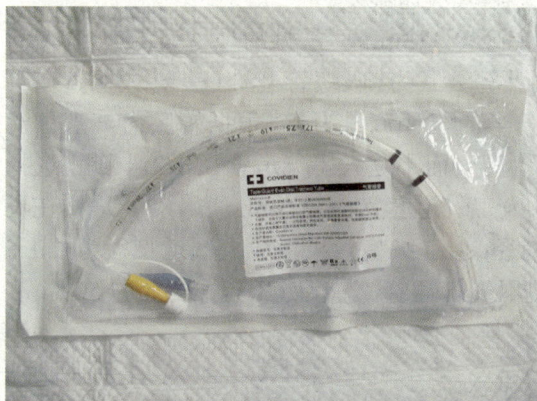

图 8-15　气管插管声门下吸引管

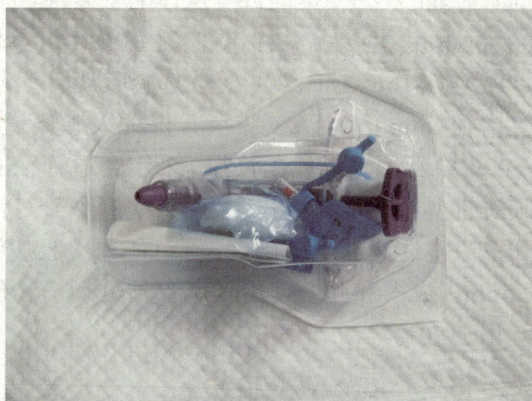

图 8-16　气管切开声门下吸引管

（2）黏液吸入器（the mucus slurper）：间歇性 CSS 是机械通气病人较常用的一种方法。黏液吸入器可以自动地、间歇性地吸除气管导管腔内分泌物。黏液吸入器是一种改进的持续声门下吸痰 ETT，该 ETT 末端，在普通导管的基础上切掉超出气囊的部分导管，并且在其周围附上一个带有 8 个直径为 1.3mm 小孔的塑料环。这种 ETT 曾进行过动物实验，结果表明，在不影响呼吸机工作及不引起其他肺部疾病的同时可保持 ETT 清洁。此设备在清除病人顽固性痰液中的实施情况还有待观察。

（3）黏液刮除器（mucus shaver）：用于刮除堆积在 ETT 内部的分泌物，它像一把剃须刀，被放置于 ETT 内。当气囊充气时，刮刀则与导管内壁接触；气囊松气，在 3～5s 内抽出刮刀以彻底清除分泌物。将此装置用于肺功能正常的动物模型，实验结果显示，黏液刮除器可以保持管腔内清洁，同时减少生物分泌物的堆积。此装置在临床中的作用尚不明确。

（4）吸痰管：成人吸痰管导管长 48～56cm，在导管末端有侧孔以利于分泌物的吸出，同时导管末端光滑以避免损伤气道黏膜及穿破气管支气管树。分为橡胶导管、硅胶导管、硅塑导管等类型。样式有单腔、充氧 - 吸痰双腔、CSS 管、胃管旁留置吸痰小管（用于带胃管病人吸痰，按常规方法插入胃管，使小管一端在咽喉部，鼻腔外一端接注射器，每 1～2h 抽吸咽喉部分泌物一次。胃管旁留置小管吸痰可及时吸出咽喉部分泌物，提高排痰效果，有效防止误吸和加重肺部感染，减轻病人痛苦）（图 8-17）。

硅胶吸痰管引起气管黏膜损伤率为 7.14%，橡胶管为 81.82%。吸痰管太硬容易损伤气管壁，太软易在插入过程中打折或负压吸引时管壁塌陷而吸引不畅，因此，宜选用管壁光滑、软硬适中、多孔、透明、压力可控的硅胶管。柔软可防止吸痰管过硬损伤气管黏膜，可减轻对气管黏膜的机械刺激和

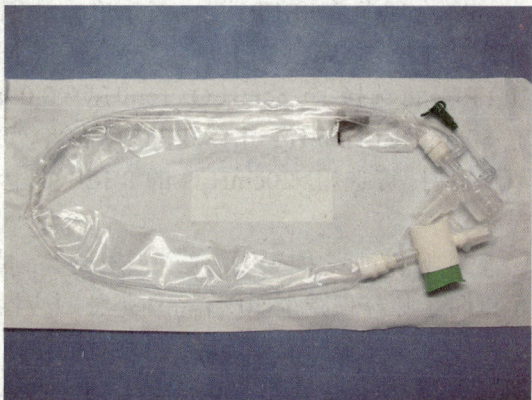

图 8-17　CSS 管

损伤;透明吸痰管可使分泌物的性质易于鉴别。一次性充氧式吸痰管吸痰比相同规格的普通吸痰管能显著提高病人的SpO_2,其优点在于吸痰过程中不中断供氧,从而减少或避免了低氧血症的发生,提高吸痰操作的安全性,有利于病人快速康复。

吸痰管型号用 F 标识,F 是管径计量单位,$1F \approx 0.333mm$。常见的型号有 5F、6F、8F、12F、14F、16F、18F、20F 等。选择吸痰管型号的计算公式为:吸痰管型号(F)=[人工气道套管内径(mm)-2]×2。吸痰时保证人工气道内一半的气体流量为宜,根据管腔内气液体流量(计算公式为 $π×r^2×$ 流速),采用合适管径的吸痰管,而不是人工气道管径 1/2,因此,选择吸痰管型号的计算公式改为:吸痰管型号(F)=[人工气道套管内径(mm)-1]×2。这样在不加重吸痰造成缺氧基础上,尽可能增大吸痰管管径,保证吸痰效果。成人气道直径为 2.0~2.5cm。成人和儿童使用吸痰管外径小于其他使用气管插管、气管切开套管内径的 50%,婴儿小于 70%。

4. 吸痰步骤

(1)吸痰体位:吸痰时病人宜取侧卧位且患侧在上,便于肺部分泌物引流进入大气道,有利于彻底吸痰。吸痰后病人宜患侧卧位或头高位,成人头部抬高 40° 时,咽部将高于贲门 19cm,胃内压力一般为 1.77kPa,不易反流至会厌部,可减少反流和误吸。

(2)预防低氧血症措施

1)增加吸痰前预充氧的时间和浓度:吸痰致氧合障碍最常用的纠正方法可通过提高病人吸入气体的氧浓度。正常情况下组织只利用氧供的 10%~25%,即为氧储备。吸痰前可提高机体的 SpO_2,增加机体的氧储备,补偿吸痰引起的暂时性缺氧。2010 年,AARC 关于气道内吸引指南中表明,如果在吸痰时,病人的 SpO_2 下降明显,建议吸痰前提高氧浓度。建议在吸痰前 30~60s,儿童和成人病人吸 100% 氧;婴儿提供高于基础氧浓度(原设置的氧浓度)的 10%。从氧储备量分析,吸入 100% 氧气 1min,氧储备增加约 2 550ml。在吸痰前后分别给予病人吸入氧浓度为 100% 气体 1~2min,或在吸痰前后吸入气体氧浓度高于原吸氧浓度 20% 以上,均能有效预防吸痰导致的低氧血症。

急性肺损伤(acute lung injury,ALI)病人吸入 100% 氧气>5min 会导致不稳定肺泡发生萎陷,使肺内分流更加恶化,通气/血流下降,轻则增大肺泡和毛细血管通透性,加重肺水肿;重则导致肺泡过度扩张而破裂,引起气胸,还可能影响血流动力学指标,提示适时给予纯氧,一般是 2min,之后要及时调整回之前的氧浓度,以免产生不良后果。

2)合理调节 PEEP:提高氧浓度方法不能满足病人对氧气需求,操作者需要注意确认维持 PEEP。临床上 PEEP 调节范围可根据应用目的选择,预防性应用维持肺泡膨胀,增加 FRC,可选择 1~5cmH_2O(1cmH_2O=0.098kPa);升高氧浓度至 60% 仍不能使 PaO_2 保持在 60mmHg(1mmHg=0.133kPa)以上者,可调节 PEEP 至 5~20cmH_2O;在治疗困难的低氧血症时,可选用>20cmH_2O 的 PEEP,但因 PEEP 对循环影响较大,需注意使用时间不宜过长。

3)吸痰过程中应维持气道正压通气:脱机吸痰对肺容积的减少影响很大,不脱机吸痰可以防止肺容积减少 50%,特别是肺顺应性低的病人,脱机导致的肺容积减少更明显。吸引操作可以导致肺泡萎陷,尤其是对已存在肺泡萎陷及 ALI 病人。此外,吸引时断开机械通气管路,使富含氧的气体被稀释。因此,AARC 建议在给应用机械通气的病人吸痰时,应避免断开呼吸机管路吸痰。当 PEEP>10cmH_2O,平均通气压(Pmean)>20cmH_2O,吸气时间

>1.5s，氧浓度>60%，或断开呼吸机后易发生血流动力学不稳定者应考虑使用 CSS 管。婴儿、呼吸道传染病、特殊气体（如 NO）吸入、高频率吸痰（>6 次 /d）者以及具有肺泡重新萎陷风险的成人也应采取封闭式的气管内吸痰，维持气道正压，减少肺泡萎陷和低氧血症的发生。

4）吸痰后不应常规给予过度通气：在吸痰后适当加大潮气量为原设置值的 1.5～2 倍，并延长单次呼吸时间，称为过度通气。它可使部分因吸痰导致萎陷的肺泡重新开放，增加 FRC 和参与通气的肺容积，增加气体交换时间，有效提高 SaO_2。临床上可使用简易呼吸器操作，将氧流量增至 10L/min，储氧呼吸囊能输送的氧浓度为 95%～100%，呼吸囊的潮气量为病人平时潮气量 1.5 倍，改善吸痰时的低氧状况。ARDS 病人应用单次控制性肺膨胀结合提高吸氧浓度可有效预防吸痰所致的低氧血症，并有一定的治疗意义。对风湿性心瓣膜病病人，术后采用此法进行吸痰可明显提高血氧分压，有效预防低氧血症的发生。然而，过度通气应用不当也可能产生不良后果，轻则增大肺泡和毛细血管通透性，加重肺水肿，亦可能造成肺剪切伤；重则导致肺泡过度扩张而破裂，引起气胸，还可能影响血流动力学指标，提示不应在吸痰后常规给予过度通气。

（3）吸痰前胸部物理疗法（chest physiotherapy，CPT）：定时使用振动排痰机定向叩击，穿透性较好，且力量平稳、持续、频率恒定、减少局部皮下出血发生。吸痰前配合翻身、胸部叩击、震颤、体位引流等措施有助于痰液清除。但脑出血、脑缺血性疾病进展期、肺出血病人不宜拍背，以免加重病情。头低足高位对血流动力学不稳定的病人有害，而且手动叩击胸壁及胸部叩击依赖于操作者，劳动强度大，有效性变异度大（图 8-18、图 8-19）。

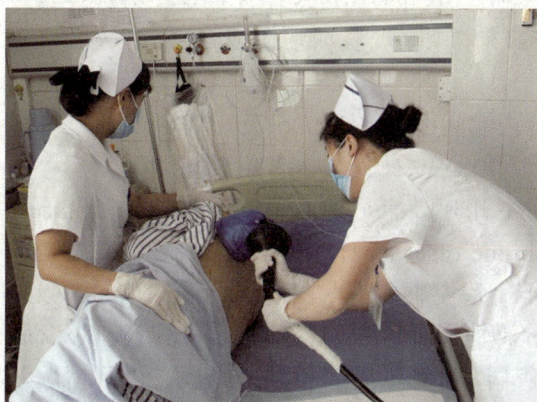

图 8-18 胸部物理疗法

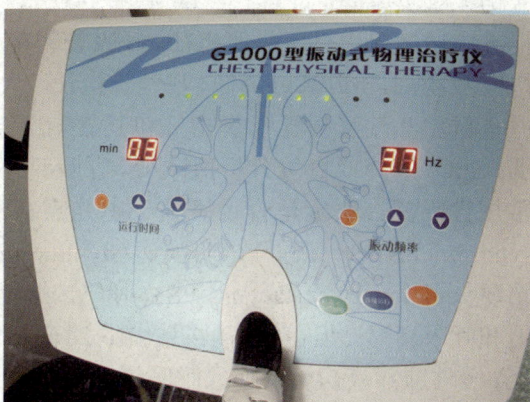

图 8-19 震动式呼吸系统物理治疗仪

CPT 包括拍背、体位引流。对大多数新生儿 CPT 可引起供氧不足。最新研究提示有致极低体重儿心室内出血的危险。有些医院用胸部震颤法替代叩击法以增加婴儿的耐受力。但有效的震颤排痰需与呼气同步。而新生儿机械通气时呼吸频率很快，呼吸较表浅，震颤法的作用就难以体现，因此，气管插管新生儿不宜作 CPT。

（4）吸痰时机：气管内吸痰应仅在有气道分泌物指征时进行，而不是常规性使用。频繁吸痰可导致不必要的气管黏膜损伤，加重低氧血症和急性左心功能衰竭，增加 VAP 发生率；吸痰不及时又可造成呼吸道不畅，通气量降低，甚至导致窒息。适时吸痰能减少吸痰次数，降低对气管黏膜的机械性刺激。正确判断吸痰时机和指征是降低气管插管病人由吸痰所致并发症的一种有效护理方法。建议放弃"定时吸痰"的操作规程，以"必要时"吸痰为指征。吸痰尽量选择在空腹或餐前，避免在病人进食后吸痰，以减少因吸痰引起咳嗽反射而导致反流和吸入性肺炎的发生。

AARC 不推荐常规进行气道内吸痰，建议在有以下指征之一时吸痰：

1）V-P 曲线环有锯齿状改变（排除呼吸机管路积水以及由于触发灵敏度设置过高导致的误触发）和 / 或听诊气道内明显的大水泡音。

2）容量控制模式时气道峰压增加或压力控制模式时潮气量减少（排除气囊漏气、呼吸机管路连接不紧密等）。气道压力变化直接反映呼吸道阻力和肺顺应性变化。当气道峰压（Ppeak）与平台压（Pplat）同时升高，其差值不变或升高不明显，表示肺顺应性降低，不能通过吸痰解决，应采取其他干预手段；而其差值明显增高则表明气道阻力升高，在排除呼吸机管路打折、管道扭曲、人机拮抗、病人呛咳、咳嗽等原因后，可判断为痰液阻塞引起，作为吸痰指征。

3）氧合和 / 或动脉血气值恶化（排除呼吸机管路意外断开、打折、呼吸机模式、参数不能适应病情需要以及病人病情变化所致 SpO_2 下降等）。

4）气道内明显有分泌物。

5）病人无有效的自主咳嗽能力。

6）急性呼吸窘迫。

7）怀疑误吸胃内容物或上气道分泌物。吸痰对于维持人工气道通畅、获取痰液标本及清除气道内积聚分泌物起到重要作用。此外，气道内分泌物在 8h 内缓慢生成，如果 8h 内病人仍无吸痰指征也应进行一次气道内吸引。澳大利亚 Joanna Briggs 循证护理中心最佳实践标准中明确提出以下吸痰指征：呼吸音粗糙、呼吸伴随噪声、脉搏加快或减慢、呼吸频率加快或减慢、血压升高或降低、呼气音拉长。

新生儿气管插管吸痰指征包括在气管导管内有可见分泌物，呼吸音粗糙或呼吸音减弱，SpO_2 下降或血气分析值改变，呼吸频率和节律改变、烦躁、心率减慢。新生儿不存在常规性吸痰。决定是否吸痰基于患儿需求。新生儿呼吸窘迫综合征（respiratory distress syndrome，RDS）又称肺透明膜病（hyaline membrane disease，HMD），由于缺乏肺表面活性物质（pulmonary surfactant，PS），呼气末肺泡萎陷，致使生后不久出现进行性加重的呼吸窘迫和呼吸衰竭。但在发病早期（出生 24～72h）分泌物极少，不应经常吸痰。而胎粪吸入、肺炎、慢性肺部疾病或其他致呼吸道分泌物增多疾病，则需要早期和频繁吸痰。以下情况禁止吸痰：给表面活性剂后 6h 内、喂奶后 0.5h 内、血气检查前 0.5h。

（5）气道湿化：气管切开术后，气道自身湿化作用明显降低甚至消失，空气直接通过人工气道进入下呼吸道，失去上呼吸道加温和屏障作用，使滞留在呼吸道的分泌物逐渐浓缩、干燥、阻塞管腔影响正常呼吸功能，同时还易导致细菌侵入。肺部感染率随着气道湿化程度的降低而升高。所以，合理的气道湿化可以起到稀释痰液，使痰液及时排出以保持呼吸道通畅、保持气道湿润、消炎抗菌、有效预防肺部感染的作用。保持室内适宜的温度与湿度对于气道湿化有益，一般室温，冬季 18～20℃，夏季 22～24℃，湿度 60%～70%。

1）湿化液温度：吸气温度对呼吸道也有影响，温度超过 40℃，即使水蒸气饱和，纤毛活动消失，并有喉痉挛、发热、出汗、呼吸功能增加等症状；温度低于 30℃，纤毛运动受到抑制，所以采取湿化措施同时，还要注意吸气温度，常规保持 32～35℃为宜，先湿化再吸痰符合无菌原则，降低肺部感染发生率，减少气道黏膜持续给氧引起的损伤。

加温湿化（加温至吸入气体接近 37℃），能避免吸入气温过低引起的支气管纤毛运动减弱缺点，从而充分使病人气管、支气管扩张湿化。设定呼吸机湿化器温度为吸入体内时气体温度 36～37℃，湿化效果优于常规使用的 32～35℃。

2）湿化方法：临床多采用 5 种方法，间歇给药、注射泵持续气道湿化、雾化吸入、人工鼻以及湿化罐恒温湿化法。

● 间歇给药

滴注式湿化法是一种传统方法，可在一定程度上缓解人工气道干燥、失水，但对于存在咳嗽反射的病人，当一定量的湿化液滴入气管时，会引起病人刺激性咳嗽，致大量气体进入呼吸道，使痰液随咳嗽进一步向纵深转移而进入肺，使肺内感染机会增加。具体给药方法为采用剪去针头的无菌硅胶头皮针，固定于气管套管的内侧，插入深度 5～7cm，随病人呼气末将湿化液通过头皮针管缓慢滴入气道，每 30～60min 滴注 2ml，速度不宜太快，以免产生刺激性咳嗽、憋气，影响有效通气量。

● 注射泵持续气道湿化

持续气道湿化的效果明确，符合人体持续湿化要求，湿化过程对气道无刺激，可减少痰痂形成、刺激性咳嗽和气道出血发生，降低肺部感染发生率，减少吸痰次数，减轻吸痰刺激和吸痰时的 SpO_2 下降程度，缩短吸痰后低氧血症持续时间，痰液更易吸出，减少反复吸引对气管黏膜的损伤，且分泌物引流通畅，减少下呼吸道感染。泵注持续湿化法即将 50ml 注射器用延长管连接输液针头（选取 5 号半或 7 号针头）直接注入一次性吸氧管的塑料壁内，以 4～6ml/h 速度使湿化液随氧气气流吹入呼吸道。

● 雾化吸入

利用气能超声波的声能为动力，将湿化液撞击成细微颗粒悬浮于气流中进入呼吸道，用于治疗呼吸道炎症，稀释痰液，促进排痰。但较长时间的雾化吸入可导致血氧分压下降，为避免心肺功能损害的病人或血氧分压低的病人雾化后缺氧，临床护理中常采用小雾量、短时间、间歇雾化法，每 2h 雾化吸入 1 次效果为佳（图 8-20、图 8-21）。

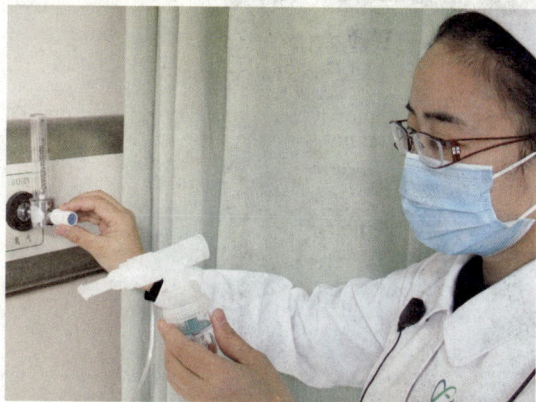

图 8-20　氧气雾化装置

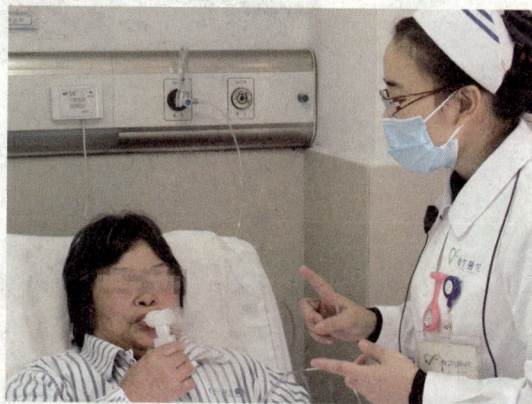

图 8-21　氧气雾化法

● 人工鼻

应用热湿交换器（heat moisture exchanger，HME）吸收病人呼出气的热量和水分进行吸入气体的加温加湿。热湿转化器即人工鼻，它通过收集并保存呼出气中的热和水气来温热和湿化吸入的气体，保证气道内获得有效湿化，并对细菌有一定过滤作用，能有效降低肺部感染率，提高氧疗效果。研究证实，使用人工鼻组病人气道阻塞和 VAP 发生率较对照组低，但对分泌物量多、通气量大及脱水病人不适用，且成本较大。适用于需短期行气管插管和气管切开机械通气病人，如手术后需短期呼吸支持病人。在气管切开病人中应用人工鼻由于其只能利用病人呼出气来温热和湿化吸入气体并不额外提供热量和水气，因此，对于原来存在脱水、低温或肺疾病引起分泌物潴留病人疗效并不理想（图 8-22）。

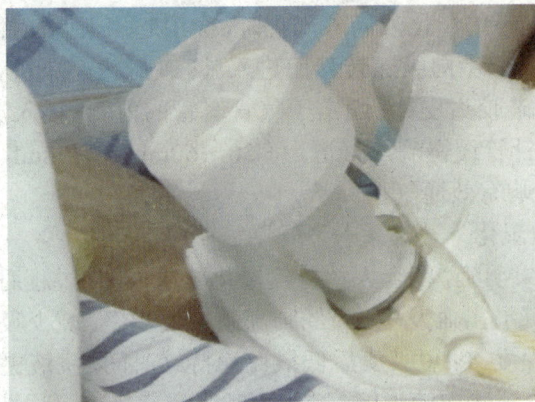

图 8-22　人工鼻

- 湿化罐恒温湿化法

对于上呼吸机病人，恒温湿化罐配合间断雾化法是一种很好的湿化方法（图 8-23～图 8-25）。

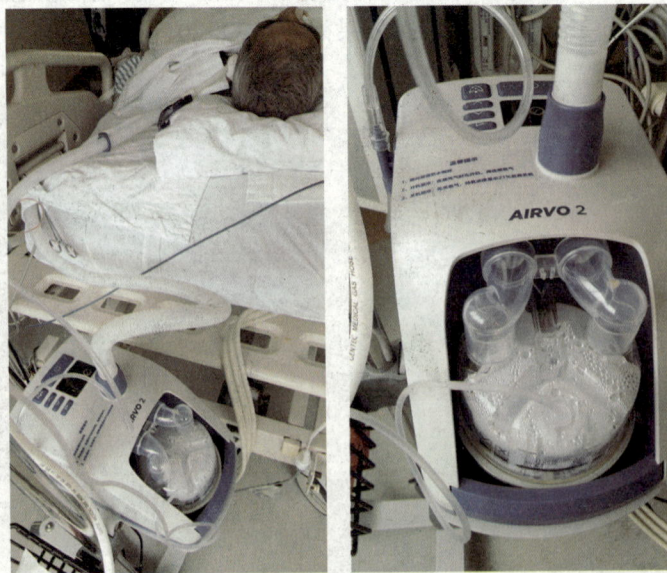

图 8-23　加温加湿仪

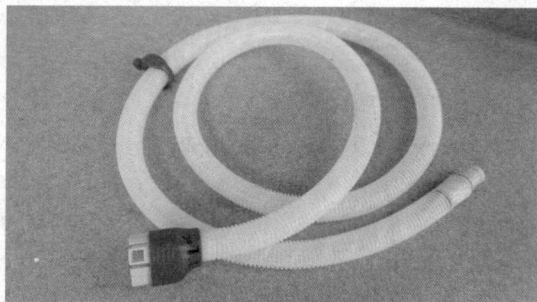

图 8-24　加热呼吸管道

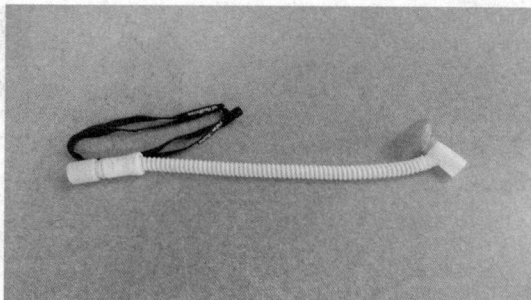

图 8-25　气管切管接头

3）湿化液种类：最常用的气道湿化液是用生理盐水加糜蛋白酶加庆大霉素或病人敏感的抗生素，必要时加地塞米松。研究表明气道内滴注生理盐水进行湿化吸痰可导致暂时的 SpO_2 下降，血压升高以及发生刺激性咳嗽，增加 VAP 发生机会，不宜常规使用。采用 0.45% 盐水进行气道湿化效果较好。0.45% 盐水为低渗溶液，水分蒸发后，留在呼吸道的水分渗透压符合生理需要，使痰液变稀，保持了呼吸道纤毛运动活跃，不易形成痰痂、痰栓，痰液稀薄，不需重复吸引，从而减少气道黏膜损伤，缩短吸痰时间。蒸馏水对气道和肺组织损害较大（造成细胞肿大）。而生理盐水作为传统的湿化液对气道湿化作用相对较差，生理盐水进入气道后存在水分蒸发，成为高渗溶液，从而增大形成痰痂的危险性，易造成呼吸道不畅，而且对气道及肺组织细胞损害也相对较大，在临床上应该慎用。0.45% 低渗盐水是临床进行气道湿化较为理想的湿化液。此外，也有采用 2.5% 碳酸氢钠溶液，稀释痰液效果较好。机械通气过程中 24h 湿化液以 200～220ml 为宜，药量过多，易引起肺水肿。

（6）吸痰负压选择：在护理操作常规中，每次吸痰不超过 15s。吸痰负压应尽可能小，以减少肺不张、缺氧和对气道黏膜的损伤。目前我国《护理学基础》教材推荐的吸痰负压为 300～400mmHg（40.0～53.3kPa）。大负压吸痰，可有效清除气道分泌物，但动物实验显示，当吸痰负压>188mmHg 时，光镜和电镜下均显示气道黏膜损伤严重并伴有黏膜的水肿、坏死，因此，吸痰负压过大时，容易损伤病人的气道黏膜。容易损伤气道黏膜。我国卫生部颁布标准成人吸痰压力为 150～200mmHg（1mmHg=0.133kPa），国内文献报道或推荐的吸痰负压范围波动较大，在 50～400mmHg 之间。小负压吸痰，不能有效清除气道内分泌物。当吸痰负压低至 37mmHg 时，气道内黏稠痰液不易被吸引，延长了吸痰操作时间。光镜下则显示气道黏膜有轻度纤毛丧失及杯状细胞脱落，少量炎症细胞浸润；电镜下（放大 3 000倍）可见部分细胞脱落，并伴有细胞损伤。可见吸痰负压过小时，不仅不能有效清除气道内分泌物，而且频繁吸痰操作加重了气道黏膜损伤。AARC 推荐对于儿童使用负压 80～100mmHg，成人<150mmHg。实际作用在肺部的负压压力并不能通过负压吸引装置表盘上的读数来反映，而是取决于吸痰管管径和人工气道内径比率、吸痰持续时间、痰液量和黏稠度。

传统吸痰是阻断负压插吸痰管（即正压进，负压出），近年有文献报道人工气道吸痰带负压进管。人工气道吸痰时插入吸痰管过程是否开放负压关键取决于痰液位置，如果痰液在气管导管内，应在插入吸痰管时开放负压，以免将导管内痰液带入气道，即痰液位置由高吸至低，痰液位置低由低吸至高，避免一插到底（图 8-26）。

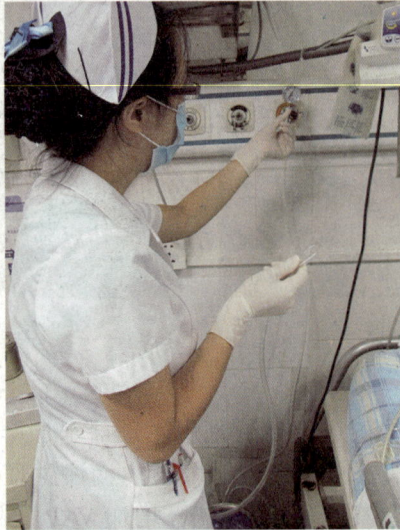

图 8-26　中心负压吸痰负压调节

（7）吸痰管插入深度

1）吸痰深度的测量方法：浅部吸痰深度一般为人工呼吸道加上接合器长度，可用软尺测量，气管插管者、气管切开者的平均浅部吸痰深度分别为 16.87～31.63cm、8.22～14.78cm，儿科吸痰研究显示气管插管患儿浅部吸痰平均深度为 12.9cm；深部吸痰后在吸痰管外露处做上标记，取出后用软尺量取，记录，以后每次吸痰时均按此长度插入。成人深部吸痰平均深度为 36.13～46.31cm/17.37～24.51cm（气管插管/气管切开），机械通气患儿气管插管内深部吸痰的平均深度为 13.6cm。为保证操作者在每次吸痰时能快速准确确定吸痰管插入深度，最简便方法是直接读取吸痰管上刻度来确定吸痰深度，但目前临床使用的吸痰管多无刻度，可以在首次确定深度后，剪取一根插入深度相同长度的干净吸痰管，悬挂于床旁，作为长度对照工具，以后每次吸痰时，可以将吸痰管直接与其比对，以此确定吸痰深度。

浅部吸痰气道损伤小、安全，但痰液清除能力差。机械通气患儿研究发现与浅吸痰相比，深吸痰并不能明显改善患儿的氧合情况，反而由于吸痰管直接接触到气道黏膜或隆突，更容易引起支气管痉挛、心率缓慢、黏膜损伤，甚至出现坏死性支气管炎、支气管穿孔等，AARC 推荐采用浅吸痰。

深部吸痰量大，但气道损伤大。深吸痰清除痰液的量明显比浅吸痰更多，因为吸痰管插入得深，吸痰的空间或面积较大，痰液因此清除较彻底；另外，深吸痰可以刺激咳嗽反射，使病人将较小气管内的痰液排出至大气道而有利于清除痰液，从而增加通气、改善换气。且每次吸痰清除分泌物越多，吸痰的间隔时间则越长、吸痰次数越少，断开呼吸机的次数越少，病人缺氧时间越短，吸痰操作伴发的不良反应出现机会也越少。

深吸痰更适用于老年人。因为随着年龄增长，老年人呼吸系统的生理结构和功能会发生相应改变，有别于中青年及小儿。一方面纤毛运动减弱、纤毛细胞杯状化、分泌型免疫球蛋白（SIgA）减少，使气道分泌物分泌增加，且黏稠不易咳出；小气道黏膜退行性萎缩、管壁弹性减弱、周围肺组织的弹力纤维减少，造成细支气管管腔变窄，容易塌陷，气道阻力增加，使气道分泌物排出减少。另一方面，老年人气管及支气管上的黏膜感受器萎缩，对外界刺激不敏感，咳嗽反射较中青年人减弱。此外，骨质疏松、椎体下陷、脊柱弯曲后凸、肋软骨钙化且活动度降低，造成肋间肌和辅助呼吸肌萎缩，收缩力减弱，胸廓活动受限制，再加上老年人体力下降，这些改变除导致通气功能降低外，也使咳嗽力量减弱。种种改变均使老年人的排痰能力远低于中青年人。而慢性阻塞性肺疾病（chronic obstructive pulmonary disease，COPD）、支气管扩张等痰液分泌较多的呼吸系统疾病在老年人群中的发生率又明显高于中青年，因此，对老年人而言，及时有效地清除痰液显得更为重要，深吸痰更为适宜。

新生儿吸痰管插入深度过去采用以遇有阻力为佳，为深部吸引。但深部吸引可引起组织损伤及炎症，肉芽组织形成而致气管狭窄、肺气肿和肺不张。且接通负压吸痰管接触气道黏膜可引起明显炎症反应，因此，应提倡浅表吸痰术：吸痰管插入深度以不超过气管导管和接头总长度1cm为宜。

2）吸痰深度的验证方法：长期人工气道通气病人由于导管末端与气道黏膜反复摩擦，可导致导管末端气道黏膜肉芽组织增生，抵抗可能触到增生肉芽组织；痰液干结，抵抗可能碰触到痰痂。而浅部吸痰及改良吸痰深度都是以气管插管或气管切开导管末端为衡量依据，理论上导管末端应在隆突以上 2～7cm。有研究在吸痰管中添加光纤成分，以便于直接观察到吸痰管所到位置，但成本较高，临床应用有待进一步改进。

3）吸痰有效性评估

①直接指标：包括痰液量、痰鸣音、吸痰频次、吸痰间隔时间。

每次吸出痰液量较少（浅部吸痰：1.15～1.89ml，深部吸痰：1.42～2.26ml），痰液的量取误差较大，且对于病人而言，重点不是吸出了多少痰液，而是是否吸干净了痰液（图8-27）。

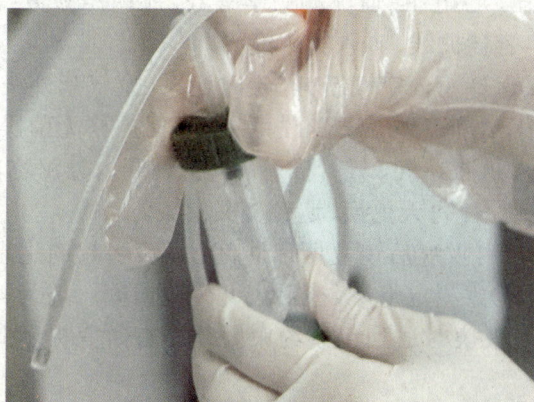

图 8-27　吸痰后操作者评估吸痰相关指标

痰鸣音或粗湿啰音是气管或主支气管存在痰液的特异性指征，痰液清除干净后，痰鸣音明显减弱或消失，因此每次吸痰后，都可以通过评估痰鸣音的改善情况来评价不同吸痰深度下吸痰的效果。

吸痰频次、间隔时间可直接计数，但需要相对较长的时间累积才能显现出来。

②间接指标：包括呼吸参数、动脉血氧及血流动力学、病人最终结局。

呼吸参数：包括气道阻力、潮气量。对于机械通气病人，可通过反映气道通畅度、肺通气指标来衡量吸痰效果，如吸痰后气道阻力降低（压控模式）、潮气量增加（容控模式）等。但气道阻力变化除与气道通畅有关外，还与呼吸机其他参数是否合理、人机对抗情况、管路情况等有关，而潮气量改变则由病人气道阻力及肺顺应性共同决定。

动脉血氧及血流动力学：包括心率（HR）、血压（BP）、收缩压（SBP）、舒张压（DBP）、平均动脉压（MBP）、经皮动脉 SpO_2、PaO_2 等。此类指标特点是客观、及时、准确。有效吸痰可使气道通畅，通气增多，从而改善病人缺氧状态，提高氧合，表现为 SpO_2 升高，因此，以吸痰操作后 SpO_2 增加值来反映吸痰效果是合理的。吸痰过程中，动脉血氧和血流动力学的波动，属一过性，吸痰后均能在数分钟内恢复到吸痰前的水平，并有所改善。这种波动是人体对外界刺激的正常生理反应，以此来衡量吸痰对病人造成的不利影响，是否适宜尚有待考证。但对于特殊人群，如儿童、心血管疾病病人等，尚需要特别考虑动脉血氧及血流动力学的一过性波动对病人造成的影响。

病人最终结局：包括带管时间、ICU 住院时间和病死率。对于有人工气道通气的病人而言，痰液清除目的在于避免因痰液淤滞造成气道通气不畅，使得全身组织供氧不足，最终造成带管时间延长、住院时间延长、死亡率增高等不良结局。但是病人的带管时间、ICU 住院时间及病死率受很多因素的影响，不能单独作为评价吸痰效果的敏感指标。

（8）吸痰管的冲管液：将一次性吸痰管前端浸泡放入已煮沸 5～10min 纯净水 150～200ml 弯盘中 1～3s，软化吸痰管后再进行吸痰，既减少肺部感染等并发症的发生，又减少吸痰频率，是一种既人性化又安全、有效的气管内吸痰方式。并可用软化吸引管后的沸水冲洗负压连接管，使附着在引流管内的分泌物易被冲入贮痰瓶内消毒水中，负压连接管冲洗干净，从而减少医源性感染因素。

（9）吸痰全程监测指标：吸痰操作前、中、后监测指标包括皮肤颜色、呼吸音、SpO_2、呼吸频率和节律、心率、血压、心电图、血流动力学参数、颅内压参数；呼吸机参数，气道峰压和平台压、潮气量、流速 - 容量曲线、吸入氧浓度等。

（10）吸痰感染管理：保持室内空气新鲜，定时通风，空气紫外线消毒每天 2 次，严格控制探视人员；接触病人和操作前后均应严格洗手；吸痰时严格无菌操作，吸痰用物应一次性使用；吸痰时先吸气道内、再吸口腔、气管插管 / 气管切开内分泌物，吸痰用水应口、鼻腔、气管插管 / 气管切开分开使用，每天更换，避免交叉感染。

（11）新生儿气管导管内吸痰后恢复所需时间：吸痰引起的生理损害需要一定时间来恢复。在经皮氧分压（$TcPO_2$）测定下，吸痰后患儿恢复时间一般为 4.4min。目前能缩短吸痰后恢复时间的方法是在吸痰时适当包裹约束婴儿。有研究提示此方法可使大多数患儿 $TcPO_2$ 不受影响。

【目的】

吸净痰液，保持呼吸道通畅。

【适应证】

1. 危重、老年、昏迷及麻醉后病人因咳嗽无力、咳嗽反射迟钝或会厌功能不全，不能自行清除呼吸道分泌物。

2. 误吸呕吐物而出现呼吸困难者。

3. 气管插管或气管切开术后病人，需通过吸痰协助清理呼吸道。

4. 溺水者或大量咯血者。

【操作方法】

序号	内容	操作要求
1	医生准备	洗手、戴口罩、帽子
2	物品准备	治疗车上层： 大治疗盘：吸痰管若干、弯盘、镊子、内盛生理盐水治疗碗 2 个（一个用来吸引口腔，一个用来吸引鼻腔，有醒目标签，如果有人工气道还需另备）、纱布罐、无菌镊装置、治疗巾等（图 8-28）；

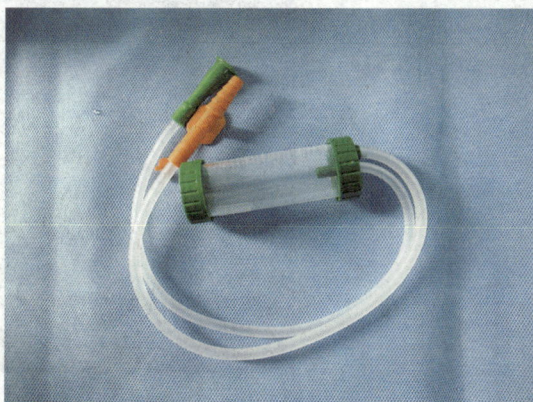

图 8-28　痰液收集器

治疗车下层：套黄色垃圾袋的垃圾桶；
另备电动吸引器或中心吸引器（图 8-29）

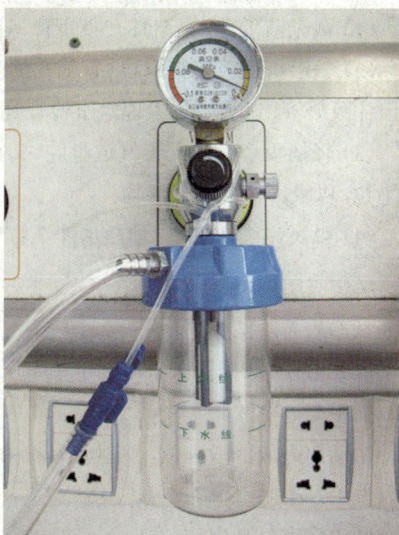

图 8-29　中心吸引器

序号	内容	操作要求
3	查对	呼唤病人姓名、查看手腕带
4	解释	向病人介绍自己、简要说明操作流程
5	摆体位	平卧位头偏向一侧、检查病人口鼻腔,有义齿者取下活动性义齿,铺治疗巾、放弯盘
6	检查设备	接电源,打开开关,检查吸引器性能、调节负压(需反折连接管形成负压状态)(图8-30);

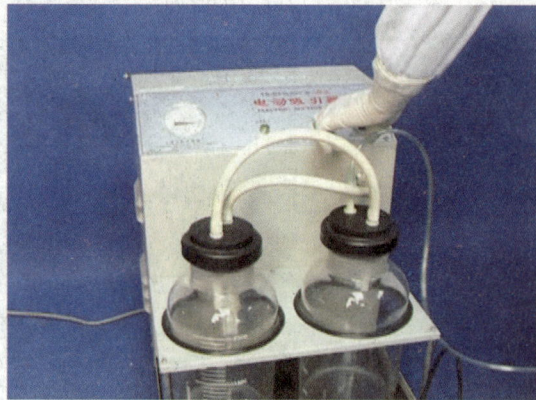

图 8-30 电动吸引器吸痰法

一般成人负压值:40~53.3kPa/0.04~0.05MPa;

儿童负压值:<40kPa/0.04MPa

7	吸痰	(1)戴无菌手套,无菌打开吸痰管,连接负压管道;
		(2)一手折返吸痰管末端(有侧孔的吸痰管不用拇指堵塞侧孔),另一手用镊子夹住吸痰管,试吸少量生理盐水检查是否通畅并湿润吸痰管;
		(3)轻插吸痰管入人工气道鼻腔、口腔,放松导管末端,左右旋转,自深部向上提拉,以吸净口咽部分泌物;
		(4)吸痰完毕,抽吸生理盐水冲洗管道
8	整理	关闭吸引器; 拭净病人脸部分泌物; 取下治疗巾,撤去床上用物于车下层; 摘手套; 协助病人取舒适卧位,整理病人衣袖及床单位,询问病人感受,给予指导; 洗手,记录; 回治疗室处理用物

【注意事项】

1. 严格无菌操作。

2. 吸痰时动作轻柔,以防损伤黏膜。

3. 吸痰过程中严密观察病人生命体征变化,在生命体征不稳定时及时停止。

4. 小儿吸痰时,吸痰管应细些,吸力要小些。

5. 痰液黏稠时,可配合叩背、蒸汽吸入、雾化吸入等方法使痰液稀释后再给予吸痰。

6. 注意吸引口腔、鼻腔和人工气道的吸痰管及冲管用生理盐水不能混用。

7. 在对鼻腔、口腔及人工气道同时吸痰时,应先吸人工气道,再吸鼻腔或口腔。

8. 吸净气管内痰液,每次时间小于 15s,一次未吸净,隔 3～5min 再吸。

9. 贮液瓶内液体不得超过 2/3 满度,以防损坏机器。

【知识点小结】

1. 吸痰术的目的是什么?

吸净痰液,保持呼吸道通畅。

2. 吸痰术的适应证包括哪些?

(1)危重、老年、昏迷及麻醉后病人因咳嗽无力、咳嗽反射迟钝或会厌功能不全,不能自行清除呼吸道分泌物。

(2)误吸呕吐物而出现呼吸困难者。

(3)气管插管或气管切开术后病人,需通过吸痰协助清理呼吸道。

(4)溺水者或大量咯血者。

3. 成人负压值调整到多少为宜?

40～53.3kPa/0.04～0.05MPa。

4. 儿童负压值调整到多少为宜?

<40kPa/0.04MPa。

5. 在对鼻腔、口腔及人工气道同时吸痰时,如何调整吸痰顺序为宜?

应先吸人工气道,再吸鼻腔或口腔。

6. 为病人吸痰吸引完鼻腔,可以用同一根吸痰管吸引口腔,是否正确?

错误。

7. 每次吸痰时间不超过多少秒?

小于 15s。

8. 吸痰前试吸少量生理盐水的目的是什么?

检查是否通畅并湿润吸痰管。

9. 吸痰后吸引少量生理盐水的目的是什么?

防止吸痰管堵塞。

10. 痰液黏稠时,可配合哪些措施利于吸痰?

叩背、蒸汽吸入、雾化吸入等方法使痰液稀释后再给予吸痰。

11. 痰技巧包括哪些?

左右旋转,自深部向上提拉。

12. 插管时如何操作可以消除负压?

一手折返吸痰管末端(负压连接管端有侧孔的吸痰管不用拇指堵塞侧孔)。

【临床案例题目】

1. 王某,男性,55 岁。患慢性支气管炎 10 余年,高温作业 4h 后突然昏倒,神志不清急诊入院。查体:T 39.8℃,P 120 次/min,R 28 次/min,BP 90/64mmHg。深度昏迷,双侧瞳孔等大等圆,直径 1.5mm,对光反射消失。双下肢阵发性抽搐,听诊双肺痰鸣音明显,大小便失禁。请给予吸痰处理。

2. 陈某,女性,58 岁。气管插管呼吸机辅助呼吸,无尿,躁动不安。查体肺部听诊有明显痰鸣音,下腹部膨隆。请给予吸痰处理。

3. 陈某,男性,61 岁,肝炎后肝硬化终末期,在全麻下行背驮式肝移植手术,手术历时 12h,术后安置在肝移植隔离病房。常规应用免疫抑制剂(MP/CSA 等)治疗。查体:T 39.2℃,P 108 次/min,BP 112/88mmHg;皮肤、巩膜黄染逐渐消退。病人痰多、黏稠,不易咳出;体温逐渐升高,精神烦躁导致胃管脱出。胆汁呈金黄色、黏液性,每小时 50ml。血常规检查示 WBC $1.1×10^9$/L,血液生化检查提示血清胆红素及肝功能的其他指标逐渐恢复正常。X 线检查示肺纹理增粗。请完成相关处理。

考核重点:

(1)吸痰术。

(2)胃插管术。

(3)穿脱隔离衣。

4. 全某,女性,54 岁。因背部疼痛且向肩胛部放射 3d,双下肢无力 2d,昏迷 1h 入院。查体:T 36.8℃,P 100 次/min,R 28 次/min,BP 120/84mmHg。病人昏迷,双侧瞳孔等大等圆,直径 2mm,对光反射存在,颈软,无抵抗。气管插管,呼吸机辅助呼吸,双肺底湿啰音,心音低钝、律齐,无杂音,腹软、肝脾未触及,双下肢无水肿,病理反射未引出。请给予相关处理。

考核重点:

(1)胃插管术。

(2)导尿术。

(3)吸痰术。

(4)吸氧术。

5. 患儿,男性,7 个月。3d 前发热,最高 T 39℃,无寒战及惊厥,服退热药降至 37.6℃,约 4h 前体温升至 38℃以上。发热时无呕吐,无皮疹;1d 前出现阵发性咳嗽,有痰咳不出,夜间发热明显,未影响睡眠。查体:T 39.5℃,P 140 次/min,R 45 次/min,BP 73/48mmHg。精神烦躁,口周微绀,双肺呼吸音略低,可闻及中、细湿啰音。腹软,肝右肋缘下 3cm,质软,缘锐,脾未触及,四肢张力不高。X 线胸片示双肺下野可见大小不等斑片状阴影。请给予相关处理。

考核重点:

(1)吸氧术。

(2)吸痰术。

(3)小儿头皮静脉穿刺术。

【操作评分标准】

吸痰操作评分标准

项目		评分细则	满分	得分	备注
评估、查对、解释 (0.6分)	01	核对病人身份	0.2		
	02	评估病情:鼻腔状况,有义齿者取下活动性义齿	0.2		口述
	03	解释操作目的、取得配合	0.2		
医生准备 (0.6分)	04	戴口罩	0.2		
	05	消毒双手	0.4		
检查设备、物品 (1.4分)	06	检查物品有效期	0.2		
	07	检查吸引器性能	0.2		
	08	调节负压(0.043～0.050MPa)	1.0		
吸痰 (6.6分)	09	插管前生理盐水冲管	0.7		
	10	吸痰方法正确(左右旋转,自深部向上提拉)	3.0		
	11	插管过程无负压	0.4		
	12	插管后生理盐水冲管	0.7		
	13	口腔、鼻腔(人工气道)吸引顺序正确	0.5		
	14	不同部位吸引时应换管	0.5		
	15	每次吸痰时间不超过15s	0.4		
	16	冲管时鼻腔和口腔(人工气道)生理盐水罐不混淆	0.4		
整理 (0.6分)	17	关闭吸引器	0.1		
	18	使用后物品处理正确	0.1		
	19	消毒双手	0.4		

续表

项目		评分细则	满分	得分	备注
人文关怀 （0.2分）	20	有爱伤观念，动作轻稳、与病人沟通语言文明，态度和蔼	0.2		
总分			10.0		
如严重违反无菌原则（以下任意一项或多项），在总分上扣除5分（请打勾） □ 操作中无菌用物污染后直接使用 □ 物品掉落后未补充物品，继续操作 □ 物品损坏，继续操作，后续操作不得分				是否扣分 □是 □否	

基础护理操作九

穿脱隔离衣

【研究进展】

（一）隔离种类

隔离按照病原体传播途径不同可分为以下几种：

1. 严密隔离（霍乱、鼠疫等）。

2. 呼吸道隔离（流脑、麻疹等）。

3. 肠道隔离（伤寒、甲型肝炎等）。

4. 接触隔离（破伤风、气性坏疽等）。

5. 血液-体液隔离（艾滋病、梅毒等）。

6. 昆虫隔离（乙型脑炎、疟疾等）。

7. 保护性隔离（早产儿、白血病等）。

（二）标准预防的概念

标准预防（standard precaution），既要预防疾病由病人传至医务人员，又要预防疾病由医务人员传至病人，即双向防护。病人所有的血液、体液、分泌物、排泄物及非完整的皮肤和黏膜等都可能包含传染性病原体，医务人员在接触上述物质时，必须采取防护措施。标准预防有空气、飞沫、接触3种隔离方式。包括手卫生、个人防护用品的合理使用、采用无菌技术防止微生物感染，对锐利器械、血液飞溅的管理以及维持安全的环境。

（三）隔离衣进展

隔离衣在综合医院ICU、传染科及传染病医院广泛使用。此外，在腹膜透析家庭护理方面应用在降低腹膜炎并发症发生率方面隔离效果显著。目前临床使用的隔离衣有一次性和非一次性两种。

1. 隔离衣的材质 穿隔离衣（包括棉布和塑料材质）是为了保护医生护士自身，防止传染病传播，减少交叉感染，同时，可以为病人提供更安全的诊疗护理。美国疾病预防控制中心（center for disease control，CDC）提出所有人体体液均被看作是传染源，因此，所有隔离衣均应为不透水材质。研究显示，塑料隔离衣对污染物不渗透，棉布隔离衣样本经培养有细菌生长，说明对污染物无隔离作用。相关费用研究显示，虽然一次性隔离衣价格较贵，大量使用会造成很大浪费。但一次性隔离衣总体花费最少，而棉布隔离衣和要回收再用的塑料隔离衣，即使出去开始购买成本，仍花费较大。

2. 隔离衣更换次数 ICU是医院内感染的高发区，为有效预防和控制ICU感染的发生，参照《医院感染监控与管理》要求，ICU空气菌落计数 ≤200cfu/m³，物体表面菌落计数

≤5cfu/m^2。隔离衣 24h 需更换 1 次。

　　研究显示,隔离衣在 24h 内穿 2 次比 24h 内穿 1 次细菌菌落计数明显升高,在 24h 内穿 3 次细菌菌落计数明显超标,隔离衣细菌菌落计数合格率仅有 26.67%。可见确定隔离衣更换时间不仅与使用时间有关,与使用次数也有密切联系。研究者认为,使用次数是影响隔离衣表面菌落计数的重要因素,此外,还有许多因素可能对隔离衣表面菌落数产生影响。隔离衣表面菌落计数的高低不但与接触病人病情有密切联系,同时与医务人员操作以及穿脱隔离衣方法是否正确也有密切联系。

【目的】

保护工作人员和病人,防止病原微生物播散,避免交叉感染。

【操作方法】

序号	内容	操作要求
1	评估	(1)评估病人病情和需隔离的种类; (2)评估隔离所需物品; (3)病人及家属对所患疾病有关防治知识、消毒隔离知识的了解程度
2	医生准备	洗手、戴口罩、帽子
3	物品准备	口罩、帽子、隔离衣、挂衣架、衣领夹、脸盆(内盛消毒水)、毛巾
4	穿隔离衣	(1)洗手,戴口罩,取下手表,卷袖过肘; (2)核查隔离衣长短、干燥程度及有无破损; (3)穿隔离衣: 取下隔离衣,穿一侧衣袖:露出肩袖内口,左手伸入袖内后上抖(注意下颌部低头时不能接触隔离衣污染区);穿另一侧衣袖:换手持衣领,依上法穿好另一袖(图 9-1～图 9-3);

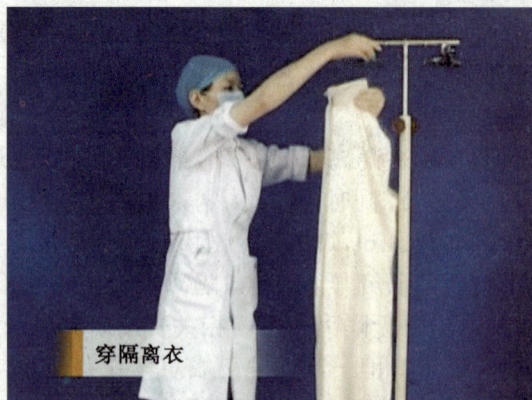

图 9-1 取下隔离衣

序号	内容	操作要求
4	穿隔离衣	

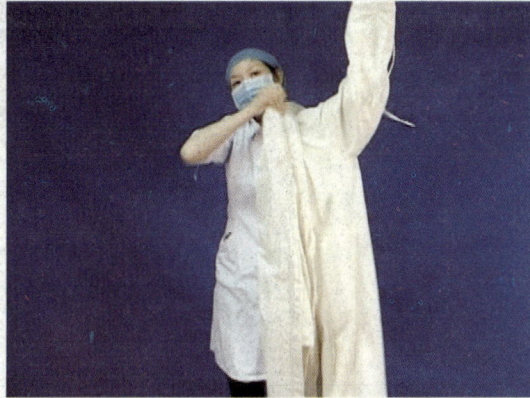

图 9-2　穿一侧衣袖

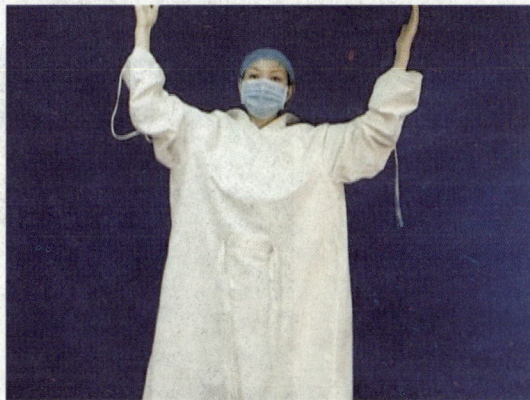

图 9-3　穿另一侧衣袖

（4）系好领口：两手持衣领中央沿领边往后将领口系好（图 9-4、图 9-5）；

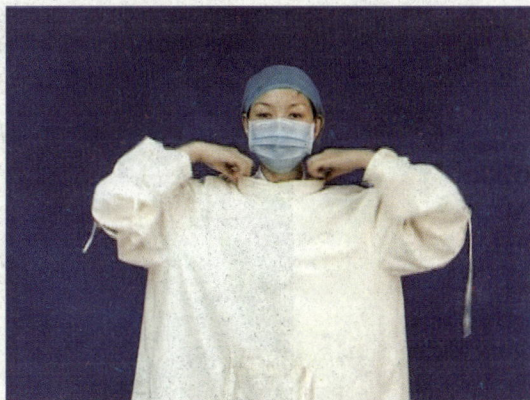

图 9-4　系领口动作正面图

序号	内容	操作要求
4	穿隔离衣	

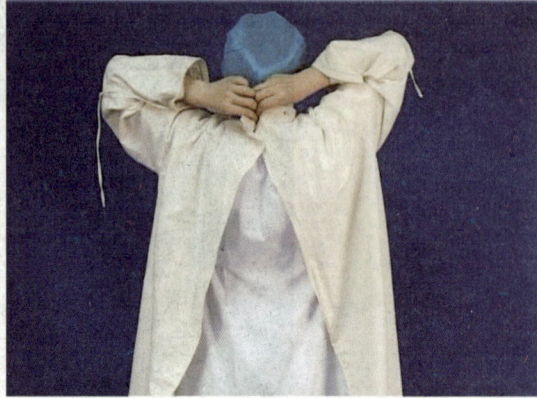

图 9-5 系领口动作后面图

（5）扣好袖扣（扣袖扣时要求边缘整齐、不松弛）（图 9-6、图 9-7）；

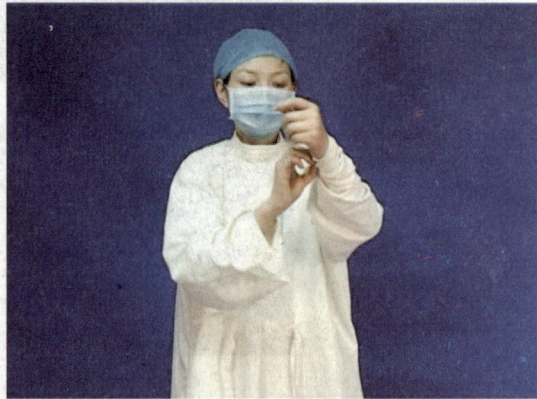

图 9-6 扣左侧衣袖袖口

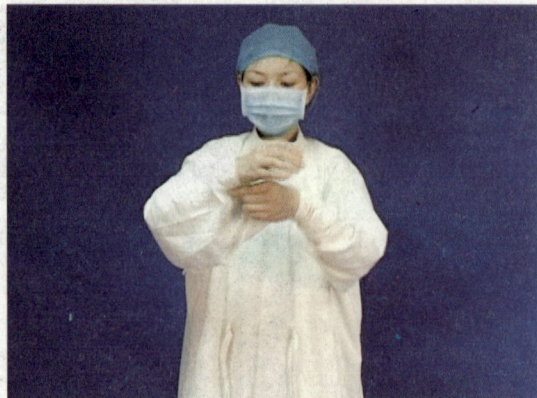

图 9-7 扣右侧衣袖袖口

序号	内容	操作要求
4	穿隔离衣	（6）解腰带：将隔离衣一边渐向前拉，见到边缘则捏住；同法捏住另一侧边缘，双手在背后将边缘对齐；将边缘对齐的隔离衣向一侧对折；用手按压折叠处；另一手将腰带拉至背后，压住折叠处，将腰带在背后交叉；腰带绕到腰部前面打一活结（图9-8～图9-12）

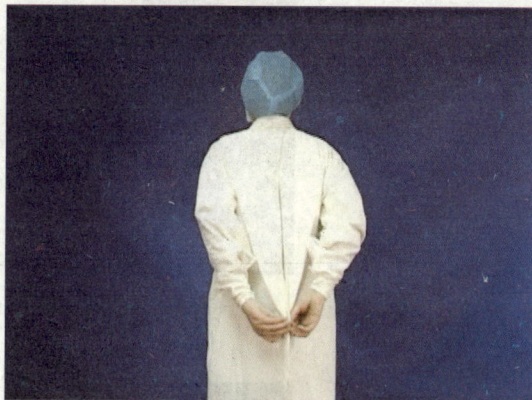

图9-8　背侧隔离衣边缘对齐

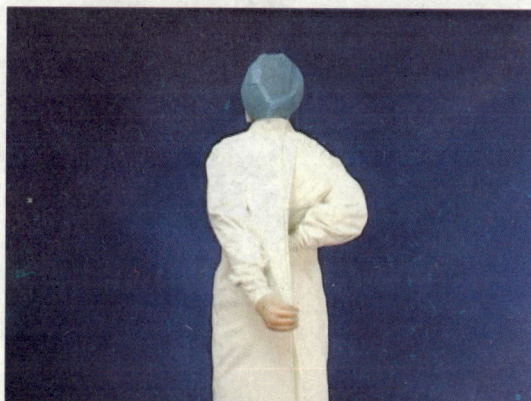

图9-9　将边缘对齐的隔离衣向一侧对折

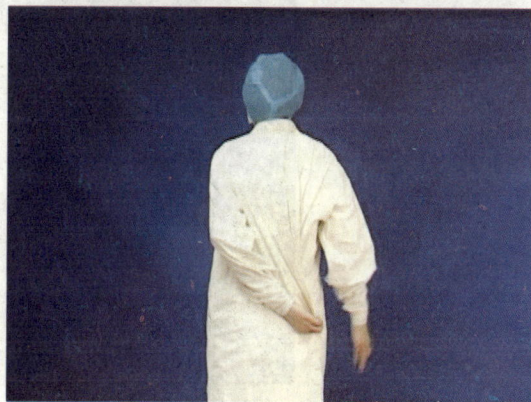

图9-10　以手按压折叠处

序号	内容	操作要求
4	穿隔离衣	

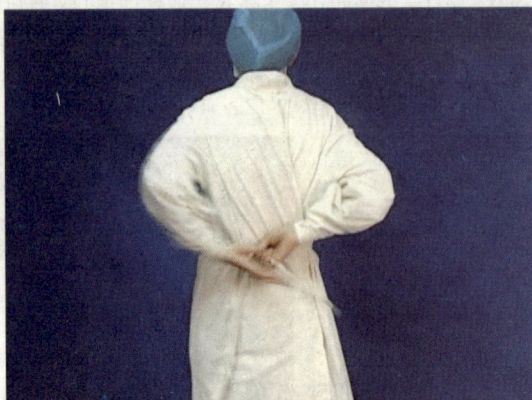

图 9-11　另一手将腰带拉至背后，压住折叠处，将腰带在背后交叉

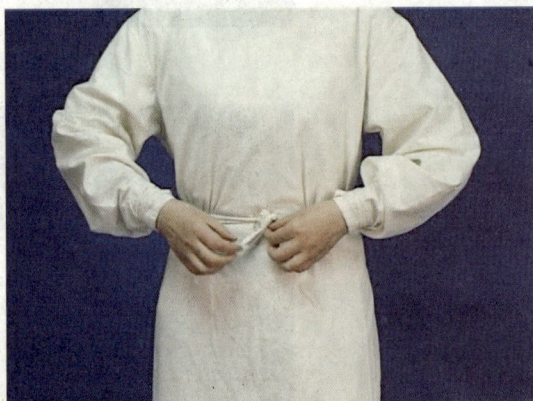

图 9-12　腰带在腰部前面打一活结

5	脱隔离衣	（1）解腰带，腰带在腰部前面打一活结（图9-13）；

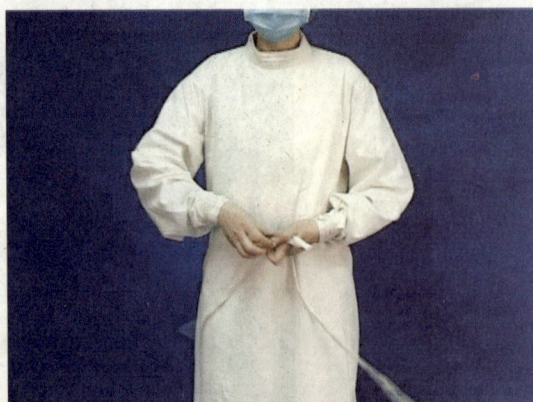

图 9-13　解开腰带在腰部前面打一活结

序号	内容	操作要求
5	脱隔离衣	（2）解袖口，在肘部将部分衣袖塞入袖内（图 9-14）；

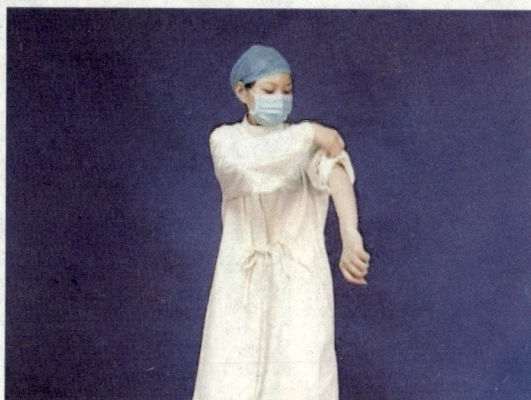

图 9-14　将部分衣袖塞入袖内

（3）消毒双手：泡手消毒；刷手，顺序要求从上臂（肘上 10cm）到指间，注意指缝的刷洗；冲水；擦干（图 9-15～图 9-18）；

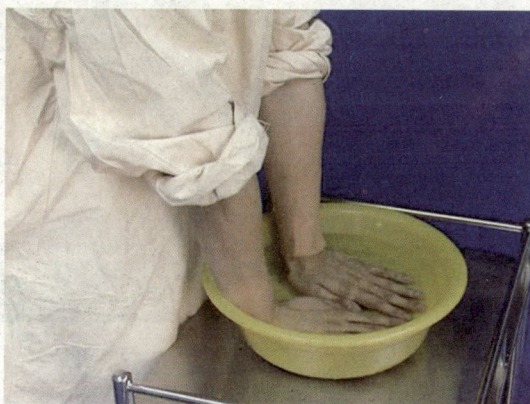

图 9-15　泡手

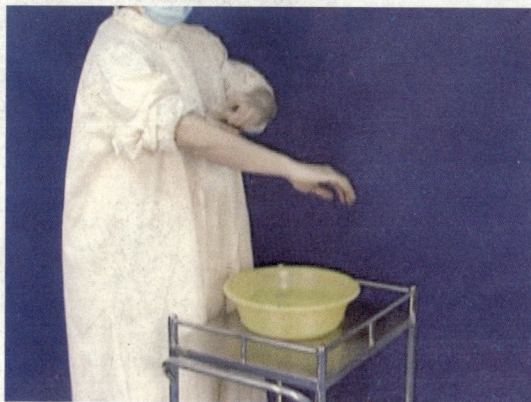

图 9-16　刷肘部

序号	内容	操作要求
5	脱隔离衣	

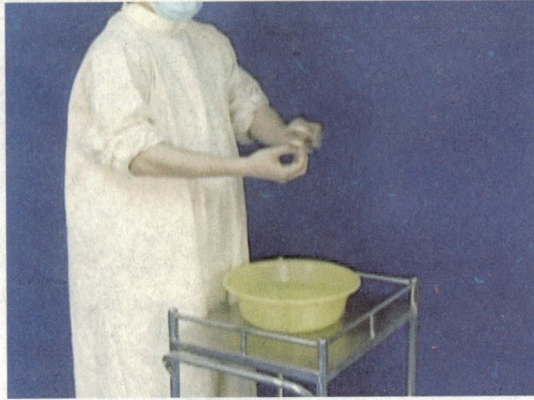

图 9-17　刷指尖

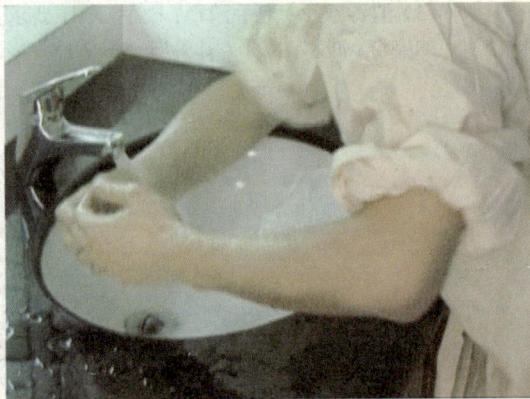

图 9-18　冲水

（4）解领口（图 9-19）；

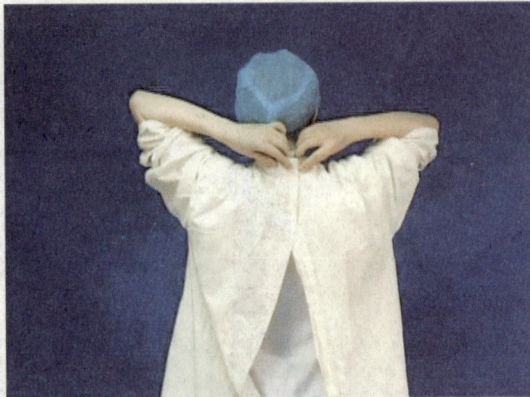

图 9-19　解领口

续表

序号	内容	操作要求
5	脱隔离衣	（5）脱袖子：右手伸入左袖内拉下袖子过手，左手在袖内拉右袖污染面，双手渐从袖管中退出至衣肩（图9-20～图9-23）；

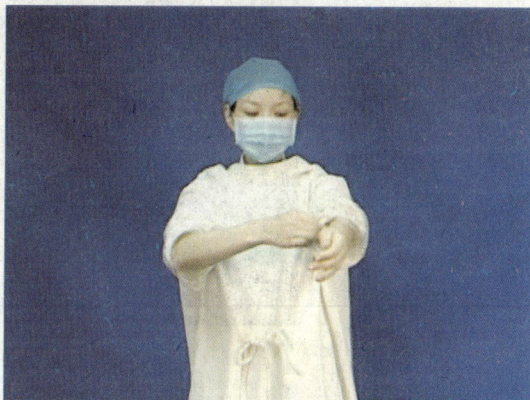

图 9-20 右手伸入左袖内拉下袖子

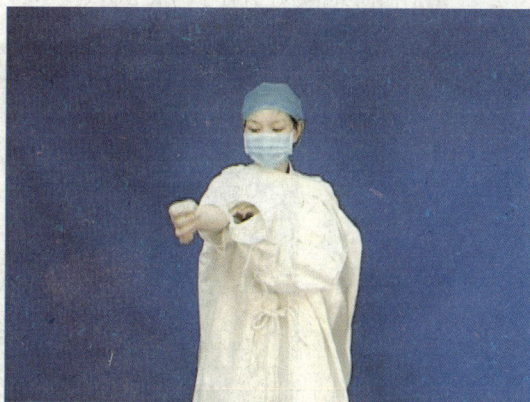

图 9-21 左手在袖内拉右袖污染面

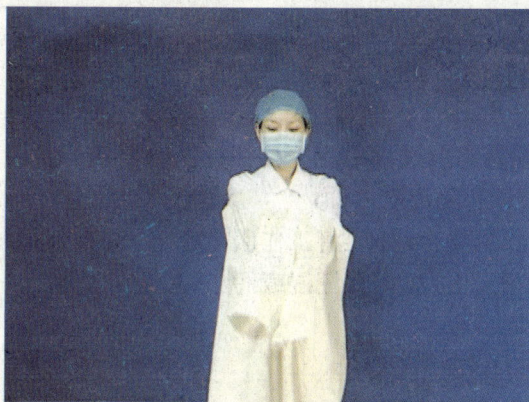

图 9-22 双手渐从袖管中退出

序号	内容	操作要求
5	脱隔离衣	

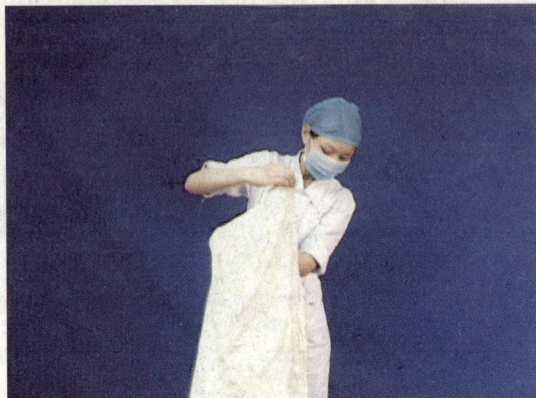

图 9-23　脱下隔离衣，整理

（6）挂好隔离衣：两手持衣领，将隔离衣两边对齐，挂在衣钩上；挂在半污染区，隔离衣的清洁面应向外；挂在污染区，则清洁面向内；不再穿的隔离衣，脱下后清洁面向外，卷好后置于污衣袋内（图9-24）

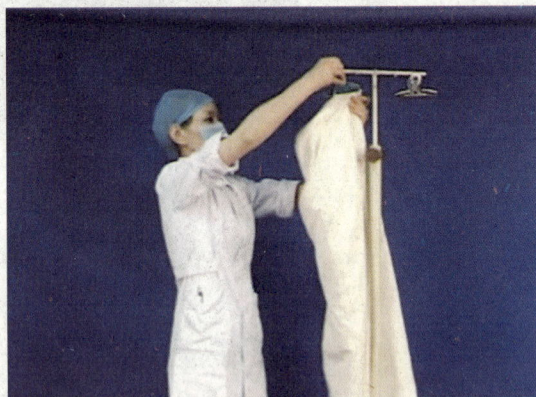

图 9-24　挂好隔离衣

【注意事项】

1. 在穿、脱隔离衣过程中应严格注意区分清洁面及污染面。洗净的双手只能接触隔离衣的清洁区：衣领和隔离衣内面。

2. 隔离衣长短要合适，应将工作服全部遮盖，有破损浸湿时不可使用。

3. 隔离衣每天更换，如有潮湿或污染，应立即更换。

【知识点小结】

1. 隔离种类包括哪些？

隔离按照病原体传播途径不同可分为以下几种：

- 严密隔离（霍乱、鼠疫等）。
- 呼吸道隔离（流脑、麻疹等）。
- 肠道隔离（伤寒、甲型肝炎等）。
- 接触隔离（破伤风、气性坏疽等）。
- 血液 - 体液隔离（艾滋病、梅毒等）。
- 昆虫隔离（乙型脑炎、疟疾等）。
- 保护性隔离（早产儿、白血病等）。

2. 标准预防指的是什么？

既要预防疾病由病人传至医务人员，又要预防疾病由医务人员传至病人，即双向防护。病人所有的血液、分泌物、排泄物等体液及非完整的皮肤和黏膜等都可能包含传染性病原体，医务人员在接触上述物质时，必须采取防护措施。标准预防有空气、飞沫、接触3种隔离方式。包括手卫生、个人防护用品的合理使用、采用无菌技术防止微生物感染，对锐利器械、血液飞溅的管理以及维持安全的环境。

3. 洗净的双手只能接触隔离衣的哪些部位？

清洁区：衣领和隔离衣内面。

4. 隔离衣应多长时间更换？

每天更换，如有潮湿或污染，应立即更换。

5. 如果隔离衣挂在半污染区，隔离衣的清洁面应朝向内悬挂，是否正确？

错误。

6. 如果隔离衣挂在污染区，隔离衣的清洁面向内悬挂，是否正确？

正确。

7. 穿好隔离衣后刷手、冲洗顺序要求是什么？

从上臂（肘上10cm）到指间，注意指缝的刷洗。

8. 穿隔离衣时解腰带，将隔离衣一边渐向前拉，见到边缘则捏住，做这步操作时手可以接触隔离衣内面，是否正确？

错误。

【临床案例题目】

1. 马某，男性，45 岁。因"反复咳嗽 10d，发热 2d，气促半天"入院。发病前有家禽接触史。胸片示两下肺炎，听诊两肺湿啰音。咽拭子 H_7N_9 病毒核酸检测阳性。血气分析 pH 7.39，PCO_2 45mmHg，PO_2 32mmHg，SaO_2 60%，HCO_3^- 22mmol/L。请完成吸氧术及相关操作。

2. 刘某，男性，61 岁。肝炎后肝硬化终末期，在全麻下行背驮式肝移植手术，手术历时 12h，术后安置在肝移植隔离病房。常规应用免疫抑制剂（MP/CSA 等）治疗。查体：T 39.2℃，P 108 次 /min，BP 112/88mmHg；皮肤、巩膜黄染逐渐消退。病人痰多、黏稠，不易咳出；体温逐渐升高，精神烦躁导致胃管脱出。胆汁呈金黄色、黏液性，每小时 50ml。血常规检查示 WBC1.1×10^9/L，血液生化检查提示血清胆红素及肝功能的其他指标逐渐恢复正常。X 线检查示肺纹理增粗。请完成相关处理。

考核重点：

（1）吸痰术。

（2）胃插管术。

（3）穿脱隔离衣。

3. 廖某，男性，38 岁。2 周前出现全身乏力、食欲缺乏，继而出现尿如浓茶水样，伴有皮肤瘙痒。查体：T 37℃，P 80 次 /min，R 18 次 /min，BP 120/84mmHg。病人意识清楚，营养中等，食欲缺乏，厌油，轻度乏力。皮肤巩膜中度黄染，皮肤有轻度抓痕，肝大，轻度叩击痛。肝功能检查：ALT 237.2U/L，AST 78.5.2U/L，TBIL 89.0mmol/L，病毒分型显示抗 HEV-IgM 阳性，诊断为急性戊型肝炎黄疸型。入院后行消化道隔离。给予肝特灵、丹参注射液等。请给予相关处理。

考核重点：

（1）穿脱隔离衣。

（2）静脉输液。

（3）静脉。

【操作评分标准】

穿脱隔离衣操作评分标准

项目		评分细则	满分	得分	备注
评估病情、隔离种类及物品（0.7 分）	01	评估病情	0.2		
	02	评估隔离种类正确	0.2		
	03	隔离衣大小合适	0.1		
	04	隔离衣干燥	0.1		
	05	隔离衣无破损	0.1		
医生准备（0.8 分）	06	戴口罩规范	0.2		
	07	戴帽子规范	0.2		
	08	洗手规范	0.4		
物品准备（0.8 分）	09	物品准备齐全（缺一样物品扣 0.1）	0.4		
	10	物品有效（一样物品无效扣 0.1）	0.4		
穿隔离衣（3.1 分）	11	手臂未见装饰物或手表	0.2		
	12	长袖制服卷袖过肘	0.2		
	13	取隔离衣时清洁区未污染	0.2		
	14	穿隔离衣顺序正确	0.9		
	15	袖口边缘结扎整齐，不松弛	0.4		
	16	隔离衣背后对折不污染	0.4		
	17	隔离衣背后对折整齐，不裂开	0.4		
	18	腰带打结方法正确	0.2		
	19	腰带打结位置正确	0.2		

续表

项目		评分细则	满分	得分	备注
脱隔离衣 (4分)	20	腰带松解方法正确	0.2		
	21	腰带活结结扎方法正确	0.2		
	22	解袖口方法正确	0.4		
	23	塞衣袖方法正确	0.4		
	24	消毒双手方法正确	0.6		
	25	泡手方法正确	0.4		
	26	解衣领未污染清洁区	0.2		
	27	手伸入袖口未污染	0.4		
	28	退衣袖方法正确	0.4		
	29	反折隔离衣方法正确	0.2		
	30	挂隔离衣未污染	0.2		
	31	隔离衣整理规范	0.2		
	32	隔离衣整理整齐	0.2		
隔离观念(0.6分)	33	隔离观念强	0.6		
总分			10.0		
如严重违反无菌原则(以下任意一项或多项),在总分上扣除5分(请打勾) □ 操作中无菌用物污染后直接使用 □ 物品掉落后未补充物品,继续操作 □ 物品损坏,继续操作,后续操作不得分				是否扣分 □是　□否	

参考文献

[1] 王斌全,赵晓云. 氧气治疗的发展史[J]. 护理研究,2007,21(7):1879.

[2] 刘俐,吴秀兰,马琴. 新生儿高压氧舱治疗的安全管理及护理策略[J]. 西部医学,2010,22(6):1134-1136.

[3] 中国医师协会新生儿科医师分会. 早产儿治疗用氧和视网膜病变防治指南(修订版)[J]. 中华实用儿科临床杂志,2013,2(23):1835-1836.

[4] 向小荣. 新生儿高压氧治疗时的安全管理[J]. 护理研究,2005,19(2A):256-257.

[5] 卢国英,蒋芝英. 导尿的研究进展[J]. 中国医学文摘·内科学,2004,25(3):395-396.

[6] 谢欣,殷海燕. 留置气囊导尿技术研究进展[J]. 齐鲁护理杂志,2013,19(10):48-50.

[7] 万国英. 留置导尿护理新进展[J]. 中华现代护理杂志,2008,14(12):1439-1440.

[8] 光磊,高丽. 导尿术临床应用进展[J]. 基层医学论坛,2009,113(12C):1129-1130.

[9] 梁志. 间歇导尿的研究进展[J]. 中国康复理论与实践,2013,19(4):360-361.

[10] 程红缨. 留置导尿术中的插管与拔管技术进展[J]. 护士进修杂志,2009,24(9):783-784.

[11] 戴定芳. 留置气囊导尿的护理进展[J]. 内蒙古中医药,2013,(9):132-133.

[12] 王香枝,魏平俊. 多尿期病人尿量监测系统的研制及其临床应用[J]. 护理研究,2013,27(11):3525-3526.

[13] 唐曼,姜荣格,郭翠. 子母式精密集尿袋在危重症病人中的应用及效果分析[J]. 世界最新医学信息文摘,2016,16(74):163-164.

[14] 万怡冰,姚丽凤. 胃癌手术后胃肠减压临床应用与研究进展[J]. 上海护理,2014,14(6):65-68.

[15] 王静,张志. 鼻饲法的护理研究进展[J]. 中外医疗,2009,28:165-166.

[16] 熊小伟. 胃肠减压器具临床应用进展[J]. 护理研究,2008,22(4B):943-944.

[17] 刘天舒. 腹部手术鼻胃管胃肠减压相关问题的研究进展[J]. 继续医学教育,2008,23(3):39-41.

[18] 刘忠俊. 胃肠减压病人胃管置入深度的研究进展[J]. 护理学杂志,2008,23(10):80-81.

[19] 侯睿. 决定儿科病人胃管插入长度的图表法与传统的体表标志法的比较[J]. 国外医学·护理学分册,2003,22(2):75-76.

[20] 韦庆雄. 鼻饲法在脑卒中病人的护理研究进展[J]. 内蒙古中医药,2014,(24):145-146.

[21] 王淑霞. 胃肠减压适应证、不良反应护理的研究进展[J]. 护士进修杂志,2007,22(5):401-403.

[22] 薛华,曹颜红. 有机磷农药中毒洗胃法的临床进展[J]. 解放军护理杂志,2007,24(12B):35-37.

[23] 梁青梅. 胃插管术及留置的护理进展[J]. 护士进修杂志,1998,13(5):5-6.

[24] 阎友芬. 留置鼻胃管常见护理问题原因分析及对策[J]. 吉林医学,2005,26(9):923-924.

[25] 尹秀芬. 胃肠减压在腹部手术中的应用研究进展[J]. 临床护理杂志,2010,9(3):56-57.

[26] 曾玲. 婴幼儿先天性心脏病术后机械通气病人鼻饲法的护理进展[J]. 护士进修杂志, 2015, 30(1): 36-38.

[27] 薛华, 曹颜红. 有机磷农药中毒洗胃法的临床进展[J]. 解放军护理杂志, 2007, 24(12B): 35-37.

[28] 周怡, 席瑜钦. 儿童疫苗的现状、问题与研究进展[J]. 中国处方药, 2005, 35(2): 34-38.

[29] 蒋会婷. 破伤风疫苗的研究进展[J]. 安徽医药, 2009, 13(4): 420-421.

[30] 朱燕凤. 麻疹疫苗接种的新进展[J]. 国外医学·儿科学分册, 2002, 92(6): 291-293.

[31] 于艳丽. 乙肝疫苗接种无(弱)应答影响因素研究进展[J]. 中国公共卫生, 2013, 29(1): 148-152.

[32] 肖士海, 刘连庚. 乙肝疫苗接种无(低)应答原因及相应对策研究进展[J]. 中国国境卫生检疫杂志, 2011, 34(1): 69-71.

[33] 杨杨, 郝春艳. 低分子肝素不同皮下注射方法致注射部位皮下出血的研究进展[J]. 护士进修杂志, 2015, 3(16): 1458-1460.

[34] 刘玲, 王莉. 低分子肝素钙皮下注射临床新进展[J]. 南方医学教育, 2015, (4): 43-46.

[35] 姚文. 低分子肝素皮下注射方法的护理研究进展[J]. 解放军护理杂志, 2008, 25(10A): 39-40.

[36] 王秋池, 屠艳梅, 李惠. 低分子肝素皮下注射方法的研究进展[J]. 实用临床医药杂志, 2014, 18(18): 165-167.

[37] 金献萍. 皮下注射低分子肝素钙不良反应的护理进展[J]. 医学信息, 2010, 23(8): 3050-3051.

[38] 姚建红, 苗华丽. 低分子肝素钙皮下注射方法新进展[J]. 全科护理, 2008, 6(11C): 3100-3101.

[39] 吴水菊. 胰岛素皮下注射护理进展[J]. 护理实践与研究, 2013, 10(8B): 109-111.

[40] 冯伟如. 肌内注射按体型选择针头的观察与分析[J]. 中华护理杂志, 1994, 29(11): 643-646.

[41] 涂丽霞. 臀大肌肌内注射定位法的探讨[J]. 中国实用护理杂志, 2004, 20(19A): 41-42.

[42] 张景龙. 护理学基础[M]. 北京: 人民卫生出版社, 2000.

[43] 黄建萍. 肌注硬结成因分析与肌注方法改进的研究[J]. 实用护理杂志, 1999, (10): 15.

[44] 国家卫生和计划生育委员会. 静脉治疗护理技术操作规范[J]. 中国护理管理, 2014, 14(1): 1-4.

[45] 陈庆月, 郑丽维. 不同吸痰方法及设备在预防呼吸机相关性肺炎中的应用进展. 解放军护理杂志, 2014, 31(3): 33-36.

[46] Maggiore SM, Carlon GC, Fox SJ, et al. Evaluation of a closed-tracheslsuction system. Crit Care Mcd, 1987, 15(5): 522-525.

[47] 冯冬梅, 陈鹏, 李利, 等. 人工气道内吸痰深度的研究进展[J]. 中国护理管理, 2016, 16(1): 111-116.

[48] 韩平. 人工气道吸痰的护理进展[J]. 临床护理杂志, 2008, 7(2): 40-42.

[49] 尹丽华, 王建荣, 张利岩. 密闭式吸痰研究进展[J]. 南方护理学报, 2005, 12(4): 13-15.

[50] 于俊颖, 李向娟, 高艳娣. 机械通气吸痰中吸痰管的应用研究进展[J]. 河北医药, 2011, 33(9): 1393-1395.

[51] 单君, 顾艳荭, 吴娟, 等. 有效吸痰预防呼吸机相关性肺炎的研究进展[J]. 中华护理杂志, 2011, 46(1): 98-100.

[52] 叶日春, 李彩红, 覃小静, 等. 冲吸式口护吸痰管在脑卒中昏迷病人口腔护理中的应用[J]. 护理研究, 2013, 27(6): 1602-1603.

[53] 杨艳, 朱艳飞, 牛会颖, 等. 冲吸式口腔护理法在气管插管病人中的应用. 天津护理, 2015, 23(4): 339-340.

[54] 李彩红, 叶日春, 魏琳, 等. 冲吸式口护吸痰管的研发与应用[J]. 护理研究, 2012, 26(6): 1687.

[55] 齐颖. 吸痰术的进展研究[J]. 临床肺科杂志, 2010, 15 (5): 706-707.

[56] 李珂, 李楠, 邓兰芬. 机械通气病人吸痰致低氧血症的护理干预研究进展[J]. 中华护理杂志, 2011, 46 (6): 630-632.

[57] 毕红月, 王欣然, 韩斌如. 气管内吸痰术的研究与应用进展[J]. 中国护理管理, 2014, 14 (7): 774-776.

[58] 郁美华. 机械通气病人吸痰护理的研究进展[J]. 护理实践与研究, 2012, 9 (7A): 114-115.

[59] 廖常菊, 林清芳. 机械通气病人人工气道内吸痰的研究进展[J]. 中国医学创新, 2012, 9 (4): 154-155.

[60] 吴金球, 李春玲, 范建群, 等. 人工气道吸痰方法的研究进展[J]. 上海护理, 2012, 12 (2): 62-64.

[61] 左泽兰, 冉孟芳. 新生儿气管导管内吸痰的护理研究进展[J]. 小儿急救医学, 2001, 8 (1): 58-59.

[62] 张俊娣. 气管切开病人吸痰护理研究进展[J]. 当代护士, 2012, (3): 9-10.

[63] 董红梅. 小儿气管内吸痰的护理进展[J]. 临床护理杂志, 2009, 8 (6): 55-57.

[64] 夏海云, 夏媛媛. 气管切开病人安全吸痰的护理进展[J]. 当代护士, 2012, (9): 13-15.

[65] 任璐璐, 李国宏, 朱艳萍, 等. 吸痰负压对机械通气病人影响的研究进展[J]. 现代医学, 2012, 40 (1): 128-130.

[66] American Association for Respiratory Care.AARC clinical practice guidelines: endotracheal suctioning of mechanically ventilated patients with artificial airways 2010[J]. Respiratory Care, 2010, 55 (6): 758-764.

[67] 项海青, 孟玲妹. 机械通气病人吸痰护理进展[J]. 临床护理杂志, 2012, 11 (6): 50-52.

[68] 李韬彧, 王青尔, 李晴, 等. 家庭隔离衣的应用对腹膜透析病人感染的影响[J]. 解放军护理杂志, 2013, 30 (24): 45-47.

[69] 罗润来. 传染病房隔离衣的改革[J]. 国外医学·护理学分册, 1992, 11 (5): 233.

[70] 毛楠棋. 重症监护室隔离衣更换时间初步探讨[J]. 医学理论与实践, 2011, 24 (22): 2755-2757.